AF523865

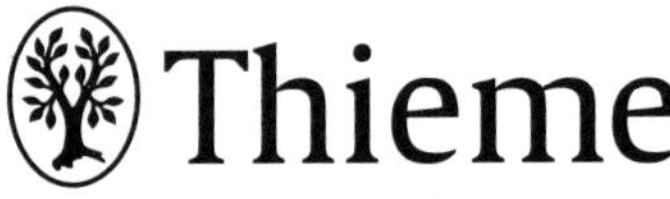
Thieme

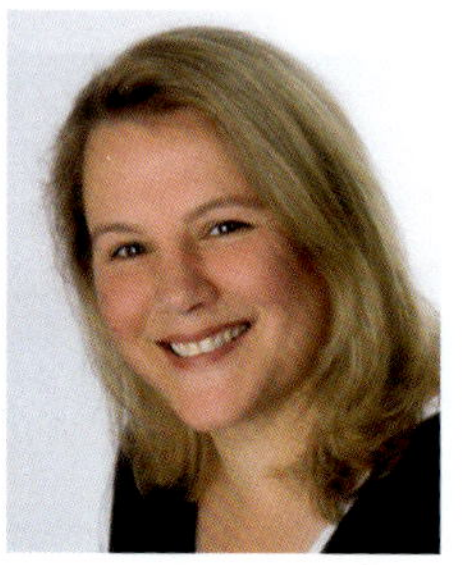

Christiane Tetling ist diplomierte Tuina-Therapeutin und Heilpraktikerin. Sie arbeitet seit 1997 in ihrer eigenen Praxis in Dortmund mit den Schwerpunkten TCM und Tuina. Schon während des Studiums der Humanmedizin entwickelte sich ihr tiefes Interesse an der Traditionellen Chinesischen Medizin. Das führte zu einem mehrjährigen Studium der chinesischen Heilkunde mit zahlreichen Studienaufenthalten in China.

Die Autorin ist seit vielen Jahren als Dozentin, Autorin im Fachbereich „TCM – Tuina" und auch als Referentin auf dem TCM-Kongress in Rothenburg o.d.T. tätig.

In der Arbeitsgemeinschaft für Traditionelle Chinesische Medizin e.V. – AGTCM e.V. – ist sie langjähriges Mitglied. Dort ist Frau Tetling in der Qualitätssicherungskommission für Aus- und Weiterbildung in der TCM aktiv und u.a. an der Entwicklung des Curriculums der Tuina-Diplom-Ausbildung beteiligt.

Tuina

Praxiswissen kompakt

Christiane Tetling

2., unveränderte Auflage

316 Abbildungen

Georg Thieme Verlag
Stuttgart • New York

Bibliografische Information der Deutschen Nationalbibliothek
Die Deutsche Nationalbibliothek verzeichnet diese Publikation in der Deutschen Nationalbibliografie; detaillierte bibliografische Daten sind im Internet über http://dnb.d-nb.de abrufbar.

Ihre Meinung ist uns wichtig! Bitte schreiben Sie uns unter:
www.thieme.de/service/feedback.html

Anschrift
Christiane Tetling
Warmbeler Hellweg 110
44143 Dortmund
Deutschland

Georg Thieme Verlag KG
Rüdigerstraße 14, 70469 Stuttgart, Germany
www.thieme.com

1. Auflage 2015 Karl F. Haug Verlag in MVS
Medizinverlage Stuttgart GmbH & Co. KG

Printed in Germany

Covergestaltung: © Thieme
Bildnachweis Cover: © Thomas Möller, Ludwigsburg
Zeichnungen: Abb. 2.24–2.35: A. Schnitzler, Innsbruck;
Abb. 9.3: K. Baum, Paphos, Zypern
Fotos: Thomas Möller, Ludwigsburg
Satz: Druckhaus Götz GmbH, Ludwigsburg
Druck: Grafisches Centrum Cuno, Calbe

ISBN 978-3-13-245178-0 1 2 3 4 5 6

Auch erhältlich als E-Book:
eISBN (PDF) 978-3-13-245179-7
eISBN (epub) 978-3-13-245180-3

Wo datenschutzrechtlich erforderlich, wurden die Namen und weitere Daten von Personen redaktionell verändert (Tarnnamen). Dies ist grundsätzlich der Fall bei Patienten, ihren Angehörigen und Freunden, z. T. auch bei weiteren Personen, die z. B. in die Behandlung von Patienten eingebunden sind.

Thieme Publikationen streben nach einer fachlich korrekten und unmissverständlichen Sprache. Dabei lehnt Thieme jeden Sprachgebrauch ab, der Menschen beleidigt oder diskriminiert, beispielsweise aufgrund einer Herkunft, Behinderung oder eines Geschlechts. Thieme wendet sich zudem gleichermaßen an Menschen jeder Geschlechtsidentität. Die Thieme Rechtschreibkonvention nennt Autor*innen mittlerweile konkrete Beispiele, wie sie alle Lesenden gleichberechtigt ansprechen können. Die Ansprache aller Menschen ist ausdrücklich auch dort intendiert, wo im Text (etwa aus Gründen der Leseleichtigkeit, des Text-Umfangs oder des situativen Stil-Empfindens) z. B. nur ein generisches Maskulinum verwendet wird.

Für Lisa und Thomas

Vorwort

Seit vielen Jahren arbeite ich in meiner eigenen therapeutischen Praxis mit dem Schwerpunkt Tuina sowie in der Ausbildung von Tuina-Therapeuten. In jedem Tuina-Ausbildungsjahrgang stellt sich die Frage der begleitenden Praxis- und Unterrichtsliteratur. Diese ist nicht immer leicht zu beantworten, da es viele Bücher mit unterschiedlichem inhaltlichem und didaktischem Umfang gibt.

Ich freue mich daher sehr über die Möglichkeit, in Zusammenarbeit mit dem Haug Verlag ein Buch zur Unterrichts- und Praxisbegleitung für alle Tuina-Interessierten vorlegen zu können. Dieses Buch kann eine fundierte Ausbildung an einem Ausbildungsinstitut nicht ersetzen. Die Handtechniken, insbesondere die Manipulation und Traktionstechniken, müssen unter fachkundiger Anleitung trainiert werden. Das Buch ist als Unterrichtsbegleitung und Nachschlagewerk für die therapeutische Tätigkeit am Patienten in der Praxis gedacht.

Es gibt viele Tuina-Techniken und Anwendungskombinationen. In diesem Buch sind die Techniken zusammengetragen, die ich im Verlauf meiner Tuina-Praxis vermittelt bekommen habe und die in meiner therapeutischen Tätigkeit wirksam zur Anwendung kommen.

Ich danke allen meinen Lehrern, insbesondere meinen chinesischen Lehrern, die mir sehr viel aus ihrem breiten Erfahrungsschatz mitgegeben haben. Sie haben mir Einblicke in die Möglichkeiten der Behandlung mit Tuina gewährt, die nicht alltäglich sind und über die wissenschaftlich nachweisbare Wirkung von Tuina hinausgehen.

Auch meinen Schülern und Schülerinnen spreche ich Dank aus, die im Verlauf der letzten Jahre durch ihre Fragestellungen viele Überlegungen für eine gute didaktische Umsetzung im Unterricht in Gang gesetzt haben. Meinen Patienten möchte ich ebenso danken. Sie haben einen großen Anteil an meiner heutigen praktischen Erfahrung mit Tuina, die ich versucht habe, in dieses Buch miteinfließen zu lassen.

Ich danke dem Fotomodell Viktoria und dem Fotografen Thomas Möller für den Einsatz und die Geduld beim Erstellen der Fotos.

Ein sehr herzlicher Dank für die umfassende Unterstützung, Begleitung und Entlastung während der Zeit des Schreibens gilt meinem Mann Thomas.

Abschließend danke ich sehr Frau Monika Grübener, Frau Ulrike Marquardt und Frau Elisabeth Schäffner, die dieses Projekt von Verlagsseite betreut haben. Die Zusammenarbeit war mir eine große Freude.

Dortmund, im März 2015

Christiane Tetling

Inhaltsverzeichnis

Widmung 5

Vorwort 6

Teil 1 Tuina im Überblick

1 Einführung und Geschichte 12
1.1 Geschichtlicher Überblick 12
1.2 Bedeutung der TCM und Tuina in China 13
1.3 Tuina und westliche manuelle Therapie 14
1.3.1 Wirkung von Tuina nach den Lehren der TCM 14
1.3.2 Wirkung von Tuina aus Sicht der westlichen Medizin 15
1.4 Kompetenz eines Tuina-Therapeuten . . 15
1.4.1 Selbstkompetenz und Sozialkompetenz . 15
1.4.2 Fach- und Methodenkompetenz 15
1.5 Tuina in Kombination mit anderen Verfahren 16
1.5.1 Gua Sha – Schaben 16
1.5.2 Ba Guan – Schröpfen 16
1.5.3 Moxibustion 17
1.5.4 Chinesische Phytotherapie 19

2 Wirkung und Behandlungsprinzipien 20
2.1 Grundbegriffe 20
2.1.1 Yin und Yang 20
2.1.2 Die Substanzen (Säfte) 21
2.1.3 Pathogene Faktoren 22
2.2 Zwei Hauptbehandlungsprinzipien in der Tuina-Therapie 29
2.3 Ba Gang 29
2.4 Acht Behandlungsprinzipien Ba Fa in der Tuina 29
2.4.1 Bu Fa – Tonisieren und Stützen 29
2.4.2 Wen Fa – Wärmen, Dynamisieren 30
2.4.3 Tong Fa – Lösen von Qi- und Xue-Blockaden 30
2.4.4 Xie Fa – Ausleiten, Sedieren, Zerstreuen. 30
2.4.5 San Fa – Abführen, Zerstreuen, Auflösen 30
2.4.6 Han Fa – Schweiß treiben, Ausleiten 30
2.4.7 He Fa – Harmonisieren 30
2.4.8 Qing Fa – Kühlen, Ableiten, Klären 30
2.5 Behandlungsvorbereitungen 31
2.5.1 Behandlungsvorbereitung für den Patienten 31
2.5.2 Behandlungsvorbereitungen für den Therapeuten 31
2.6 Allgemeine Indikationen für eine Tuina-Behandlung 39
2.6.1 Orthopädische Krankheitsbilder 39
2.6.2 Neurologische Krankheitsbilder 40
2.6.3 Krankheitsbilder der Inneren Medizin . . . 40
2.6.4 Gynäkologische Erkrankungen 40
2.7 Bedingte und absolute Kontraindikationen in der Behandlung mit Tuina 40
2.8 Reaktionen auf die Tuina-Behandlung . 40
2.9 Das Leitbahnsystem Jing Luo in der Tuina 41
2.10 Tendinomuskuläre Leitbahnen (TML) . . 42
2.10.1 Pathologie der einzelnen TML 43
2.11 Außerordentliche Gefäße 53
2.11.1 Konzeptionsgefäß (Ren Mai) 53
2.11.2 Lenkergefäß (Du Mai) 53
2.11.3 Durchdringungsgefäß (Chong Mai) 53
2.11.4 Gürtelgefäß (Dai Mai) 53
2.12 Die subkutanen Regionen 53

3 Anamnese und Befunderstellung . . . 54
3.1 Diagnostik nach TCM 54
3.2 Inspektion nach TCM 54
3.3 Zungeninspektion 54
3.3.1 Topografie der Zunge 56
3.4 Pulsdiagnose 57
3.4.1 Organzuordnung zur Pulsposition 57
3.5 Diagnose durch Hören und Riechen . . . 58
3.5.1 Stimme und Atmung 58
3.5.2 Gerüche 58
3.6 Inspektion und Palpation nach TCM . . . 58
3.6.1 Inspektion nach TCM 58
3.6.2 Palpation nach TCM 58

3.7 Diagnose durch Inspektion und Palpation des Bewegungsapparates.... 59
3.7.1 Inspektion des Bewegungsapparates.... 59
3.7.2 Inspektion der Extremitäten........... 60
3.7.3 Inspektion der Muskulatur............ 60
3.7.4 Funktionsprüfung der Gelenke......... 60
3.8 Spezifische Untersuchungsmethoden .. 60
3.8.1 Körperliche Untersuchung............ 60
3.8.2 Untersuchung der Muskulatur......... 61
3.8.3 Untersuchung auf Gangstörungen...... 61
3.8.4 Untersuchung der Wirbelsäule und des Beckens 62
3.8.5 Funktionsprüfungen zur Beweglichkeit .. 63
3.8.6 Untersuchung des Schultergelenks 65
3.8.7 Untersuchung des Ellenbogengelenks... 65
3.8.8 Untersuchung der Hand/Finger........ 65
3.8.9 Untersuchung des Hüftgelenks 65
3.8.10 Untersuchung des Kniegelenks 66
3.8.11 Untersuchung des Sprunggelenks und Fußes 66
3.8.12 Untersuchung des Kopfes 67
3.8.13 Untersuchung der Reflexe 67
3.8.14 Untersuchung der einzelnen Spinalnerven 68

Teil 2 Einführung in die Tuina-Techniken

4 Tuina-Techniken 70
4.1 Übersicht Tuina-Techniken 70
4.2 Tuina-Techniken im Einzelnen 72
4.2.1 Allgemeine Techniken 74
4.2.2 Perkussionstechniken................ 89
4.2.3 Mobilisationstechniken 91
4.2.4 Behandlung mit den Füßen 93
4.3 Allgemeine Mobilisationstechniken, Traktionstechniken 94
4.3.1 Blockierungen 95
4.3.2 Allgemeine Traktionstechniken 96
4.4 Spezielle Behandlungstechniken für einzelne Körperregionen............. 97
4.4.1 HWS-Techniken 97
4.4.2 BWS-Techniken 98
4.4.3 LWS-Techniken..................... 100
4.4.4 Mobilisation des Iliosakralgelenks (ISG) .. 103
4.4.5 Techniken zur Behandlung der oberen Extremität......................... 105
4.4.6 Techniken für die Gelenke an Hand und Fuß............................. 106
4.4.7 Techniken zur Mobilisation der Hand und Fingergelenke...................... 107
4.4.8 Techniken zur Behandlung der unteren Extremität......................... 108
4.4.9 Ganzkörpertechniken................ 109
4.5 Erstellen einer Behandlungsstrategie... 110
4.5.1 Leitfaden für die Vorgehensweise 110
4.5.2 Anschlusstermin.................... 116

5 Erstellen einer individuellen Tuina-Behandlungsabfolge 117
5.1 Phasen der Behandlung 117
5.2 Entwicklung einer Behandlungsstrategie............... 117
5.2.1 Praktisches Beispiel einer Behandlungsstrategie: Patientin mit Schmerzen und Bewegungseinschränkungen.......... 117
5.2.2 Körperliche Untersuchung............ 118
5.2.3 Westliche und TCM-Diagnose 119
5.2.4 Behandlungsablauf.................. 119
5.2.5 Allgemeine Funktionsanalyse.......... 120
5.2.6 Abfolge auf einen Blick............... 120

6 Konstitutionstypen 121
6.1 Yang-Typ 121
6.2 Yin-Typ.......................... 121
6.3 Chinesische Konstitutionstypen 122
6.3.1 Konstitution Holz 122
6.3.2 Konstitution Feuer 122
6.3.3 Konstitution Erde 122
6.3.4 Konstitution Metall.................. 122
6.3.5 Konstitution Wasser 123
6.4 Konstitutionelle Massage 123
6.4.1 Allgemeine Behandlung bei Qi-Schwäche 123
6.4.2 Leber-Qi-Stagnation (Gan Qi Yu Jie)..... 124
6.4.3 Milz-Qi-Mangel..................... 126
6.4.4 Nieren-Yang-Mangel................. 127
6.4.5 Nieren-Yin-Mangel 127
6.4.6 Blut-Stase durch Schwäche 128

7 Standard-Behandlungsmodule der einzelnen Körperareale ... 129
7.1 Grundbehandlung Kopf ... 129
7.2 Grundbehandlung Gesicht ... 132
7.3 Grundbehandlung Nacken ... 134
7.4 Grundbehandlung Thorax ... 138
7.5 Grundbehandlung Bauch ... 140
7.6 Grundbehandlung Arme ... 142
7.7 Grundbehandlung Rücken ... 145
7.8 Grundbehandlung Beine ... 148
7.9 Grundbehandlung Fuß ... 153
7.10 Ganzkörpermassage ... 156

Teil 3 Prävention und Indikationen

8 Definition und Übungsanleitungen ... 158
8.1 Definition nach der TCM ... 158
8.2 Übungsanleitungen ... 159
8.2.1 Pflege des Qi ... 159
8.2.2 Qi-Gong-Zustand ... 160
8.2.3 Kraft der Gedanken und Vorstellungen ... 160
8.2.4 Präventive Behandlungen für den Patienten ... 161
8.2.5 Ganzkörperbehandlung mit Tuina zum Abbau von Stress ... 162

9 Krankheitsbilder ... 172
9.1 Schmerz aus Sicht der TCM ... 172
9.1.1 Pathologie ... 172
9.1.2 Allgemeine Schmerzcharakterbeschreibung ... 172
9.1.3 Schmerzanamnese ... 173
9.2 Allgemeine Ursachen für die Erkrankungen des Bewegungsapparates aus Sicht der TCM ... 173
9.2.1 Klimatische Faktoren ... 173
9.2.2 Emotionale Faktoren ... 173
9.2.3 Örtlicher Qi-Mangel ... 173
9.3 Häufige Erkrankungen des Bewegungsapparates ... 173
9.3.1 Myogelosen ... 173
9.3.2 Halswirbelsäulensyndrom ... 174
9.3.3 HWS-Syndrom durch Qi- und Blut-Stagnation ... 175
9.3.4 Craniomandibuläre Dysfunktion (CMD) ... 177
9.3.5 Läsionen der Schulter ... 178
9.3.6 Impingement-Syndrom (Engpass-Syndrom) ... 178
9.3.7 Frozen Shoulder ... 179
9.3.8 Epicondylitis humeri ... 180
9.3.9 Karpaltunnelsyndrom (KTS/CTS) ... 180
9.3.10 Ischialgie/Lumbalgie, lumbales Schmerzsyndrom ... 181
9.3.11 Funktionelle IGS-Blockade ... 183
9.3.12 Mausarm (RSI) ... 183
9.3.13 Arthrose (Arthrosis deformans) ... 184
9.3.14 Achillodynie ... 185
9.3.15 Rheumatischer Formenkreis ... 186
9.4 Neurologische Erkrankungen ... 189
9.4.1 Idiopathische Fazialisparese ... 189
9.4.2 Migräne ... 190
9.4.3 Kopfschmerz Typ Wind-Kälte ... 191
9.4.4 Kopfschmerz Typ Milz-Schwäche ... 192
9.4.5 Schmerzen im gesamten Kopfbereich ... 192
9.5 Gynäkologische Erkrankungen ... 192
9.5.1 Dysmenorrhö ... 192
9.5.2 Klimakterische Beschwerden ... 193
9.6 HNO-Erkrankungen ... 194
9.6.1 Allergische Rhinitis ... 194
9.6.2 Grippaler Infekt ... 195
9.6.3 Asthma bronchiale ... 195
9.7 Innere Erkrankungen ... 196
9.7.1 Obstipation ... 196
9.7.2 Diarrhö ... 198
9.7.3 Hypertonie ... 199
9.7.4 Hypotonie ... 200
9.7.5 Adipositas ... 201
9.7.6 Erektile Dysfunktion ... 202
9.7.7 Konzentrationsschwäche ... 202
9.7.8 Schlafstörungen ... 203
9.8 Traumatologie ... 204
9.8.1 Traumata ... 204
9.8.2 Verletzung von Gelenken ... 205
9.8.3 Narbenbehandlung ... 206
9.8.4 Morbus Sudeck ... 207

10 Rezepte für Öle und Kräuterzubereitungen 211
10.1 Öle/Trägeröle 211
10.1.1 Rezeptur für eine Trägerölmischung 212
10.1.2 Öl-Rezepturen zur Anwendung in der Tuina 212
10.2 Säfte 213
10.2.1 Ingwersaft 213
10.2.2 Weitere Säfte zur lokalen Anwendung ... 213
10.3 Puder 213
10.4 Alkoholische Zubereitungen 214
10.5 Kräuterrpflaster 214
10.5.1 Patentrezeptur „Die da Zhen Tong Gao" (Brown-Pflaster) 214
10.5.2 Patentrezeptur Yunnan Baiyao 214
10.6 Symphytum officinalis (Beinwell) 215
10.7 Ergänzende bewährte Kräuterrezeptur . 215

Teil 4 Berufskunde

11 Therapie mit Tuina 218
11.1 Abrechnung 218
11.2 Patientendatenbogen 218

Teil 5 Anhang

12 Übersicht der Leitsymptome 220

13 Tuina-Techniken in alphabetischer Reihenfolge 223

14 Literatur 224

15 Adressen 225
15.1 Deutschland 225
15.2 Schweiz 225
15.3 Österreich 225

Sachverzeichnis 227

Teil 1
Tuina im Überblick

1 Einführung und Geschichte 12

2 Wirkung und Behandlungsprinzipien 20

3 Anamnese und Befunderstellung 54

1 Einführung und Geschichte

Tuina, in antiken Schriften auch als „An Mo“, „An Qiao“ oder „Qiao Mo“ bezeichnet, ist ein sehr altes Therapieverfahren und hat eine über 2000 Jahre alte Geschichte. Die ersten Massagetechniken wurden von den damals lebenden Menschen intuitiv und instinktmäßig als Selbstbehandlung ausgeführt.

1.1 Geschichtlicher Überblick

Eine schmerzende, geschwollene Stelle am Körper wurde gedrückt, zusammengepresst, geknetet, gerieben, gezwickt. Missempfindungen, Schmerzen und Schwellungen ließen dadurch nach. So wurden die ersten Manipulationen und Lokalisationen am Körper erst intuitiv vorgenommen. Die damaligen Heilkundigen Chinas fanden heraus, dass gezielte Stimulationen lokaler Punkte eine Wirkung auf den Körper erzielten. Es wurden Verbindungen dieser oberflächlichen Punkte untereinander gefunden, die dann als Leitbahnen (Meridiane) bezeichnet wurden. Auch im Inneren des Körpers verbinden diese Bahnen alle Organe und Körperteile wie ein Netzwerk miteinander. In diesen Bahnen zirkuliert nach den Lehren der TCM das Qi und in Abhängigkeit davon auch das Blut (Xue). Diese beiden Anteile werden bei der Behandlung stimuliert, und dadurch der Stoffwechsel und die Durchblutung beeinflusst und eine heilende Wirkung auf den Körper erzielt. Diese Erfahrungen wurden später dann in eine Ordnung gebracht, systematisch verarbeitet, erfasst und dokumentiert.

Aus dieser Erfahrung entwickelte sich über Jahrhunderte die bis heute bestehende Tuina. Zur Zeit des Gelben Kaisers Huang di Nei Jing wurden im *„Klassiker zur Inneren Medizin“* [18] alle wichtigen Indikationen, klinischen Anwendungen und Behandlungstechniken beschrieben. Dort heißt es: *„Daoyin Übungen und manuelle Therapien stammen aus der Mitte Chinas, Krankheiten aus diesem Teil Chinas sollen mit manueller Therapie, Einrenken und Tuina und Massage behandelt werden.“* Im Kapitel über das Regulieren der Leitbahnen steht geschrieben: *„Beginnt mit Massage und akupunktiert dann, um den Fluss von Qi und Blut zu intensivieren“.*

Die ersten chinesischen Schriften, welche die Behandlungen von Krankheiten mit Tuina dokumentieren, stammen aus dem 11. Jahrhundert v. Chr. Viele Schriften zu diesem Thema sind im Verlauf der Jahrhunderte jedoch verloren gegangen.

In der Sui-Dynastie (581–618 n. Chr.) wurde Tuina ein unabhängiger Studienbereich. In der Tang-Dynastie gab es im Kaiserlichen Krankenhaus in den klinischen Abteilungen bereits Ärzte für Tuina und Massage. In Büchern dieser Zeit sind Massagen, Körper- und Atemübungen als Therapieanwendungen dokumentiert.

Es gibt viele Varianten und Ausführungsarten der Tuina-Techniken, viele dieser Techniken wurden den jeweiligen Generationen in der Familientradition weitergegeben. In der Ming-Dynastie wurde der Begriff **Tuina** in der Literatur aufgezeichnet. „Tui Na“ entstand aus einer bildhaften Beschreibung wesentlicher Behandlungstechniken, wie Tui (Schieben) und Na (Greifen, Nehmen, Anheben).

Tuina als Therapieverfahren ist eingebettet in ein ca. 3 000 Jahre altes Medizinsystem, erste Hinweise für den Gebrauch einzelner TCM-Methoden gehen zurück bis in die Steinzeit. Dieses Medizinsystem basiert auf den Lehren und der Philosophie der Traditionellen Chinesischen Medizin (TCM).

Die Tuina-Therapie ist neben Phytotherapie, Akupunktur, Diätetik und Qi Gong eines der fünf Heilverfahren in der Traditionellen Chinesischen Medizin (TCM).

Die **heutige Tuina-Therapie** umfasst

- die muskuläre Massage,
- chiropraktische Manipulationen,
- aktive und passive Gelenkmobilisation,
- die Akupressur entlang der Leitbahnen und deren Punkten sowie
- die Einreibungen mit Kräutern, Kräuterauflagen und Kräuterpflaster (Kap. 10).

Kinder-Tuina

Eine eigene Form ist das **Kinder-Tuina** (Xiaoer). Diese spezielle Form der Tuina-Massage beinhaltet die TCM-Diagnose, Handtechniken und die Akupunkturpunkte, die der kindlichen Entwicklung in der Anatomie und Pathologie entsprechen. Kinder werden in der TCM energetisch, körperlich und funktionell als nicht ausgereift gesehen und bedürfen deshalb einer speziellen Behandlung. Zitat aus dem Klassiker des Gelben Kaisers zur Inneren Medizin, Buch *Lingshu* [18]: „Das Fleisch ist bei Kindern zerbrechlich, das Qi schwach, das Blut kärglich."

Die Tuina-Techniken werden sanfter ausgeführt. Die gesamte Behandlungszeit ist kürzer. Deshalb wird Kinder-Tuina als eigenständige Therapieform betrachtet und bedarf einer eigenständigen Ausbildung. Medizingeschichtlich wird diese Form der Massage in der Ming-Dynastie erstmalig schriftlich erfasst. In dieser Zeit nimmt die Kinder-Tuina eine eigenständige Entwicklung.

Die Kinder-Tuina wird meist in der Altersspanne von 0–12 Jahren, je nach Entwicklung des Kindes, angewandt. Die Massage wirkt nicht nur heilend, sie wird auch präventiv eingesetzt. Sie soll die geistige und körperliche Entwicklung des Kindes fördern und unterstützen. Die Behandlung mit Kinder-Tuina erfolgt bei Verdauungsstörungen, Infektanfälligkeit, Fieber, Gedeihstörungen und Schlafstörungen.

Tuina wird heute weltweit gelehrt und praktiziert. Die Ausbildung ist in vielen Ländern jedoch nicht so klar geregelt wie in China. In Europa ist die Ausbildung zum Tuina-Therapeuten in der Regel nicht universitär und nicht so umfangreich wie in China. Tuina hat in Europa bisher auch nicht den gleichen therapeutischen Stellenwert und die Akzeptanz wie die Akupunktur und die Phytotherapie. Eine positive Veränderung ist jedoch zu beobachten.

Die Bezeichnung „Tuina-Therapeut" ist in Deutschland nicht geschützt.

1.2 Bedeutung der TCM und Tuina in China

Über viele Jahrhunderte wurden die Kenntnisse über TCM und Tuina von Heilkundigen an ihre Schüler weitergegeben und erst später an professionellen Schulen und medizinischen Universitäten gelehrt. Heute gibt es jedoch kaum noch Lehrmeister, die ihr Wissen direkt an ihre Schüler vermitteln. In der Volksheilkunde verbreiteten sich in den chinesischen Familien einfache Kenntnisse dieser Massage zur Prävention und Selbstbehandlung.

Nachdem sich die Republik China immer mehr den Einflüssen westlicher Ideologien öffnete, erlebte die TCM um 1929 beinahe den Niedergang. Protesten des Volkes und praktizierender Ärzte ist es zu verdanken, dass sie nicht gänzlich verboten wurde.

Nach der Machtübernahme durch die Kommunisten im Jahr 1949 forderte Mao Ze-dong die besten chinesischen Ärzte auf, Bücher zu schreiben und das Wissen über die TCM mit der westlichen Medizin zu ergänzen, zu erforschen und zu modernisieren. Diese Wiederbelebung unter westlichem Einfluss, geprägt von deren neuen Erkenntnissen und Ideen, entsprach nicht mehr dem ursprünglichen und traditionellen Konzept, und es entstand der neue Begriff der „Chinesischen Medizin".

Zu Anfang der proletarischen Kulturrevolution im Jahr 1966 erlitt die Chinesische Medizin einen weiteren Schlag. Aberglaube und Feudalismus sollten für immer aus der Gesellschaft verschwinden, und dies betraf auch die von Mao Ze-dong institutionalisierte Chinesische Medizin. An TCM-Ausbildungsstätten wurde nicht mehr unterrichtet, die meisten Bücher über die TCM vernichtet. Die chinesischen Ärzte und Gelehrten wurden zu harter Landarbeit geschickt, was die meisten von ihnen nicht überlebt haben.

Durch die sich in der Folge anbahnende Gesundheitskrise, die medizinische Unterversorgung der Bevölkerung und die Erkenntnis, dass es an ausgebildeten Ärzten mangelte, wurden kommunismustreue Frauen und Männer in Schnellkursen in TCM ausgebildet und als „Barfuß-Ärzte" aufs Land geschickt, um dort einen Teil der medizinischen Versorgung zu gewährleisten.

Nach der Kulturrevolution in den 1970er-Jahren wurden Universitäten wieder eröffnet und in den 80er-Jahren wurde die Drei-Pfade-Politik eingeführt: die TCM, die westliche Medizin und eine Kombination der beiden. Alle drei Richtungen werden bis heute weiterentwickelt und praktiziert. Seit 1979 ist die Ausbildung zum Tuina-Therapeuten an Universitäten staatlich geregelt. Die Ausbildung umfasst ca. fünf Jahre Studium. Seitdem nimmt diese Behandlungsform wieder an Bedeutung zu. Im modernen China ist die TCM stark mit der westlichen Medizin verbunden.

In vielen Krankenhäusern der Volksrepublik China gibt es TCM-/Tuina-Abteilungen.

1.3 Tuina und westliche manuelle Therapie

Die Tuina-Therapie unterscheidet sich erst in der tieferen Betrachtung von der westlichen Behandlungsweise. Im Vordergrund steht – objektiv **betrachtet** – wie in der wissenschaftlichen Medizin und der westlichen Massagepraxis die äußerliche Behandlung des Bewegungsapparates.

Der Mensch wird in der TCM jedoch unter ganzheitlichen und energetischen Gesichtspunkten **betrachtet**. Das Bestreben eines TCM-Therapeuten ist es, den Körper wieder in Einklang, in Harmonie zu bringen, damit die Energie in Beziehung zur Natur wieder frei fließen kann. Körper, Geist und Seele und der energetische Zustand eines Menschen sind eine untrennbare Einheit. Diese Einheit wird auch in der Diagnostik und Therapie nicht getrennt. Die Behandlung erfolgt durch die Therapie in den Leitbahnen und Akupunkturpunkten.

Der wesentliche Unterschied ist, dass in der Tuina-Therapie die Arbeit mit dem Qi im Vordergrund steht. Die Therapiestrategie ist ganzheitlich orientiert und erfordert immer die Diagnostik nach der TCM. Die Pflege des eigenen Qi ist für den TCM-Therapeuten für seine tägliche Arbeit unerlässlich.

Mein chinesischer Tuina-Lehrer führt nur zwei bis drei Tuina-Behandlungen am Tag durch. Als Qi-Gong-Meister verbringt er dann die verbliebene Tageszeit mit muskulaturstärkenden Körperübungen, Meditation, Qi Gong, also mit der Pflege des eigenen Qi.

Merke

Die Wirkung der Tuina aus Sicht eines chinesischen Tuina-Therapeuten und Qi-Gong-Meisters: „Ist der Therapeut entspannt, entspannt sich auch der Patient!“

Die Arbeit mit dem Qi unterscheidet Tuina von den westlichen manuellen Therapien.

Der Therapeut nimmt Qi in seinen Körper auf. Er gibt in der Behandlung Qi über seine Finger, Hände und Handflächen ab, der Patient nimmt Qi auf.

„Durch die Vigilanz des Therapeuten verbindet sich das Qi der mechanischen Bewegung mit seinem inneren Qi. Der Therapeut gibt Qi, der Patient nimmt Qi. Das innere Qi des Therapeuten trifft in der Therapie auf das inneren Qi des Patienten, eine Verbindung entsteht, Qi kann fließen. Eine Wirkung entsteht. Der Patient empfindet Wärme, ein Fließen, ein Kribbeln oder Vibration. Ein Therapeut muss kontinuierlich sein inneres und äußeres Qi pflegen.“ (Quelle: Unterrichtsmitschrift eines Tuina-Seminars)

1.3.1 Wirkung von Tuina nach den Lehren der TCM

- Regulation von Yin und Yang
- Fluss von Qi und Blut beleben, fördern und normalisieren
- Ausleiten, Klären, Auflösen von pathogenen Faktoren
- Regulation von Qi und Blut
- Harmonisierung des Yin und Yang
- Harmonisieren und Stärken des Wei Qi
- Harmonisieren und Stärken des Ying Qi
- Stärkung und Harmonisierung der Funktionen der Zang Fu
- Stärkung und Wiederherstellung der Gelenkfunktionen
- Erhalten, Tonisieren, Stärken und Fördern des Qi und Blutes, Yin und Yang
- Harmonisierung des Shen

1.3.2 Wirkung von Tuina aus Sicht der westlichen Medizin

- Kapillaren in der Haut werden erweitert, und die Mikrozirkulation sowie der Gewebestoffwechsel werden angeregt.
- Der Lymphfluss wird gesteigert.
- Die muskuläre Leistung wird verbessert.
- Die Sauerstoffversorgung im gesamten Körper wird gesteigert.
- Die Ausschüttung von Endorphinen wird gesteigert, diese haben eine analgetische Wirkung und stärken das Immunsystem.
- Das vegetative Nervensystem wird reguliert.
- Sympathikus und Parasympathikus werden positiv beeinflusst.
- Der Stoffwechsel wird angeregt.
- Steigerung der Flexibilität, Förderung der Elastizität von Sehnen, Bändern und Gelenken
- Korrektur von segmentalen Dysfunktionen
- Anregung und Steigerung der Immunfunktion
- Stressreduktion und psychische Entspannung
- Wirkung durch den kutiviszeralen Reflexbogen

1.4 Kompetenz eines Tuina-Therapeuten

Die Arbeit mit Tuina erfordert – wie in allen medizinisch verantwortungsvollen Berufen – grundlegende Kompetenzen auf der fachlichen, sozialen und der Persönlichkeitsebene. Eine fundierte und ausreichend lange Ausbildung ist für die Ausübung der Tuina-Therapie wichtig. Der Behandlungserfolg am Patienten ist abhängig von der Erstellung einer genauen Diagnose, der daraus entwickelten Behandlungsstrategie und einer korrekten Ausführung der Handtechniken. Das Erlernen dieser Techniken erfordert ein intensives Training. Es ist immer wieder zu beobachten, dass Therapeuten eine Wochenendschulung Tuina besuchen und sich anschließend Tuina-Therapeut nennen, was dieser effektiven Therapieform nicht gerecht wird.

1.4.1 Selbstkompetenz und Sozialkompetenz

Ein Tuina-Therapeut sollte Selbstkompetenz und soziale Kompetenz mitbringen.

Selbstkompetenz:

- eine gute körperliche und mentale Konstitution
- eine positive Haltung zu Grundwerten und ethische Prinzipien, Selbstkenntnis
- achtsamer Umgang mit der eigenen Person
- angemessene Selbsteinschätzung und Selbstwahrnehmung

Soziale Kompetenz:

- Kontaktfähigkeit
- Kommunikationsfähigkeit
- Ausdrucksvermögen
- Kooperationsfähigkeit
- Einfühlungsvermögen

1.4.2 Fach- und Methodenkompetenz

Fähigkeiten oder zu erlernende Kompetenzen in diesem Bereich sind:

- gute Kenntnisse der Anatomie, Biochemie und der physiologischen Körperfunktionen
- gute Kenntnisse der Pathologie und Dysfunktion des menschlichen Körpers
- gute Kenntnisse der Prinzipien der westlichen wissenschaftlichen Medizin
- die Befähigung, behandlungsrelevante Befunde und Laborberichte zu interpretieren
- die Fähigkeit, eine umfassende Diagnose zu stellen sowie relevante Zeichen und Symptome zu erkennen
- Kenntnisse der Philosophie und Prinzipien der TCM
- Entwicklung spezifischer Behandlungspläne auf der Grundlage der Diagnose des einzelnen Patienten
- Verständnis der Indikationen und Kontraindikationen
- den Gesundheitszustand des Patienten unter der Tuina-Behandlung zu überwachen und Behandlungsstrategien zu ändern
- eine fundierte theoretische und praktische Ausbildung in Tuina

- in Deutschland Erwerb der Heilerlaubnis als Arzt oder Heilpraktiker

Die jeweils aktuellen gesetzlichen Regelungen in den andern Ländern sollten bei den zuständigen Berufsverbänden erfragt werden.

1.5 Tuina in Kombination mit anderen Verfahren

Tuina ist mit allen Methoden der TCM kombinierbar. In der Praxis bewährt es sich, Tuina mit Gua Sha, der Schröpftherapie, der Moxatherapie, der chinesischen Phytotherapie (intern und extern) zu verbinden, um einen optimalen Therapieerfolg zu erzielen. Auch die Akupunktur und die Ohrakupunktur bieten gute Ergänzungsmöglichkeiten.

Grundsätzlich ist auch eine Kombination mit anderen naturheilkundlichen Therapien und Therapien der wissenschaftlichen Medizin möglich. Es ist hier individuell zu entscheiden, in welchem Umfang eine kombinierte Behandlung für den Patienten therapeutisch sinnvoll ist.

1.5.1 Gua Sha – Schaben

Gua (Schaben) – **Sha** (Reaktion der Haut). Gua Sha ist eine Reiztherapie.

Die pathogenen Faktoren – die Indikationsstellung ergibt sich aus der Diagnose nach der Traditionellen Chinesischen Medizin – sollen nach außen ausgeleitet werden.

Die Haut wird mit einem geeigneten Öl, Johanniskrautöl oder Sesamöl eingerieben (Kap. 10.1.2). Die Behandlung erfolgt dann durch wiederholtes Schaben mit einem geeigneten Gegenstand (es gibt spezielle Schaber) entlang der Leitbahnen, paravertebral oder direkt an betroffenen Arealen. Es entstehen gewünschte Rötungen, Petechien und das Areal wird hyperämisiert.

Das Schaben über die Haut führt zu folgenden Wirkmustern:

- durchblutungsverbessernd
- entspannend
- schmerzlindernd
- Stoffwechselaktivierung
- Harmonisierung des Qi-Flusses
- Anregung der Hautausscheidung
- Anregung der Hautfunktion
- Ableiten von Toxinen über die Haut
- unspezifische Immunstimulierung

Die Anregung der inneren Organe erfolgt über

- Akupunkturpunkte,
- Reflexzonen und
- kutiviszerale Reflexbogen.

Blockaden und Stagnation von Qi und Blut werden aufgelöst, die Oberfläche von pathogenen klimatischen Faktoren befreit, blockierte Leitbahnen durchgängig gemacht, Fülle wird beseitigt.

Kontraindikationen für Gua Sha:

- Blutungsneigung
- Störungen der Blutgerinnung
- frische Verletzungen
- Hautläsionen
- entzündliche Hauterkrankungen
- Varizen

1.5.2 Ba Guan – Schröpfen

Das Schröpfen ist ebenso wie das Schaben eine Form der Reiztherapie. Die Behandlung erfolgt durch den erzeugten Unterdruck in sogenannten Schröpfköpfen (▶ **Abb. 1.1**). Die Schröpfgläser werden vor dem Aufsetzen auf die Haut erwärmt, um ein Vakuum zu erzeugen. Hierdurch entsteht die therapeutische Saugwirkung. Die Indikationsstellung ergibt sich aus der Diagnose nach der TCM.

Es gibt zwei Formen des Schröpfens, das trockene und das blutige Schröpfen. Welche Form verwendet wird, ist abhängig davon, ob in der zu behandelnden Körperregion eine Fülle-Symptomatik oder eine Leere-Symptomatik diagnostiziert wurde.

Das Schröpfen führt zu folgenden Wirkmustern:

- durchblutungsverbessernd
- entspannend
- schmerzlindernd
- Stoffwechselaktivierung
- Harmonisierung des Qi-Flusses

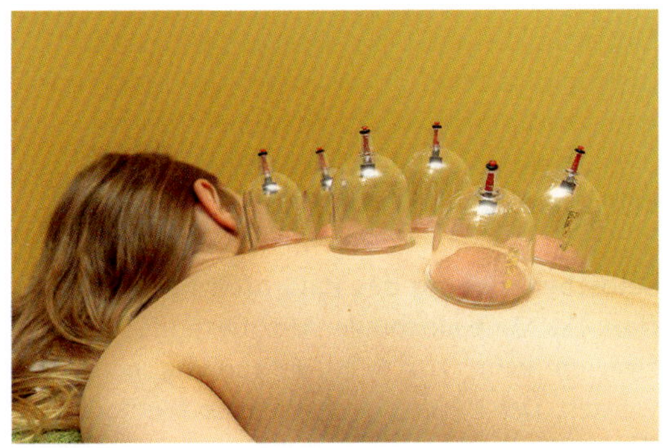

▶ **Abb. 1.1** Schröpfen. (Quelle: © K. Oborny/Thieme)

- Ableiten von Toxinen über die Haut
- Immunstimulierung

Die Anregung der inneren Organe erfolgt über
- Reflexzonen,
- Rücken-Shu-Punkte und
- kutiviszerale Reflexbogen.

Blockaden und Stagnation von Qi und Blut werden aufgelöst, blockierte Leitbahnen durchgängig gemacht, Fülle wird beseitigt.

In der Tuina findet die Schröpfbehandlung als Begleittherapie Einsatz bei folgenden Indikationen:
- muskuläre Verspannungen
- Schmerzen allgemein
- Schmerzen des Rückens
- Schmerzen der Schulter
- Migräne
- Spannungskopfschmerz
- Erkältungskrankheiten

Trockenes Schröpfen bei Leere-Symptomatik. Hier wird mit einer Flamme im Schröpfglas der vorhandene Sauerstoff im Glas verbrannt und das Glas auf die behandelnde Stelle aufgesetzt. Es wird ein Vakuum erzeugt, ein Unterdruck bleibt erhalten, die Haut wird in den Schröpfkopf hineingesogen. Dadurch kann es zur Ausbildung eines gewünschten Hämatoms kommen.

Blutiges Schröpfen bei Fülle-Symptomatik. Das zu behandelnde Areal wird mit einer Lanzette eingeritzt und das Schröpfglas aufgesetzt. Das Blut aus dem Gewebe kann abfließen. Dies führt zu einer Entlastung des Areals.

Diagnostisch kann man die lokale Temperatur der geschröpften Stelle nutzen. Eine lokale Kälte weist auf einen Leere-Zustand hin. Eine Überwärmung weist auf eine Fülle hin.

Kontraindikationen sind:
- Blutungsneigungen
- Störungen der Blutgerinnung
- frische Verletzungen
- Hautläsionen
- entzündliche Hauterkrankungen
- Varizen
- Infektionserkrankungen
- Schwangerschaft

Sonderformen des Schröpfens. Neben diesen Verfahren werden noch Sonderformen des Schröpfens durchgeführt. Die Schröpfkopfmassage speziell bei muskulären Verspannungen, beginnenden Erkältungserkrankungen, im Verlauf der Blasen-Leitbahn zur Stimulation der Rücken-Shu-Punkte. – Ein Schröpfkopf wird über ein eingeöltes Hautareal gezogen. Die Haut wird hyperämisiert, gewünschte Petechien und Hämatome können entstehen.

Eine weitere Sonderform ist das Aufsetzen der Schröpfköpfe direkt über genadelte Akupunkturpunkte. Dies dient der Reizverstärkung der Akupunktur.

1.5.3 Moxibustion

Bei der Moxibustion werden Akupunkturpunkte und Areale der Haut mit Hitze stimuliert. Die Hitze wird durch das Abbrennen von getrocknetem Moxakraut erzeugt (▶ **Abb. 1.2**).

Die Wärme dringt über die Akupunkturpunkte in den Körper ein. Auf diese Weise werden Feuchtigkeit und Kälte vertrieben und das Qi bewegt.

In der Tuina findet die Moxibustion als Begleittherapie Einsatz bei folgenden Indikationen:
- chronischer Bronchitis
- chronischem Asthma

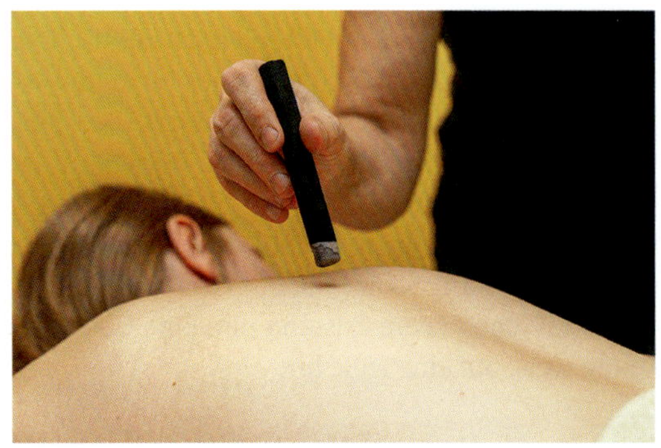

▸ **Abb. 1.2** Moxibustion. (Quelle: © K. Oborny/Thieme)

- depressiven Verstimmungen
- Schwächezuständen nach chronischen Erkrankungen
- chronischer Diarrhö
- Erschöpfungsreaktionen

Es gibt verschiedene Formen der Moxibustion.

Indirekte Moxibustion. Das Moxakraut wird ohne direkte Berührung mit dem Körper abgebrannt. Eine ca. 2–3 mm dicke Scheibe frische Ingwerwurzel wird auf den Akupunkturpunkt gelegt. Ein ca. 1 cm großer Moxakegel wird angezündet und verglimmt, so wird dem Körper eine Wärmeenergie zugeführt.

Eine Variante ist das Abglimmen des Moxakrautes im Bauchnabel. Der Bauchnabel wird mit Salz gefüllt und dann eine 5 mm dicke Scheibe vorher perforierter Ingwerwurzel auf das Salz aufgelegt. Ein Moxakegel wird aufgesetzt und angezündet. Eine neue Scheibe wird vorbereitet und ausgetauscht, wenn das Kraut verglommen ist. Der Körper wird durch die Wärme energetisiert.

Die ganze Anwendung sollte 20–30 Minuten dauern.

Moxibustion mit einer Moxastange. Moxastangen sind in dünnes Papier gerolltes Moxakraut oder Moxakohle, sogenannte Moxazigarren. Diese werden nahe über einen Akupunkturpunkt (ca. 0,5–1 cm) gehalten. Wird ein deutliches Hitzegefühl verspürt, geht man etwas zurück (ca. 3–4 cm). Nach kurzer Zeit wird die glühende Moxazigarre wieder zur Haut geführt. Diesen Vorgang wiederholt man mehrfach pro Punkt, oder es wird die „Vogelpicktechnik“ angewendet: Die Moxazigarre wird rhythmisch wie ein pickender Vogelschnabel über die zu behandelnde Stelle oder den zu behandelnden Akupunkturpunkt bewegt.

Selbstbehandlung des Patienten mit Moxibustion. Die Methode mit der Moxibustion mit Moxazigarren kann zur Selbstbehandlung eingesetzt werden. Der Patient wird über die Methode und deren Wirkungsweise aufgeklärt. Der Therapeut leitet den Patienten genau an. Die Behandlung kann dann vom Patienten zu Hause selbstständig durchgeführt werden.

Die direkte Moxibustion. Diese wird in der Regel außerhalb Chinas nicht verwendet. Ein kleiner Moxakegel wird direkt auf der Haut angezündet. Das langsam glimmende Moxa erhitzt die Haut. Es können Verbrennungen entstehen.

TDP-Lampe oder Moxalampe

Ein wesentlicher Teil dieses Apparates ist eine spezielle, patentierte „Energieplatte“. Auf dieser Platte sind in drei Schichten bestimmte Spurenelemente und Mineralien, aufgebracht. Die Mischung dieser Elemente entspricht der durchschnittlichen chemischen Zusammensetzung des menschlichen Körpers.

Die Platte wird durch eine Heizspirale erwärmt. Die Strahlung entspricht dem Spektrum der Infrarotwellen, das vom menschlichen Körper sehr gut aufgenommen werden kann. Die aufgenommene Energie/Wärme fördert die Mikrozirkulation und den Metabolismus (Stoffwechsel), stärkt das Immunsystem und erzielt kurz- und langfristige Schmerzentlastung.

Da diese Heilmethode vor allem auf der Selbstregulierung des Körpers beruht, hat sie bei richtiger Anwendung keine Nebenwirkungen.

Dieses Gerät kann vor oder nach einer Tuina-Behandlung eingesetzt werden. Bei chronischen Erkrankungen kann der Patient das Gerät auch regelmäßig zu Hause einsetzen.

1.5.4 Chinesische Phytotherapie

In der chinesischen Kräutermedizin werden Pflanzenteile wie Wurzeln, Rinden, Blüten, Blätter und Samen, aber auch Mineralien und Tierprodukte verwendet, um Kräuterrezepturen (Kap. 10) zu erstellen (▸ **Abb. 1.3**).

Eine Rezeptur wird aus mehreren Kräutern zusammengestellt, wobei sich diese in ihrer Wirkung ergänzen und unterstützen bzw. unerwünschte Wirkungen auffangen. Jeder Patient erhält ein individuell auf ihn und seinen Krankheitszustand abgestimmtes Rezept.

Die Einnahme kann von einer Woche bis zu mehreren Monaten – abhängig von der Schwere und Dauer der Erkrankung – erfolgen. Der Patient wird dabei regelmäßig untersucht, um sicherzustellen, dass die gewählte Rezeptur wirksam bleibt. Die Zusammenstellung der Rezeptur wird dem Gesundungsprozess regelmäßig angepasst.

Traditionell werden chinesische Arzneimittel in Form von Dekokten verabreicht, das bedeutet, die gemischten Kräuter werden in Wasser 20 Minuten oder länger abgekocht und das Konzentrat getrunken. Weitere Verarbeitungsformen sind Extrakte, Granulate, Pulver, Pillen, Kapseln, Tropfen und Tinkturen.

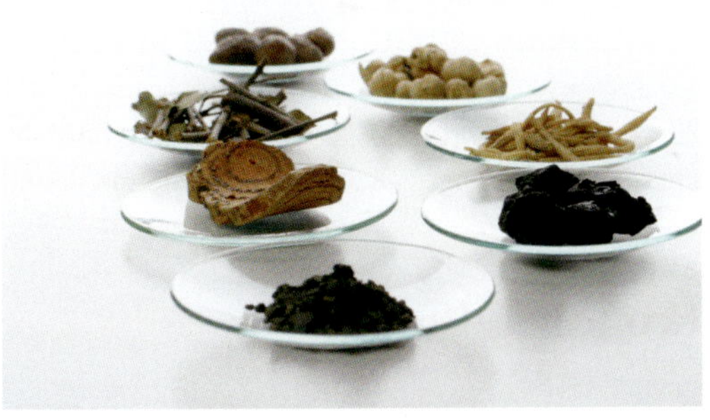

▸ **Abb. 1.3** Kräuter der TCM.

Zur äußeren Anwendung werden die Kräuter als Salbe, Massageöle, Kräuterpasten, Kräuterpflaster, Auflagen, Wickel, als Umschlag oder Sitzbad aufbereitet. Die Zubereitungen finden in der Tuina häufig Anwendung (Kap. 10).

2 Wirkung und Behandlungsprinzipien

Für das Verständnis der TCM-Diagnostik und die Entwicklung einer Behandlungsstrategie sind grundlegende Kenntnisse der TCM-Theorie notwendig.

2.1 Grundbegriffe

Im Folgenden werden die Grundlagen der TCM-Theorie in einer Übersicht zusammengefasst.

2.1.1 Yin und Yang

Der Schlüssel zum Verständnis der chinesischen Philosophie ist die Betrachtung von Yin und Yang.

Das alte chinesische Zeichen symbolisiert das sich stetig verändernde Gleichgewicht von Yin und Yang (► **Abb. 2.1**). Diese beiden Kräfte bilden ein dynamisches Gegensatzpaar, das allem Leben zugrunde liegt, wie Tag und Nacht, Ein- und Ausatmen, Aktivität und Ruhe. In diesem Spannungsfeld der Pole entsteht die Lebensenergie Qi. Aus dieser Vorstellung des sich immer wieder neu formenden Gleichgewichts entwickelte sich die Betrachtung, wie Krankheiten, Disharmonien entstehen und Gesundheit erhalten wird. Yin und Yang sind nicht voneinander trennbar, sie vergleichen sich, sie ergänzen sich, jeder beinhaltet einen Teil des anderen.

Auch im **Zang-Fu-Organsystem** sind Yin und Yang nicht voneinander trennbar. Jedes Yin-Organ hat einen Yang-Organ-Partner. Die Dysfunktion eines Organs wirkt sich auf die Funktionen des Partnerorgans aus und kann Disharmonien verursachen.

In der Chinesischen Medizin werden die Organe des menschlichen Körpers nach **Yin** (Nährstoffe oder Energie speichernde Organe – Speicherorgane) und **Yang** (Hohlorgane, die eine Verbindung nach außen herstellen können) eingeteilt (► **Tab. 2.1**). Die 11 Hauptorgane sind Leber – *Gan*, Gallenblase – *Dan*, Herz – *Xin*, Dünndarm – *Xiao Chang*, Dreifacher Erwärmer – *San Jiao*, Milz/Pankreas – *Pi*, Magen – *Wie*, Lunge – *Fei*, Dickdarm – *Da Chan*, Niere – *Shen* und Blase – *Pang Guang*.

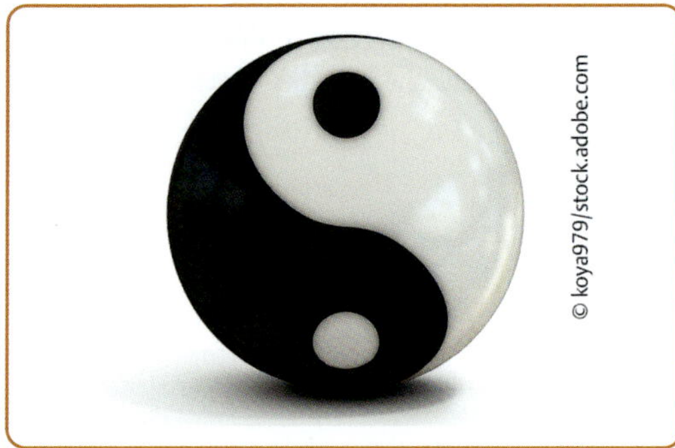

► **Abb. 2.1** Das alte chinesische Zeichen für Yin und Yang. (Quelle: © koya979/stock.adobe.com)

► **Tab. 2.1** Betrachtung von Yin und Yang.

Yin – Wasser	Yang – Feuer	Yin – Speicherorgane	Yang – Hohlorgane
• weiblich • passiv • links • Mond • Nacht • von oben nach unten (Hagel, Regen, Schnee) • Stehen und Sitzen • Bauch • Innenseite • Fuß • Winter	• männlich • rechts • Sonne Hitze • Tag • Himmel • von unten nach oben (wie Feuer abbrennt) • aktiv • Bewegung, Laufen • Rücken • Außenseite • Kopf • Sommer	• Leber • Niere • Lunge • Herz • Milz/Pankreas • Perikard	• Galle • Blase • Dickdarm • Dünndarm • Magen • San Jiao – 3-Erwärmer

2.1.2 Die Substanzen (Säfte)

Qi

Qi ist eine feinstoffliche, nichtmaterielle Substanz. Qi fließt im ganzen Körper, es ist die Grundlage aller Substanzen. Jeder Funktionskreis hat seine spezielle Form von Qi bzw. seine eigene Aufgabe, das durch Nahrung oder Atmung gewonnene Qi für den Körper verfügbar machen zu können. Qi wärmt den Körper und die Extremitäten, schützt vor Kälte, Hitze, Feuchtigkeit.

Qi kontrolliert die Bewegungen des Körpers und des Geistes, nährt und wandelt um.

Dysfunktion

Qi-Mangel – Qi Xu. Vitalitätsverlust, Müdigkeit, Immunschwäche, Leistungsschwäche, Kurzatmigkeit, leise Stimme

Zunge: aufgedunsen, blass

Puls: schwach

Qi-Stagnation – Qi Zhi (Stagnation der Qi-Zirkulation). Schmerzen mit dumpfem Charakter, Schmerzverstärkung durch Druck, Kopfschmerzen

Zunge: bläuliche Verfärbung

Puls: gespannt

Rebellierendes Qi – Qi Ni (Richtungsänderung des normalen Qi-Flusses). Übelkeit, Erbrechen, Schluckauf, Husten, Asthma

Xue

Xue ist der dichte, materielle Aspekt des Qi, es hat die Aufgabe, die verschiedenen Gewebe des Körpers, insbesondere die Augen, die Haut und die Haare, Muskeln und Sehnen zu ernähren und zu befeuchten. Es wird auch als der Ruheort des Geistes – Shen betrachtet.

Xue wird meistens mit „Blut" übersetzt, jedoch stimmt unsere Definition von Blut nicht genau mit der chinesischen Idee von Xue überein.

Dysfunktion

Xue-Mangel – Xue Xu. blasses, stumpfes Gesicht, blasse Schleimhäute, Anämie, Schlaflosigkeit, Müdigkeit, Sehstörungen, psychische Störungen

Zunge: blass, dünn

Puls: fein, rau

Xue-Stagnation – Xue Yu. Schmerzen, hell, stechend, genau lokalisierbar, Hautverfärbungen an der betroffenen Stelle

Zunge: rot, bläulich rot

Puls: gespannt

Jing

Jing (Essenz) ist die energetische Basis des Menschen, der Ursprung des Körpers, die Grundlage des körperlichen Wachstums und der geistigen Entwicklung. Es zeigt sich in der Konstitution. Jing bildet die Grundlage für Körpersäfte, Wachstum und Fortpflanzung.

Jing hat einen vorgeburtlichen ererbten Teil (durch die Eltern mitgegebenen) und einen nachgeburtlichen, erworbenen Anteil (abhängig von der Nahrungs- und Flüssigkeitsverarbeitung des Körpers). Jing wird in den Nieren gespeichert.

In der Chinesischen Medizin wird ein großes Augenmerk auf den Erhalt und den schonenden Umgang mit dem Jing gelegt.

Dysfunktion

- schlechte Konstitution
- Missbildungen
- Sterilität
- vorzeitiges Altern

Shen

Shen (Geist) ist die nichtmaterielle Substanz, die unser Bewusstsein, unsere Persönlichkeit und unsere geistige Kraft bestimmt. Shen hat einen engen Bezug zum Herzen, zum Jing, Xue und Qi. Daraus wird deutlich, dass in der Chinesischen Medizin Körper, Geist und Seele eine untrennbare Einheit bilden. Shen zeigt sich in der Ausstrahlung im wachen, klaren Blick eines Menschen.

Dysfunktion

- Schlaflosigkeit
- Unruhe
- psychische Störungen

Wei Qi

Das Wei Qi ist der Schutz der Körperoberfläche. Es zirkuliert außerhalb der Leitbahnen zwischen Haut und Muskulatur und hat die Aufgabe, den

Körper vor Angriffen äußerer pathogener Faktoren und Krankheiten zu schützen.

Dysfunktion

- gestörtes Immunsystem
- Kälteempfindlichkeit

2.1.3 Pathogene Faktoren

In der Chinesischen Medizin geht man davon aus, dass das Zusammenwirken verschiedener Faktoren Krankheiten auslösen kann. Diese werden als pathogen Faktoren bezeichnet und werden unterschieden in:

- äußere pathogene Faktoren
- innere pathogene Faktoren
- neutrale pathogene Faktoren

Äußere pathogene Faktoren

- Wind
- Kälte
- Hitze bzw. Sommerhitze
- Feuchtigkeit
- Trockenheit

Äußere pathogene Faktoren (▸ **Tab. 2.2**) dringen in der Regel in den Körper über Haut, Mund oder Nase ein. Der Begriff „äußerer pathogener Faktor" steht sowohl für den Befall von außen als auch für die Lokalisation der Symptome und deren Natur. Eine Erkrankung von außen kann aus zwei Gründen eintreten:

- Der pathogene Faktor ist stärker als das gesunde „Wei-Qi".
- Das Wei-Qi ist zu schwach, um den pathogenen Faktor abzuwehren.

Wind

Charakteristisch sind das plötzliche Einsetzen der Symptome und der schnelle Wechsel der Lokalisation. Es wird unterschieden zwischen dem **inneren** und **äußeren Wind**.

Allgemeine Symptome:

- schnelle Entstehung der Symptome, wechselnde Symptomatik und Lokalisation
- Abneigung gegen Zugluft (Wind)
- Fieber mit Schüttelfrost
- Schwitzen
- Hüsteln, rauer Hals, verstopfte Nase
- Zittern, Krämpfe, Steifheit
- wandernde Gelenkschmerzen
- Juckreiz
- Zittern der Augenmuskulatur
- Tics, Spasmen, Kontrakturen
- Opisthotonus, Apoplex, Taubheit der Glieder, Schwindel
- Bewusstseinsverlust
- Fieber mit Exanthemen

Typische Erkrankungen bei äußerem Wind sind

- Bi-Syndrome,
- Schmerzerkrankungen des Bewegungsapparates und
- Erkältungserkrankungen.

Erkrankungen des inneren Windes sind

- Leber-Disharmonien mit neurologischer Symptomatik.

Kälte

Kälte besitzt Yin-Charakter, zieht zusammen und friert jede Aktivität ein und schädigt dadurch das Yang.

Allgemeine Symptome:

- Abneigung gegen Kälte, Verlangen nach Wärme
- starke, lokalisierte Schmerzen, „beißt sich rein"
- wässrige, klare und viele Absonderungen
- Kontraktionen
- befällt insbesondere die Extremitäten, Gelenke und den Unteren Erwärmer

Typische Erkrankungen:

- Bi-Syndrome
- Erkältungserkrankungen

Hitze

Hitze hat Yang-Charakter und schädigt deshalb das Yin. Hitze steigt nach oben, ist heiß, dynamisch und immateriell. Sie trocknet, verbrennt Flüssigkeit.

▶ **Tab. 2.2** Äußere pathogene Faktoren.

Klimatische Faktoren	Entstehung	Symptome
Wind	plötzliches Auftreten von Wind, Zugluft, klimatisierte Räume	Kopfschmerzen, Nackensteife, Niesen, Husten, Augenrötung, Gesichtslähmung
Kälte	wirkt blockierend, zusammenziehend, Energiefluss verlangsamt	Frösteln, kalte Extremitäten, Steifigkeit, Durchfälle, Erschöpfung, Schmerzen in der Lumbalregion
Hitze	Fieber, Entzündung	starkes Schwitzen, Durst, Kopfschmerz, konzentrierter Urin
Feuchtigkeit	schwüle, feuchtkaltes Klima	Müdigkeit, Ödeme, schwerfälliges Denken
Trockenheit	trockene, staubige Luft, stark geheizte Räume	Husten, trockene Schleimhäute, Durst

Schlüsselsymptome:

- dynamisches Geschehen (unruhig, schnelle und kräftige Bewegungen)
- Röte, Hitze, Trockenheit
- verminderte Ausscheidung
- Schlaflosigkeit, Shen, Benommenheit
- Durst
- Yin-Verbrauch (Zunge, Stuhl, Gefäße)

Sommerhitze. Sommerhitze hat ebenfalls Yang-Charakter und schädigt das Yin. Sommerhitze tritt meist in der entsprechenden Jahreszeit auf und ist eine **Sonderform** des pathogenen Faktors, die direkt den Funktionskreis Perikard angreift. Symptome sind

- exzessives Schwitzen, plötzliches hohes Fieber,
- Durst,
- verwaschene Sprache, evtl. Bewusstlosigkeit, Delirium und
- Erbrechen, Durchfall.

Feuer. Die Steigerung von Hitze, die sogenannte toxische Hitze, geht schnell in die Tiefe.

Feuchtigkeit

Feuchtigkeit besitzt Yin-Charakter und schädigt somit das Yang. Feuchtigkeit ist schwer, träge und tendiert nach unten (blockiert das Yang).

Symptome:

- Schweregefühl (Kopf, Bein)
- Müdigkeit
- Lustlosigkeit
- klebriger Mundgeschmack und Zungenbelag
- klebrige Ausscheidungen
- Völlegefühl in der Brust und im Epigastrium
- weiche Schwellungen

Schleim. Die Hauptursache für Schleim ist ein Milz-Qi-Mangel. Transformiert die Milz die Körperflüssigkeiten über lange Zeit nicht korrekt, entsteht Schleim. Schleim kann mit anderen pathogenen Faktoren in Kombination auftreten, z. B. mit Hitze, Kälte und Wind. Der Übergang von Feuchtigkeit in Schleim ist fließend. Es gibt zwei Arten von Schleim, den **sichtbaren** und den **unsichtbaren Schleim**.

Sichtbarer Schleim (d. h. mit Form):

- Schwellungen unter der Haut
- Deformation, besonders der Gelenke
- Auswurf (Sekrete)

Unsichtbarer Schleim (d. h. ohne Form):

- in den Leitbahnen – Taubheitsgefühle, Lähmungen
- im Herzen (Schleim blockiert die Herzöffnungen) – Geisteskrankheiten
- in der Niere bzw. Gallenblase – Steine

Lokalisation. Schleim hat die Tendenz, vorwiegend den Oberen Erwärmer oder das Außen zu befallen (z. B. Lunge, Kopf, Herz, Leitbahnen).

Trockenheit

Trockenheit hat Yang-Charakter und schädigt das Yin.

Schlüsselsymptome:

- Trockenheit (Haut, Durst, Haare)
- rissige Lippen, Zunge
- trockener Stuhl
- trockener Husten

Innere pathogene Faktoren

Die inneren pathogenen Faktoren haben eine besondere Beziehung zu den inneren Organen. Diese werden als emotionale Faktoren bezeichnet. Sie sind untrennbar mit den Funktionskreisen verbunden und besitzen eine wechselseitige Abhängigkeit. Ist eine Emotion dominierend, erkrankt der dazugehörige Funktionskreis. Im Umkehrschluss kann ein erkrankter Funktionskreis eine bestimmte emotionale Lage hervorbringen (▶ Tab. 2.3).

Die meisten Emotionen können, wenn sie lange genug bestehen, Hitze (z. B. durch Qi-Stagnation) hervorrufen.

Neutrale pathogene Faktoren

- Fehlernährung, Mangelernährung
- schwache Konstitution, viele Geburten
- physisches Qi und Xue-Stagnation und psychisches Trauma
- Lebensweise – geistige und körperliche Überanstrengung, schlechter Lebensrhythmus
- übermäßige sportliche Aktivität
- übermäßige sexuelle Aktivität
- Parasiten, Toxine
- Gifte
- Fehlbehandlung durch chinesische Kräuter, allopathische Medikation, Cortison, Antibiotika

▶ **Tab. 2.3** Emotionale Faktoren.

	Symptome	Charakter	Organbezug
Zorn	Kopfschmerz, Schwindel, Tinnitus, Gesichtsröte, rote Flecken am Hals, bitterer Mundgeschmack	Verbitterung, unterdrückte Wut	Gan – Leber lässt Qi aufsteigen
Freude	Hitzegefühl, Schlaflosigkeit, Herzschwäche Unruhe, Stottern, Migräneattacken	starke Erregung, Hysterie, Fanatismus, Bewusstseinsstörung	Xin – Herz verlangsamt den Qi-Fluss, zerstreut
Trauer	Weinen, Neigung zur Depression, Nachtschweiß, Atemnot	Todesfall, Verlust eines Menschen, Tod eines Tieres	Fei – Lunge schwächt das Qi
Sorge	Müdigkeit, wenig Appetit, weicher Stuhlgang, Schulter- und Nackenverspannung, Atemnot	übermäßiges Denken, Existenzsorgen	Pi – Milz Qi-Fluss stagniert
Angst, Schock, Schreck	Herzklopfen, Nachtschweiß, Mundtrockenheit, Enuresis nocturna, Schwindel, Tinnitus	schädigt die Nierenenergie, Lähmung der Aktivität, Steifigkeit	Shen – Niere Herz, Niere, Leber lenkt das Qi nach unten, wirft das Qi durcheinander

Akupunkturpunkte

▸ **Tab. 2.4** Akupunkturpunkte, die in der Tuina-Behandlung verwendet werden.

Leitbahnpunkt	Chinesischer Name	Indikationen
Lunge 7	Lie Que	Erkältung, Husten, Asthma, Schmerzen Handgelenk, Unterarm, Nackensteifigkeit
Lunge 9	Tai Yuan	Asthma, Husten, Herzklopfen, Schmerzen im Handgelenk, Unterarm, Taubheitsgefühl im Unterarm
Dickdarm 4	He Gu	Schmerzen, Kopfschmerz, Zahnschmerzen, Fazialisparese, Entzündungen im Kopf- und Halsbereich, fiebrige Erkrankungen
Dickdarm 11	Qu Chi	Lähmungen nach Apoplex, Schulter-Arm-Syndrom, Parästhesien der Arme, Bauchschmerzen, Menstruationsstörungen
Dickdarm 15	Jian Yu	Schmerzen in Schulter und Arm, Lähmungen
Dickdarm 20	Ying Xiang	Rhinitis, Sinusitis, Nasenbluten, Fazialisparese
Magen 2	Si Bai	Augenerkrankungen, Trigeminusneuralgie, Fazialisparese
Magen 6	Jia Che	Fazialisparese, Parotitis
Magen 7	Xia Guan	Zahnschmerzen, Trigeminusneuralgie, Fazialisparese, Tinnitus
Magen 8	Tou Wie	Migräne, Kopfschmerz, Schwindel, Augenerkrankungen
Magen 25	Tian Shu	Menstruationsbeschwerden, Magen- und Darmerkrankungen, Ödeme, Diarrhö, Obstipation
Magen 29	Gui Lai	Schmerzen im Unterbauch, erektile Dysfunktion, Erkrankungen des Urogenitaltraktes
Magen 30	Qi Chong	Erkrankungen des Urogenitaltraktes, abdominale Beschwerden
Magen 34	Lian Qiu	Schmerzen und Schwellungen im Kniegelenk, Schmerzen und Bewegungsstörung der unteren Extremität
Magen 36	Zu San Li	Immunsystemschwäche, Magen- und Darmerkrankungen, Schmerzen in Kniegelenk und Bein, Blut und Qi tonisieren
Magen 40	Feng Long	Schleimpathologie, Asthma, Husten, Schmerzen, Bewegungsstörungen, Sensibilitätsstörungen der unteren Extremität
Magen 41	Jie Xi	Blähungen, Aufstoßen, Völlegefühl, Stirnkopfschmerz, Erkrankungen der unteren Extremität
Magen 44	Nei Ting	Zahnschmerzen, abdominelle Beschwerden, Urtikaria, Schmerzen und Schwellungen am Fußrücken
Milz 6	San Yin Jiao	Schmerzen und Lähmungen der unteren Extremität, Ödeme, Miktionsstörungen, Erkrankungen des Urogenitaltraktes
Milz 9	Yin Ling Yuan	Kniegelenkbeschwerden, Ödeme, Erkrankungen des Urogenitaltraktes, Meteorismus
Milz 10	Xue Hai	Schmerzen im Oberschenkel, Blutungsneigung, Immunschwäche, Allergien, Hauterkrankungen
Herz 3	Shao Hai	Taubheitsgefühl in den Armen, Tennisarm, Kopfschmerz, Herzschmerzen, Depressionen

► **Tab. 2.4** Fortsetzung.

Leitbahnpunkt	Chinesischer Name	Indikationen
Herz 7	Shen Men	Herzschmerzen, geistige Störungen, Unruhe, Prüfungsangst, Schlafstörungen
Dünndarm 3	Hou Xi	Erkrankungen der Halswirbelsäule, Erkrankungen der oberen Extremität, Kopfschmerzen, Tinnitus
Dünndarm 8	Xiao Hai	Schmerzen der Schulter und der oberen Extremität, Erkältungserkrankungen, Sedierungspunkt
Dünndarm 10	Nao Shu	Schmerzen im Oberarm und Schultergelenk, Lymphabflussstörungen
Dünndarm 11	Tian Zong	Schmerzen in Schulter, Nacken, Oberarm, Asthma bronchiale
Dünndarm 19	Ting Gong	Trigeminusneuralgie, Fazialisparese, Zahnschmerzen, Erkrankungen des Ohres
Blase 2	Cuan Zhu	Augenerkrankungen, Schwindel, Migräne, Sinusitis
Blase 10	Tian Zhu	Schmerzen im Bereich der Halswirbelsäule, Kopfschmerz, Rhinitis, fieberhafte Erkältung
Blase 11	Da Zhu	Schmerzen im Bereich der Halswirbelsäule, Erkältungskrankheiten
Blase 13	Fei Shu	Shu-Punkt der Lunge, Husten, Asthma, Nachtschweiß, Rückenschmerzen
Blase 15	Xin Shu	Shu-Punkt des Herzens, Herzerkrankungen, psychische Störungen, Prüfungsangst, Schlaflosigkeit, Husten
Blase 17	Ge Shu	Shu-Punkt des Zwerchfells, Blut-Stase, lokale Schmerzen BWS
Blase 18	Gan Shu	Shu-Punkt der Leber, Erkrankungen der Leber, Augenerkrankungen, Psychosomatische Erkrankungen
Blase 19	Dan Shu	Shu-Punkt der Gallenblase, Erkrankungen der Gallenblase
Blase 22	San Jiao Shu	Shu-Punkt des 3-Erwärmers, Ödeme
Blase 23	Shen Shu	Shu-Punkt der Niere, Impotenz, Schmerzen im Bereich des Rückens, chronische Lumbalgie, Schwäche in den Knien, Taubheit, Tinnitus, Angstgefühle
Blase 25	Da Chang Shu	Shu-Punkt des Dickdarms, Beschwerden im Lumbalbereich, Erkrankungen des Dickdarms
Blase 31–34	Ba Liao	Rückenschmerzen, Menstruationsstörungen
Blase 36	Cheng Fu	Hartspann im unteren Rücken, Schmerzen im ISG
Blase 37	Yin Meng	Rückenschmerzen, Ischiasbeschwerden, Schwäche im Lumbalbereich
Blase 40	Wei Zhong	Schmerzen, Paresen im Lenden- und Beinbereich, Knieschmerzen, Hauterkrankungen durch Bluthitze
Blase 57	Cheng Shan	Schmerzen und Krämpfe im Bereich des Unterschenkels, Schmerzen im Lendenbereich, Hämorrhoiden
Blase 60	Kun Lun	Kopfschmerz, Wirbelsäulenbeschwerden, Schmerzen im Sprunggelenk, Achillessehnenschmerzen, Menstruationsstörungen

▶ **Tab. 2.4** Fortsetzung.

Leitbahnpunkt	Chinesischer Name	Indikationen
Blase 62	Shen Mai	Kopfschmerzen, Schwindel, Schlaganfall, Schlafstörungen
Niere 1	Yong Quan	Unruhe, Schlaflosigkeit, Qi kräftigend
Niere 3	Tai Xi	Schmerzen der Lendenwirbelsäule, Tinnitus, Taubheit, Beschwerden im Urogenitaltrakt
Perikard 6	Nei Guan	Übelkeit, Lähmungen, Schlafstörungen, Schmerzen der oberen Extremität
3-Erwärmer 6	Zhi Gou	Interkostalneuralgie, Obstipation
3-Erwärmer 14	Jian Liao	Schulterbeschwerden, Frozen Shoulder
3-Erwärmer 15	Tian Liao	HWS-Syndrom, Schulterschmerzen, Rückenschmerzen, Kopfschmerzen
3-Erwärmer 23	Si Zhu Kong	Schläfenkopfschmerz, Augenerkrankungen
Gallenblase 2	Ting Hui	Fazialisparese, Trigeminusneuralgie, Zahnschmerzen, Ohrenerkrankungen
Gallenblase 13	Ben Shen	Kopfschmerz, Schlafstörungen, Wind ausleitend
Gallenblase 20	Feng Chi	Kopfschmerzen, Winderkrankungen, HWS-Beschwerden
Gallenblase 21	Jian Jing	Schmerzen Schulter, Rückenbereich, Kopfschmerz, Energiepunkt
Gallenblase 30	Huan Tiao	Ischialgie, Lumbalgie, Schmerzen der unteren Extremität, Lähmungen, Knieschmerzen
Gallenblase 34	Yang Ling Quan	Schulter-Arm-Syndrom, Knieschwellungen, Migräne, Schmerzen der unteren Extremität Leber-Galle-Störungen
Gallenblase 39	Yuan Zhong	Lähmungen, Knieschmerzen, Nackensteifigkeit, Kopfschmerz, Migräne
Gallenblase 40	Qui Xu	Schmerzen in Bein, Lenden und Sprunggelenk, Leber-Galle-Erkrankungen, Augenentzündung
Leber 3	Tai Chong	Kopfschmerz, Hypertonie, krampfartige Schmerzen, Schmerzen in Bein und Fuß, psychischer Ausgleichspunkt
Leber 8	Qu Quan	Schmerzen in den Kniegelenken, Beschwerden im Urogenitaltrakt
LG / Du Mai 14	Da Zhui	Kopfschmerzen, Rückenschmerzen, Nackenschmerzen, Muskelkrämpfe, hohes Fieber
LG / Du Mai 20	Bai Hui	Kopfschmerz, Schwindel, Unruhezustände, Schlaflosigkeit
LG / Du Mai 26	Shui Gou	Akute Lendenwirbelsäulenbeschwerden, Notfallpunkt, Schock, Krampfanfall
KG 4	Guan Yuan	alle Schwächezustände, Beschwerden des Urogenitaltraktes
KG 6	Qi Hai	Schwächezustände, Immunsystemschwäche, Beschwerden des Urogenitaltraktes
KG 15	Jiu Wie	Unruhe, lokale Schmerzen
KG 22	Tian Tu	thorakale Störungen, Herzengegefühl, Husten, Asthma bronchiale, Pflaumenkerngefühle

► **Tab. 2.4** Fortsetzung.

Leitbahnpunkt	Chinesischer Name	Indikationen
Extrapunkt Kopf	Tai Yang	Kopfschmerzen, Augenentzündungen, Fazialisparese, Trigeminusneuralgie
Extrapunkt Kopf	Yin Tang	Kopfschmerz, Schwindel, Nasennebenhöhlenentzündung, allergischer Schnupfen, Augenerkrankungen
Extrapunkt Ohrspitze	Er Jian	Kopfschmerz, Entzündungen der Augen
Extrapunkt Fingerspitzen	Shi Xuan	Durchblutungsstörungen in den Fingern, Koma, Notfallpunkt bei Bewusstseinsverlust
Extrapunkt Zehenspitzen	Qi Duan	Schmerzen und Parästhesien der Zehen
Extrapunkt Knie	Xi Yan	Knieaugen, Kniegelenkschmerzen
28 Punktpaare am lateralen Unterrand des Proc. spinosus	Huatuojiaji	C 1–S 4, Wirbelsäulenbeschwerden, Schmerzen, Organschmerzen segmental

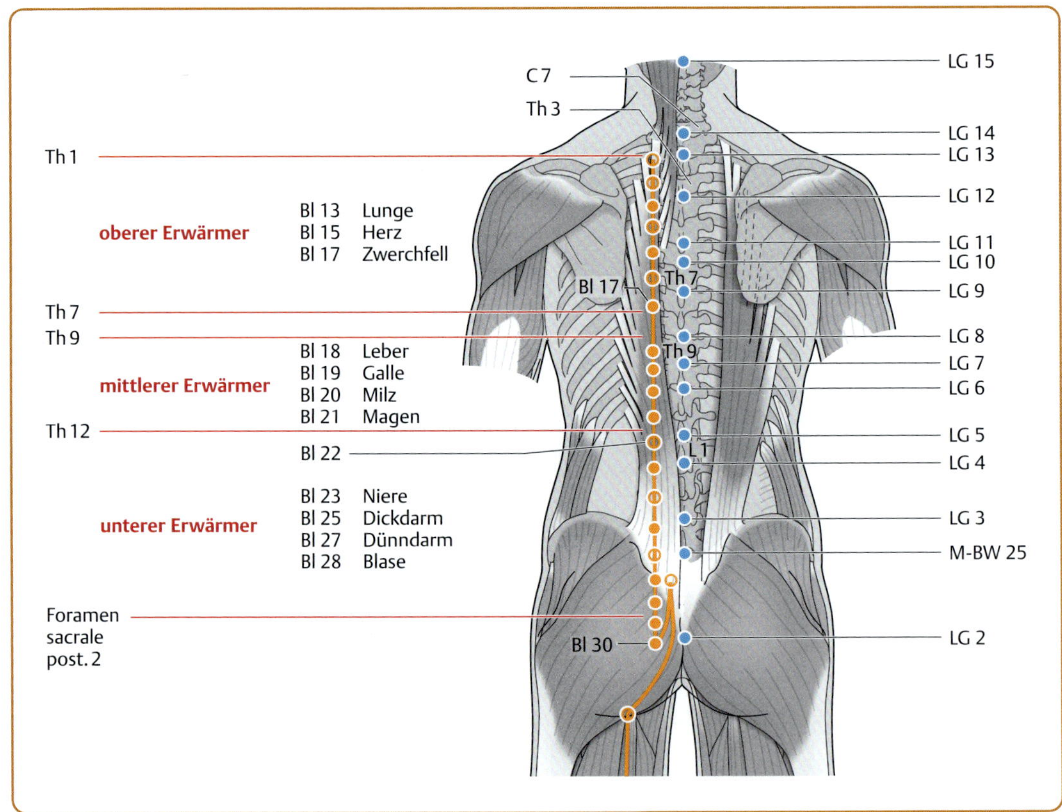

► **Abb. 2.2** Rücken-Shu-Punkte. (Quelle: nach Fleckenstein J, Trinczek K. QuickStart Akupunkur. Stuttgart: Haug; 2011)

2.2 Zwei Hauptbehandlungsprinzipien in der Tuina-Therapie

Übergeordnet gilt das Grundprinzip der Regulation von Yin und Yang.

Eine Behandlung mit Tuina zielt auf die Wiederherstellung des Gleichgewichts, der Regulation von Yin und Yang und dient somit auch dem freien Fluss des Qi.

Tonisieren (Bu) bedeutet Anregen, Auffüllen. Es ist angezeigt, wenn der Patient, eine Körperregion oder ein Organ einen Mangel-Zustand zeigt.

Sedieren (Xie) bedeutet Abschwächen, Wegnehmen. Es ist angezeigt, wenn der Patient, eine Körperregion oder ein Organ einen Fülle-Zustand zeigt.

Bu – Stützen und Xie – Ableiten/Ausleiten

Bu

Der Patient hat eine energetische Schwäche. Das Prinzip ist Bu – das Stützen, das Zuführen von Qi, das Tonisieren.

Tonisieren:

- energetische Mangelzustände (Leere)
- Stützen
- im Leitbahnverlauf arbeiten
- im Uhrzeigersinn rechtsdrehend arbeiten

Die Handtechniken werden ruhig, langsam und lange ausgeführt.

Xie

Der Patient hat eine energetische Fülle. Das Prinzip ist Xie – das Ausleiten von Qi, das Sedieren.

Sedieren:

- bei energetischer Überladung (Fülle)
- Ausleiten
- gegen den Leitbahnverlauf arbeiten
- gegen den Uhrzeigersinn arbeiten

Die Handtechniken werden kräftig und kurz ausgeführt.

2.3 Ba Gang

In der TCM werden Krankheitssymptome in acht Leitkriterien – chinesisch „Ba Gang“ – eingeteilt:

- Yin – Yang als Leitprinzip
- Innen – Außen
- Hitze – Kälte
- Fülle – Leere

2.4 Acht Behandlungsprinzipien Ba Fa in der Tuina

Es werden acht Behandlungsprinzipien unterschieden, die nachfolgend im Einzelnen erörtert werden. Nach der gründlichen Diagnostik wird die passende Methode ausgewählt.

2.4.1 Bu Fa – Tonisieren und Stützen

Erschöpfungs- und Leere-Zustände von Qi, Xue, der Ausgleich von Yin oder Yang werden mit dieser Methode behandelt.

Behandlungsprinzip: den Qi-Fluss mit einem sanften Reiz zu stimulieren, anzuregen, den Körper zu tonisieren, zu nähren und aufzufüllen

Bevorzugte Techniken: Tui Fa, Rou Fa, Fu Fa, Mo Fa, Ca Fa – Streichen, Reiben im Leitbahnverlauf, im Uhrzeigersinn, zu einem Mittelpunkt, und Zhen Fa – Vibrierendes Drücken von Akupunkturpunkten

Die Technik wird sanft, weich, langsam und andauernd zum Körperzentrum, zum Mittelpunkt hin ausgeführt.

Die Erfahrungen aus der Praxis zeigen, dass bei einem energetischen Mangel die alleinige Behandlung mit Tuina oft nicht ausreicht. Die chinesische Phytotherapie und die chinesische Diätetik sind sinnvolle Ergänzungstherapien.

2.4.2 Wen Fa – Wärmen, Dynamisieren

Leere-Syndrome und Kälte-Schädigungen in den Leitbahnen werden mit dieser Methode behandelt.

Behandlungsprinzip: das Innere wärmen, Blockaden lösen, eingedrungene Kälte ausleiten, Funktionen des Yang Qi stärken und wieder herstellen.

Bevorzugte Techniken: kontinuierliches, langes Reiben – Ca Fa, Mo Fa, An Rou Fa, Gun Fa, Yi Zhi Chan erwärmen und stimulieren Akupunkturpunkte und Körperregionen.

2.4.3 Tong Fa – Lösen von Qi- und Xue-Blockaden

Patienten mit einer Schmerzsymptomatik werden nach diesem Prinzip behandelt.

Behandlungsprinzip: Blockaden lösen, Bewegen von Qi und Blut, Fluss wieder herstellen

Bevorzugte Techniken: Tui Fa, Nie Fa, Na Fa, Gun Fa, Yi Zhi Chan

Es wird in der Tiefe gearbeitet.

2.4.4 Xie Fa – Ausleiten, Sedieren, Zerstreuen

Stasen des Qi und Xue, der Ausgleich von Yin oder Yang werden mit dieser Methode behandelt.

Behandlungsprinzip: Qi und Xue in Fluss bringen und Stasen lösen, pathogene Faktoren ausleiten

Bevorzugte Techniken: Nie Fa, Na Fa, Rou Fa, An Fa – diese werden kräftig, schnell, mit hoher Frequenz ausgeführt. Manipulationen gegen den Leitbahnverlauf, gegen den Uhrzeigersinn und vom Körperzentrum weg.

2.4.5 San Fa – Abführen, Zerstreuen, Auflösen

Schleimblockaden und Fülle-Zustände werden mit dieser Methode behandelt.

Behandlungsprinzip: beruhigen und ableiten, Schmerz lindern, Blutzirkulation fördern

Bevorzugte Techniken: An Rou Fa, Dian An, Rou Fa, Yi Zhi Chan, Nie Fa, Gun Fa – sanfte Manipulation mit hoher Frequenz

2.4.6 Han Fa – Schweiß treiben, Ausleiten

Kälte-Wind- und Hitze-Wind-Erkrankungen werden mit dieser Methode behandelt. Es handelt sich meist um Erkältungserkrankungen. Diese werden über die Oberfläche abgeleitet.

Behandlungsprinzip: Ausleiten von Giften, Schweiß erzeugen, Wind-Kälte, Wind-Hitze ausleiten

Bevorzugte Techniken: An Fa – sanfte, tiefe Manipulation von Akupunkturpunkten Nie Fa, Na Fa

2.4.7 He Fa – Harmonisieren

Behandlungsprinzip: Harmonisieren, Regulieren, Besänftigen, Energiefluss wieder herstellen, Organfunktionen regulieren.

Bevorzugte Techniken: Mo Fa, Ma Fa, Tui Fa, Fu Fa

Dieses Behandlungsprinzip findet oft Anwendung in der Konstitutionsbehandlung.

2.4.8 Qing Fa – Kühlen, Ableiten, Klären

Hitze-Zustände werden mit diesem Prinzip behandelt.

Behandlungsprinzip: Innere Hitze ableiten, Toxine ableiten, Hitze kühlen, Befreien, Klären

Die Hauptanzeichen sind Fieber, Obstipation, rotes Gesicht, rote Augen, dunkler Urin.

Bevorzugte Techniken: Akupressur An Fa, Na Fa

Die Grundbehandlungsmethoden der Tuina-Therapie kann man nach den Behandlungsprinzipien Yin – Yang zuordnen (▶ **Tab. 2.5**). Durch diese Methoden versucht man, im Körper **Yin** und **Yang** in Ausgleich zu bringen.

▸ **Tab. 2.5** Die acht Grundbehandlungsmethoden in der Ordnung Yin – Yang.

Yin	Yang	Yin-Yang-Regulierung
• Bu Fa (Zunehmen) • Wen Fa (Erwärmen)	• Xie Fa (Abnehmen) • San Fa (Vertreiben) • Han Fa (Schweiß treiben)	• Tong Fa (Fließen) • He Fa (Harmonisieren) • Qing Fa (Klären)

2.5 Behandlungsvorbereitungen

Für die Behandlung mit Tuina sind einige notwendige Vorbereitungen sowohl für den Patienten als auch für den Therapeuten zu treffen, um einen entspannten, störungsfreien Behandlungsablauf zu gewährleisten.

2.5.1 Behandlungsvorbereitung für den Patienten

Die Lagerung des Patienten ist an den Behandlungsablauf anzupassen; er soll in eine angenehme, entspannte Körperhaltung gebracht werden.

In der **Rückenlage** wird der Kopf mit einer Nackenrolle gestützt, die Knie werden leicht angewinkelt und am besten auf einer Polsterrolle oder einem gerollten Handtuch gelagert.

In **Bauchlage** ist das Kopfteil gerade oder in leichter Tieflage zu positionieren. Bei Patienten mit Lendenwirbelproblemen empfiehlt es sich, ein Handtuch oder eine Rolle unter dem Bauch zu platzieren. Die Füße werden mit einer kleinen Rolle leicht hochgelagert, um die Zehen zu entlasten. Die Fußspitzen sollten nicht auf der Unterlage aufstehen.

Die Raumtemperatur sollte ca. 22 °C betragen. Die Behandlungszeit beträgt je nach Indikation ca. 10–60 Minuten. Patienten mit kalten Füßen oder einem allgemeinen Kältegefühl sollten durch eine Moxalampe oder andere Quellen gewärmt werden.

In China wird die Tuina-Behandlung am leicht bekleideten Körper oder über einem Tuch durchgeführt. Die Behandlung in Europa erfolgt auch am unbekleideten Körper. Es ist darauf zu achten, dass der Patient während der Behandlung an den nicht behandelten Körperstellen auskühlen kann. Deshalb mit einem Tuch oder einer Decke zudecken!

Praxistipp

Patienten mit starker Körperbehaarung sollten mit einem Tuch bedeckt behandelt werden. Es besteht sonst die Gefahr einer **Follikulitis**.

2.5.2 Behandlungsvorbereitungen für den Therapeuten

Uhren und Schmuck beim Therapeuten können die Haut des Patienten verletzen. Diese Gegenstände verhindern einen flüssigen Therapieablauf und hindern den Therapeuten, die Handtechniken sorgfältig auszuführen.

Praxistipp

Uhren und Schmuck bitte immer ablegen! Ebenso sollten die Fingernägel kurz gefeilt sein, damit es nicht zu Hautverletzungen beim Patienten kommt. Hornhaut und Schwielen an den Händen sollten vor der Behandlung entfernt werden.

Der Therapeut soll eine bequeme, kraftsparende Arbeitshaltung einnehmen. Die Behandlungsliege sollte eine für ihn eine optimale Position haben, um eine ungünstige Arbeitshaltung zu verhindern. Eine stabile, elektrisch verstellbare Behandlungsliege hat sich in der Praxis bewährt, die Liege lässt sich individuell positionieren. Dies ist für eine korrekte Arbeitshaltung von Vorteil. Von einer portablen Liege ist abzuraten, bestimmte Tuina-Techniken können hier nicht gut und sicher ausgeführt werden.

Die Hände des Therapeuten müssen optimal warm sein, sonst bitte erst über einem Tuch arbeiten! Eine bequeme Arbeitskleidung ist zu empfehlen. Notwendige Hilfsmittel, Öle und Puder sollten bereitgestellt sein.

Der Patient ist während der gesamten Behandlungszeit zu beobachten um auszuschließen, dass er über längere Zeit Schmerzen unter der Behandlung toleriert. Die Gesichtsfarbe ist zu beobachten, Fragen nach Missempfindungen, Übelkeit und Schwindel sind relevant.

Selbstbehandlung Therapeut

Die Arbeit des Tuina-Therapeuten ist eine körperlich und mental anstrengende Tätigkeit. Der Therapeut sollte regelmäßig Übungen zur eigenen Energie- und Lebenspflege durchführen, um damit Körper, Geist und Seele zu schulen, die eigene Energie zu halten, zu stärken, das Qi zu pflegen und eigenen Erkrankungen vorzubeugen. Hierzu eignen sich Tai Chi, Qi Gong, Yoga, Meditation sowie gesunde Ernährung.

Die Anzahl der täglichen Tuina-Behandlungen sollten an das eigene körperliche und energetische Potenzial angepasst sein. Es werden hier **Übungsanleitungen zur Lebenspflege für Therapeuten** vorgestellt.

Energiedusche

Die Energiedusche ist geeignet, sich in Arbeitspausen neu zu beleben oder sich auf eine neue Anforderung vorzubereiten.

1. Der Stand ist locker und gelöst, der Rücken gerade. Die Füße sind schulterbreit auseinander, die Außenkanten parallel. Die Knie locker einknicken und das Gesäß etwas nach hinten strecken, so, als wollte man sich auf einen hohen Hocker setzen. So entspannt wie möglich stehen. Die Arme hängen locker neben dem Körper, der Kopf strebt zur Decke und das Kinn zeigt Richtung Brustbein, sodass die Halswirbelsäule sich etwas streckt.
2. Einem Impuls folgend die Arme leicht nach oben „schweben" lassen. Die Handflächen zeigen zur Erde, bis die Arme im rechten Winkel zum Körper angekommen sind.
3. Nun die Handflächen zum Himmel drehen und die Arme zur Seite bewegen, bis diese mit den Schultern eine grade Linie bilden. Die Weite der seitlich ausgestreckten Arme fühlen.
4. Die Arme über den Kopf heben. Die Handflächen befinden sich über dem Schädeldach, berühren sich aber nicht. Nun das Gefühl entstehen lassen, dass Energie von den Armen und Händen ausgeschüttet wird und den ganzen Körper neu belebt und erfrischt. Einen Moment in Stille verweilen. Sich an das entspannte Lächeln erinnern, mit dem die Übung begleitet wurde und ihre Wirkung verstärkt werden kann.
5. Nun langsam an der Vorderseite des Körpers hinunterstreichen mit dem Gedanken, dass die in den Händen gesammelte Energie an Kopf, Brust und Bauch abgegeben wird. Zum Schluss hängen die Arme wieder locker neben dem Körper und die Übung kann neu beginnen. Diese Übung sieben- oder neunmal durchführen.
6. Zum Abschluss der Energiedusche beide Handflächen zum Einsammeln auf das untere Dantien legen. (Frauen legen die rechte Hand, Männer die linke Hand direkt auf den Bauch und die andere Hand darüber.)

Selbstmassage

Die benötigte Zeit für die Selbstmassage beträgt ca. 30 Minuten pro Tag. Die Massage wirkt Qi-bewegend und Blockaden-lösend. Der Raum sollte gut gelüftet und die Kleidung bequem sein. Die Massage kann im Sitzen oder Stehen durchgeführt werden.

Selbstmassage im Stehen:

- aufrecht stehen, Blick nach vorn, Beine schulterbreit auseinander stellen, Füße haben Kontakt zum Boden
- Augen schließen, Hände übereinander in den Nabelbereich legen, Geist sammeln (▶ **Abb. 2.3**)
- Hände warm reiben
- Tui Fa, Hände auf das Gesicht legen,12-mal Hände im Gesicht gradlinig schieben (▶ **Abb. 2.4**)
- Na Fa, Augenbrauen greifen, mit Daumen und Zeigefinger eine Hautrolle ziehen, ganze Augenbraue durcharbeiten (▶ **Abb. 2.5**), 3-mal wiederholen
- Fen Tui, 3-mal Augenbrauen ausstreichen (▶ **Abb. 2.6**)
- An Rou Fa Bl 2 mit den Daumen, 36-mal wiederholen (▶ **Abb. 2.7**)
- An Rou Fa, mit dem Zeigefinger Yin Tang kreisen (▶ **Abb. 2.8**)
- An Fa an Tai Yang mit den Handflächen (▶ **Abb. 2.9**)
- An Rou Fa Di 20 (▶ **Abb. 2.10**)
- Ji Fa, Processus mastoideus, 8-mal wiederholen (▶ **Abb. 2.11**)
- Gua Fa, „Kopf waschen", Finger spreizen, von vorne nach hinten über die Kopfhaut Haare kämmen (▶ **Abb. 2.12**), 3-mal wiederholen
- Na Fa Nackenmuskulatur (▶ **Abb. 2.13**), 12-mal wiederholen
- Nie Na Fa Gb 21, linke Seite Punkt mit der rechten Hand (▶ **Abb. 2.14**), 12-mal, rechte Seite Punkt mit der linken Hand, 12-mal wiederholen
- Tui Fa, gradlinig vom Sternum bis Os pubis kranial nach kaudal (▶ **Abb. 2.15**)
- Ji Fa, Arme innen nach distal, Arme außen nach proximal (▶ **Abb. 2.16**), 3-mal wiederholen
- Ji Fa mit der Vogelpicktechnik gesamter Thorax (▶ **Abb. 2.17**)
- Mo Fa, Abdomen großflächig (▶ **Abb. 2.18**)
- Hände übereinander legen, erst um den Bauchnabel reiben – Mo Fa, dann den ganzen Bauch kreisend reiben (▶ **Abb. 2.19**), Mo Fa, 36-mal im Uhrzeigersinn, 36-mal gegen den Uhrzeigersinn
- Ji Fa, Beine von außen lateral nach innen medial klopfen (▶ **Abb. 2.20**), 3-mal wiederholen
- Ni 1 Rou Fa und Ca Fa reiben, bis ein Wärmegefühl entsteht (▶ **Abb. 2.22**)
- Ca Fa, Sakralbereich mit beiden Händen scharf reiben, bis sich ein starkes Wärmegefühl einstellt (▶ **Abb. 2.21**)
- Augen schließen, etwas nachruhen (▶ **Abb. 2.23**)
- Augen öffnen

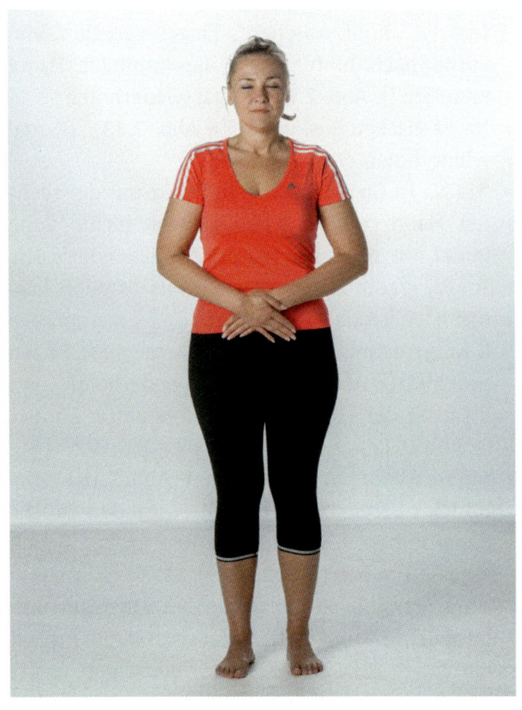

▶ **Abb. 2.3** Selbstbehandlung Therapeut.

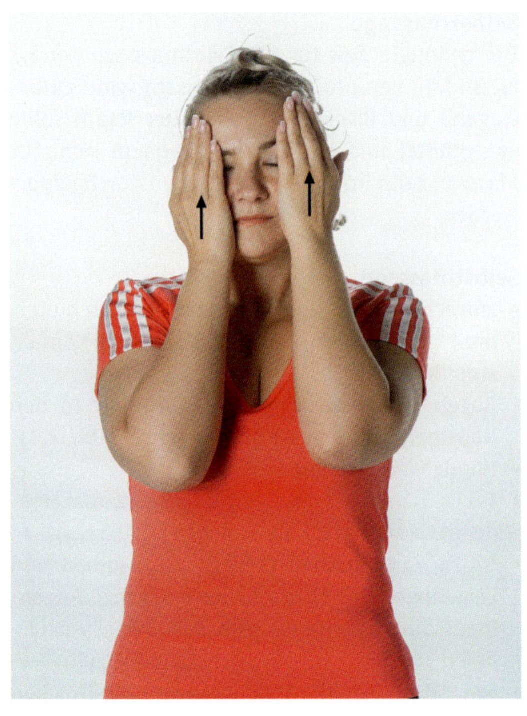

▶ **Abb. 2.4**

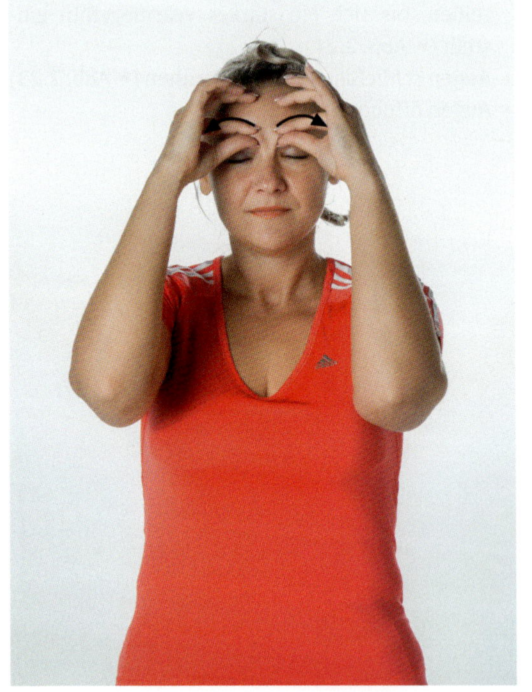

▶ **Abb. 2.5**

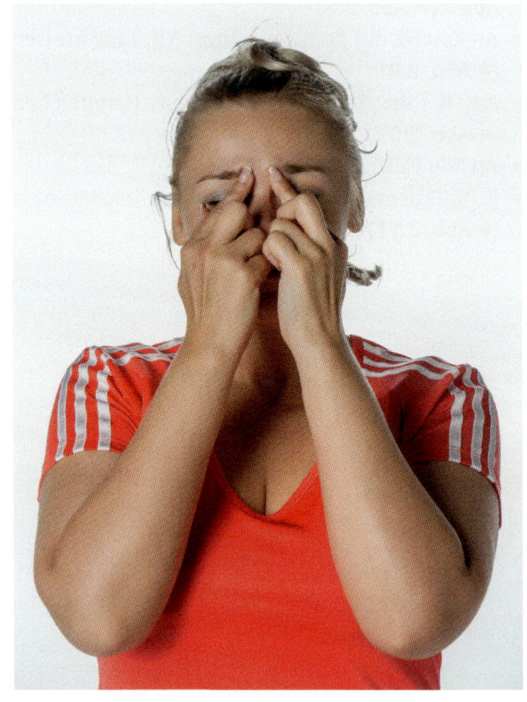

▶ **Abb. 2.6**

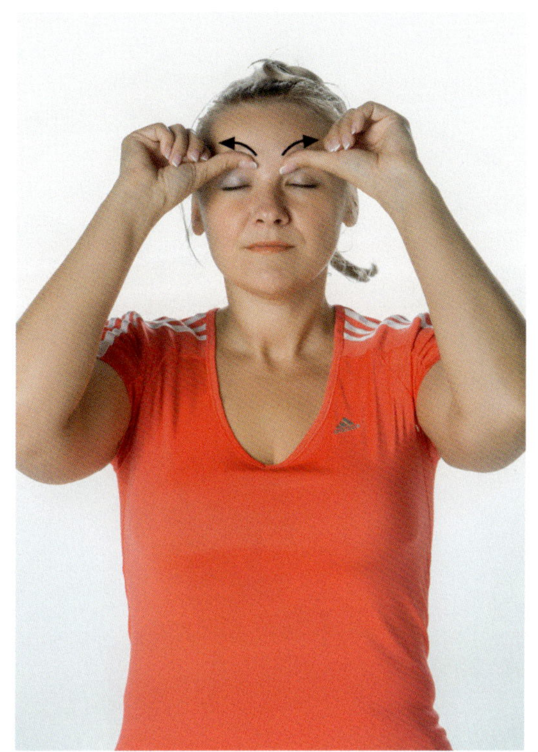

▸ **Abb. 2.7**

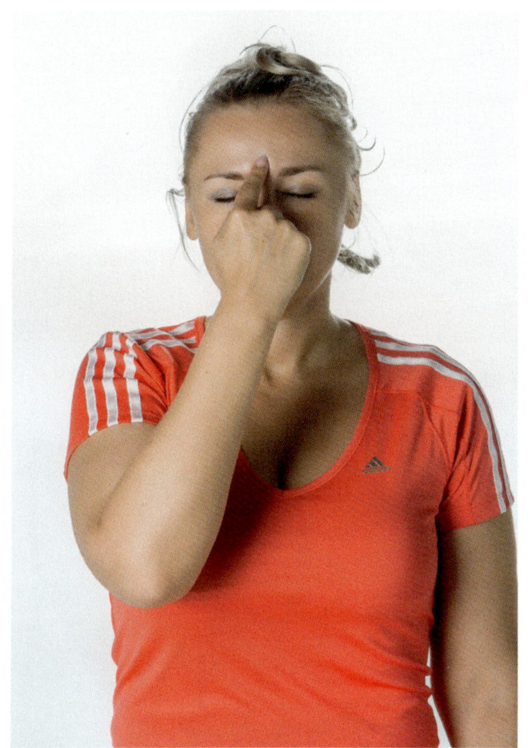

▸ **Abb. 2.8**

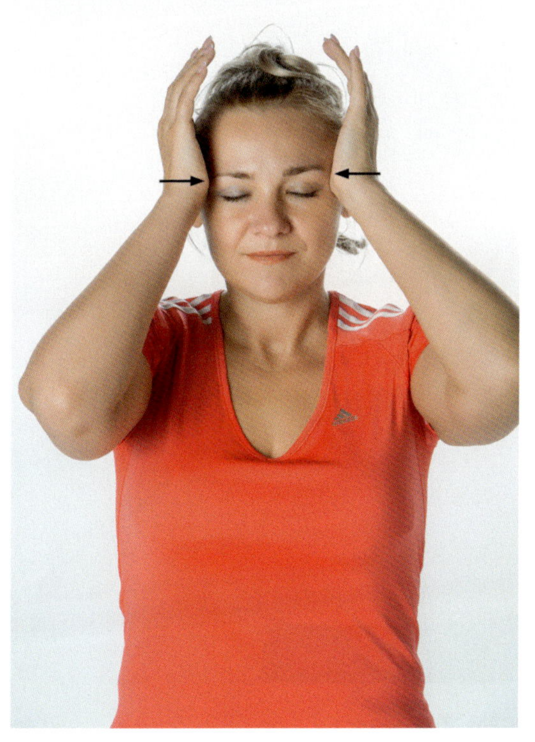

▸ **Abb. 2.9**

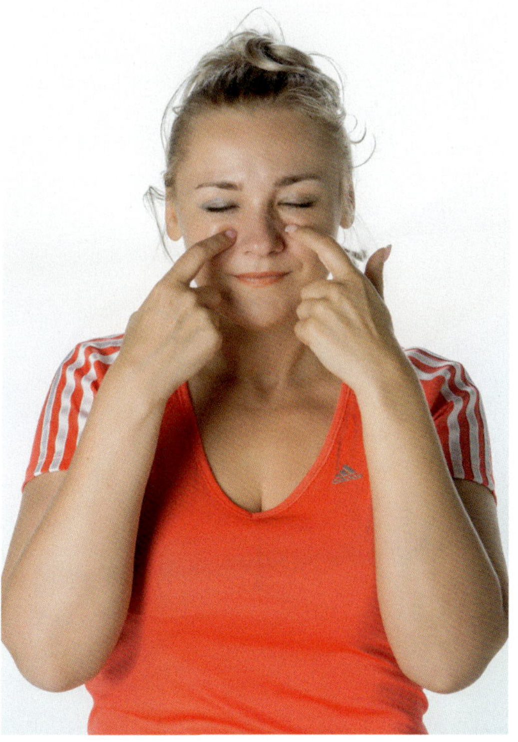

▸ **Abb. 2.10**

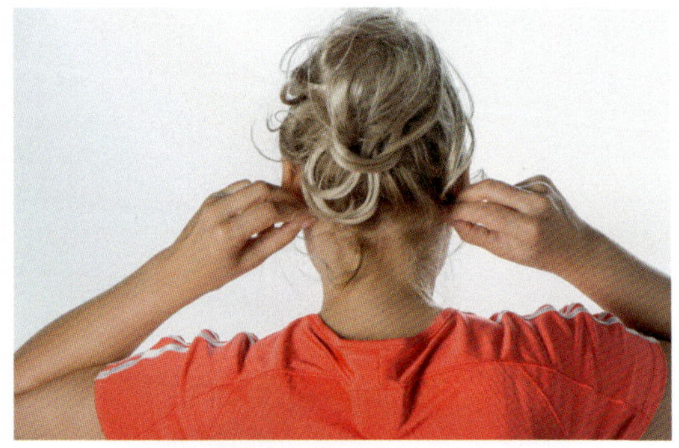

► Abb. 2.11

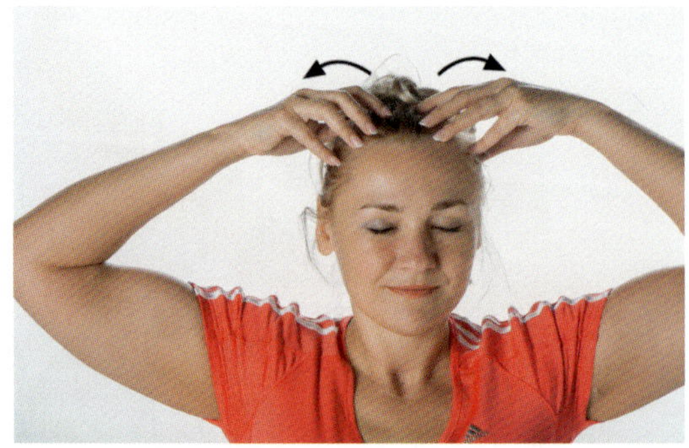

► Abb. 2.12

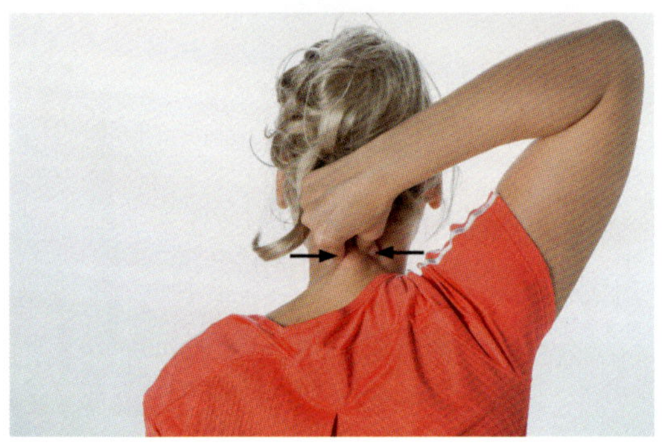

► Abb. 2.13

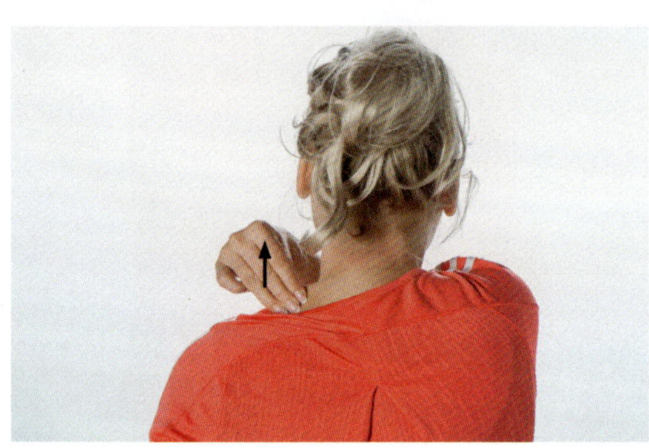

► Abb. 2.14

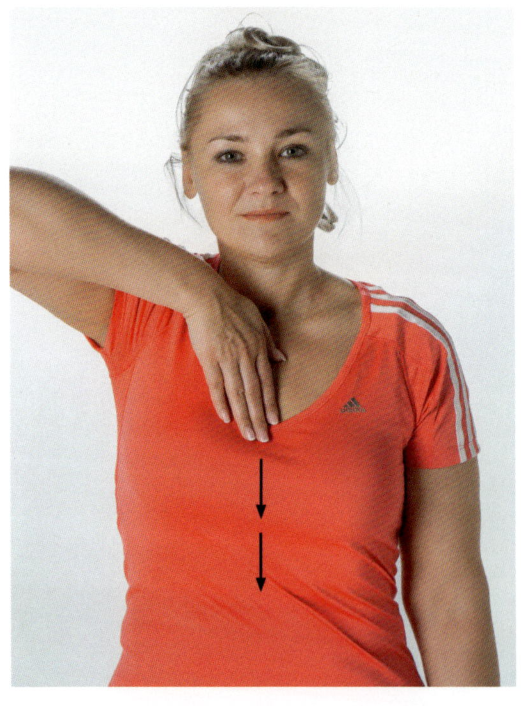

► Abb. 2.15

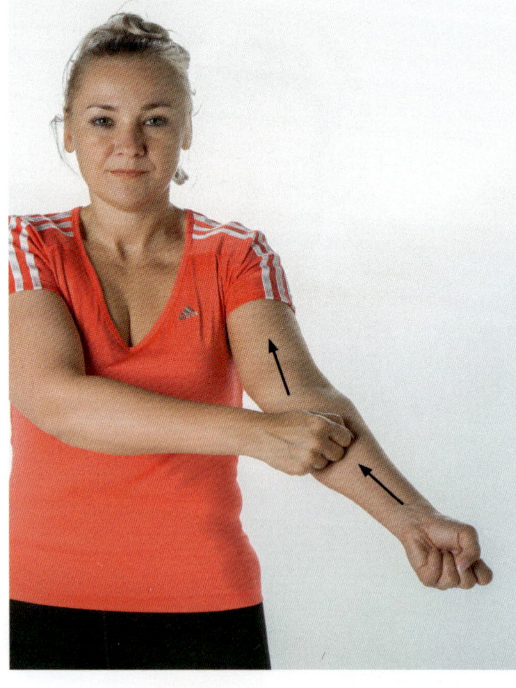

► Abb. 2.16

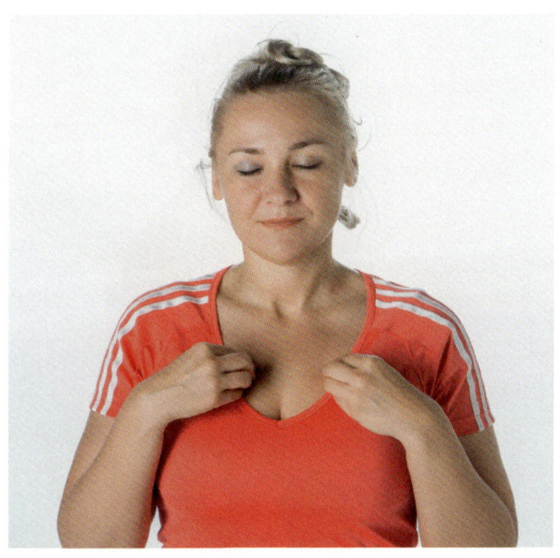

► Abb. 2.17

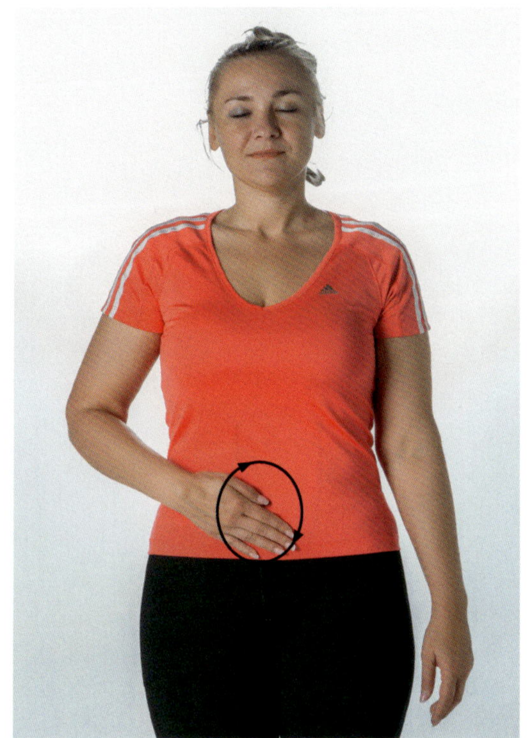

► Abb. 2.18

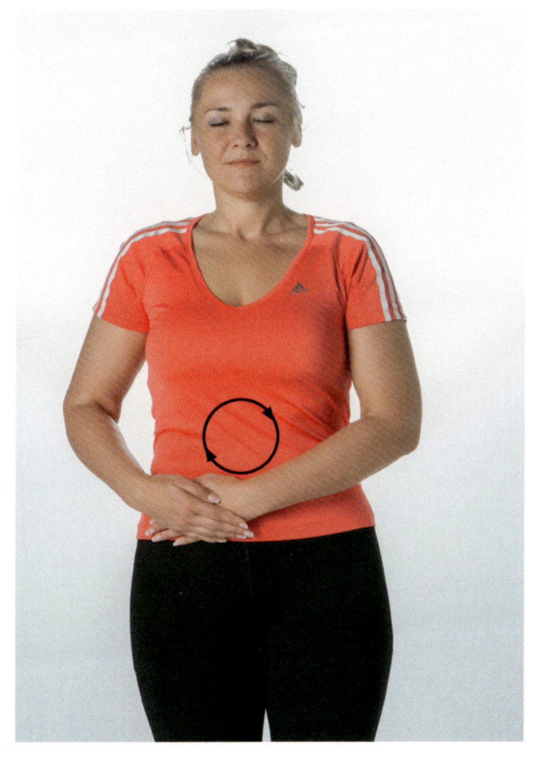

► Abb. 2.19

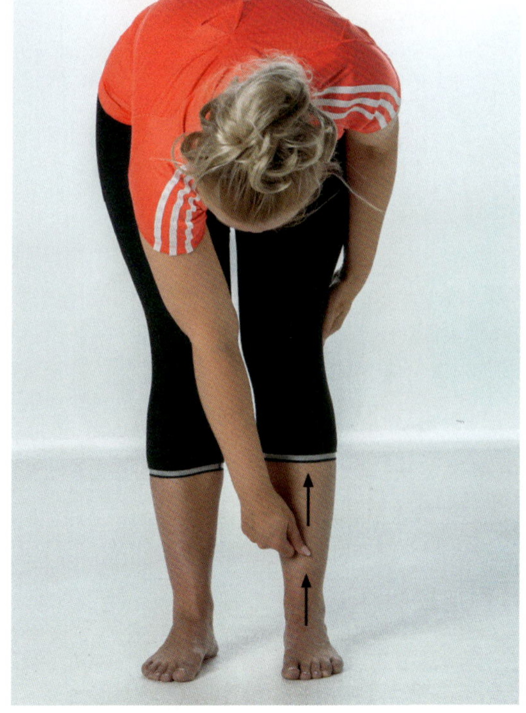

► Abb. 2.20

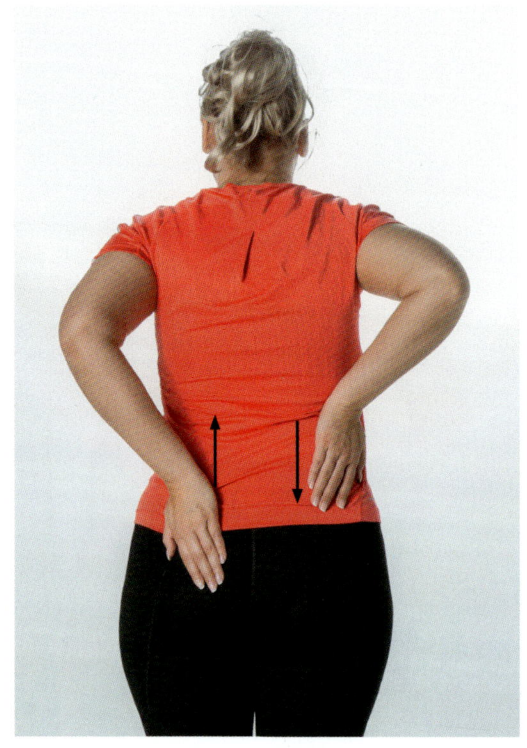

► Abb. 2.21

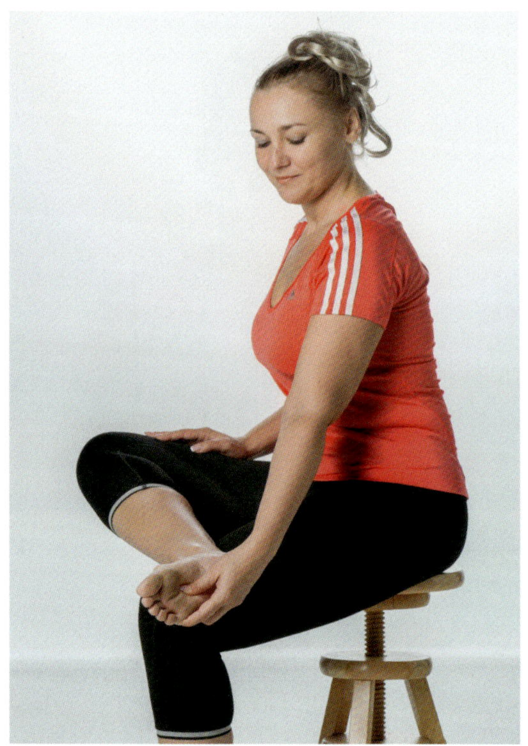

► Abb. 2.22

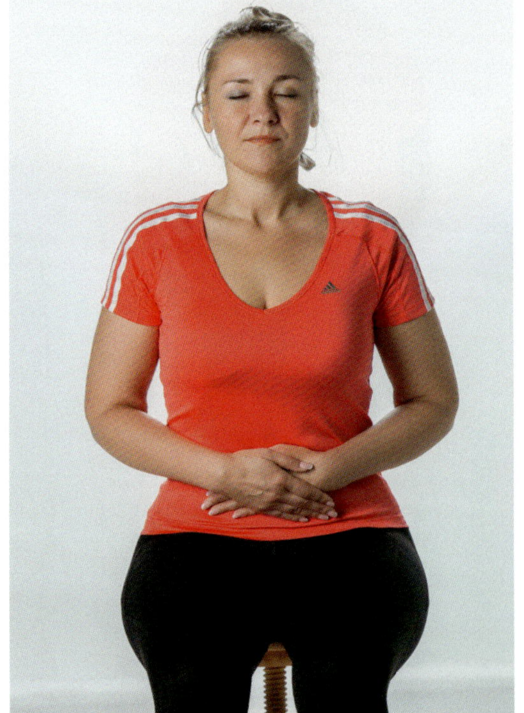

► Abb. 2.23

Qi Gong

Traditionell dient Qi Gong zur Erhaltung von Arbeitskraft und Lebensfreude und zur Entwicklung von Ausstrahlung und Energie.

Qi Gong, der bewusste Umgang mit der alles durchdringenden Lebenskraft, bietet eine Vielzahl geeigneter Übungen. Jeder Ort und jede Zeit eignen sich zum Üben von Qi Gong. Es geht darum, eine geeignete Übung auszuwählen, so regelmäßig wie möglich zu praktizieren, seine persönlichen Erfahrungen zu machen und eine Wirkung zu verspüren.

Für das Üben zwischen zwei Behandlungsterminen eignen sich zum Beispiel folgende Gesten (Miniübungen), die den Energiefluss anregen und nicht selten ganz unbewusst ohnehin schon eingesetzt werden:

- Gesicht, Arme und Beine reiben oder im Leitbahnverlauf klopfen
- durch die Haare streichen und den Nacken reiben
- die Ohren in alle Richtungen ausstreichen und durchkneten
- die Hände aneinander reiben und die Handinnenflächen entspannt auf die Augen legen
- die Augen in alle Richtungen bewegen und kreisen und die Nah- und Ferneinstellung der Augen trainieren, indem man Gegenstände in unterschiedlichen Entfernungen abwechselnd fixiert
- die Zunge bewusst gegen den Gaumen drücken und sich für einen Moment auf den Punkt zwischen den Augenbrauen konzentrieren
- eine bewusste, tiefe Bauchatmung praktizieren und zur Gewohnheit werden lassen

Kurze Selbstbehandlung in der Praxis

Ohrmassage. Sanft mit Daumen und Zeigefinger die Ohren massieren, von oben nach unten massieren bis zum Ohrläppchen. 8-mal wiederholen.

Abklopfen. Die Hände kraftvoll aneinander reiben, bis eine angenehme Wärme entsteht. Die Schultern und die Oberarme nach unten hin abklopfen. Dann den Thorax abklopfen, anschließend den Rückenbereich und am Ende die Beine. Zeitaufwand: 5 Minuten.

2.6 Allgemeine Indikationen für eine Tuina-Behandlung

Durch die Betrachtungsweise von Krankheiten und deren Behandlung in der TCM hat die Tuina-Therapie ein breites Spektrum. In der Praxis bewährt sich hauptsächlich die Behandlung von orthopädischen Krankheitsbildern, neurologischen Erkrankungen, Erkrankungen aus dem rheumatischen Formenkreis, Erkrankungen der Inneren Medizin und gynäkologische Erkrankungen.

Bei folgenden Erkrankungen kann eine Behandlung mit Tuina eingesetzt werden.

2.6.1 Orthopädische Krankheitsbilder

Läsionen des Bewegungsapparates

Halswirbelsäule:

- steifer Nacken
- zervikale Spondylopathien

Brustwirbelsäule:

- Interkostalschmerzen
- Tietze-Syndrom

Lendenwirbelsäule:

- Lumbalgien
- Bandscheibenprotrusion, Bandscheibenprolaps
- Lähmungen und Querschnittssyndrome

Kreuzbein:

- Blockierung des Iliosakralgelenks
- Ischialgien (LWS, Piriformis-Syndrom)

Erkrankungen der oberen Extremität

- Karpaltunnelsyndrom
- Fingergelenkarthrose
- Periarthritis humeroscapularis
- Frozen Shoulder
- Impingement-Syndrom
- Tendinopathien der Schulter
- Schulterblattbeschwerden
- Tennis-, Werfer-Ellenbogen (Epikondylitis)
- Tendovaginitis

Erkrankungen der unteren Extremität

- Hüftgelenkerkrankungen (Dysplasie, Arthrose, postoperative Behandlung)
- Oberschenkelmuskulatur-Beschwerden (Adduktoren, Abduktoren, ischiokrurale Muskulatur)
- Kniegelenkbeschwerden (Arthrose, Diskopathien)
- Chondropathia patellae
- Erkrankungen des Sprunggelenks
- Fersensporn
- Fußsohlenschmerz
- Achillessehnenerkrankungen

Rheumatischer Formenkreis

- Rheumatische Grunderkrankungen – Bi-Syndrome
- Arthrose
- Arthritis
- Fibromyalgie
- Weichteilerkrankungen

2.6.2 Neurologische Krankheitsbilder

- Apoplektischer Insult
- Multiple Sklerose
- Trigeminusneuralgie
- Fibromyalgie

2.6.3 Krankheitsbilder der Inneren Medizin

- Erkältungsbeschwerden
- Schlafstörungen
- Kopfschmerzen
- Hypotonie, Hypertonus
- Vertigo
- Asthma
- Allergische Rhinitis
- Diarrhö
- Obstipation
- Magenerkrankungen (Reizmagen, Reflux)
- Tinnitus
- Sinusitis

2.6.4 Gynäkologische Erkrankungen

- Dysmenorrhö
- Klimakterische Beschwerden

2.7 Bedingte und absolute Kontraindikationen in der Behandlung mit Tuina

Ob eine Behandlung mit Tuina möglich ist, ergibt sich aus einer gründlichen Diagnostik. Diese sollte im Rahmen der Sorgfaltspflicht nicht nur nach den Kriterien der TCM gestellt sein, auch die westliche Diagnose muss mit einbezogen werden. Dies setzt grundlegende Kenntnisse der wissenschaftlichen Medizin voraus.

Daraus ergibt sich eine **bedingte** oder **absolute Kontraindikation** (▸ Tab. 2.6).

Beachte
Vor Beginn jeder Behandlung ist zu prüfen, ob eine großflächige Erkrankung der Haut vorliegt und ob der aktuelle konstitutionelle Zustand des Patienten eine Behandlung zulässt.

2.8 Reaktionen auf die Tuina-Behandlung

Die Patienten zeigen unterschiedliche Reaktionen auf die Tuina-Behandlung. Es ist wichtig, die Patienten über mögliche Reaktionen aufzuklären und die Behandlung individuell anzupassen.

Schmerzen. Nach der Erstbehandlung können Schmerzen oder ein Muskelkatergefühl an den behandelten Körperregionen bestehen.

Müdigkeit. Einige Patienten fühlen sich nach einer Tuina-Behandlung erschöpft und müde und haben ein Schlafbedürfnis. Daher ist es wichtig, einen geeigneten Behandlungszeitraum zu finden. Nach einer Tuina-Erstbehandlung ist es nicht sinnvoll, anschließend zu arbeiten oder Sport zu treiben.

▶ **Tab. 2.6** Bedingte und absolute Kontraindikation der Tuina-Behandlung.

Kontraindikationsarten	Kontraindikationen
Bedingte Kontraindikation	• Hautverletzungen • lokale Hautgeschwüre/Hautausschläge • Dermatophytose • Osteoporose • Gelenkläsionen • Gelenkersatz • Einnahme von Antikoagulanzien • Einnahme von starken Schmerzmitteln • Tumorerkrankungen • Hunger/voller Magen • Nahrungskarenz • Alkoholgenuss • Alkohol-, Drogen- und Medikamenten-Abusus • Schwangerschaft • schwere psychische Erkrankung
Absolute Kontraindikation	• großflächige Verbrennungen der Haut • großflächige Hautgeschwüre/Hautausschläge • Knochenfrakturen • Infektionserkrankungen • hämorrhagische Diathese • Notfallerkrankungen • akute Herz-Kreislauf-Erkrankungen • körperlicher Schwäche/Tumorkachexie • schwere Erschöpfungszustände • Erschöpfungszustände nach schwerer körperlicher Betätigung

Veränderung des Stuhlgangs. Durch die Tuina-Behandlung kann sich der Stuhlgang des Patienten verändern. Es kann zu leichten Durchfällen und Verdauungsbeschwerden kommen. Im Verlauf einer Tuina-Behandlungsreihe wird sich das Stuhlgangverhalten normalisieren.

Veränderung bei der Miktion. Die Tuina-Behandlung kann auch direkt nach einer Behandlung bewirken, dass der Patient häufiger und mehr Urin lassen muss.

Veränderung der Menstruation. Durch die Tuina-Behandlung kann es zu Veränderungen der Menstruationsblutung kommen. Die Konsistenz, die Farbe und die Stärke der Blutung können sich verändern. Im Verlauf einer Behandlungsperiode können sich Menstruationsbeschwerden deutlich vermindern.

Emotionale Reaktionen. Die Behandlung kann durch das Lösen von Blockaden beim Patienten auch emotionale Reaktionen auslösen. In der Regel fühlen sich die Patienten nach einer Behandlung gelockert, ausgeglichen und geistig fit.

2.9 Das Leitbahnsystem Jing Luo in der Tuina

Aus Sicht der TCM sind die Leitbahnen Kanäle, in denen Qi und Xue zur Versorgung aller Körperregionen transportiert werden. Sie bilden ein Netzwerk im Körper, das die Verbindung zwischen den Funktionskreisen und den inneren und äußeren Strukturen gewährleistet. Die Leitbahnen bedecken den ganzen Körper und es besteht ein engmaschiges Netz von Verknüpfungen und Verbindungen zwischen den einzelnen Bahnen.

Die Kanäle durchziehen den ganzen Körper sowohl horizontal wie vertikal. Sie verbinden die Funktionskreise mit der Haut, den Gelenken, der Muskulatur, den Knochen und den anderen Gewebsstrukturen. Alle Gewebe und Strukturen des menschlichen Körpers werden durch diese Verbindung zu einer Einheit. Gibt es eine Störung in einer Leitbahn führt dies zu einer Beeinträchtigung des Qi und des Blutflusses. Schmerzen, Stagnation, Druckdolenzen von Leitbahnpunkten können die Folge sein.

Es gibt 12 Hauptleitbahnen. Deren Hauptfunktion ist der Transport von Qi und Blut, Schutz gegen exogene pathogene Faktoren.

Die 8 Außerordentlichen Gefäße gleichen Fülle- oder Mangelzustände in den Hauptleitbahnen aus, sie integrieren und verbinden die 12 Hauptleitbahnen.

Die 12 Sonderleitbahnen versorgen die Körperareale, die nicht mit den Hauptleitbahnen in Verbindung sind, sie verbinden aber die Luo-Gefäße.

Paarige Yin-Yang-Leitbahnen, die durch die Fünf Elemente, durch die Luo-Netzleitbahn verbunden sind:

- Leitbahn Lunge – Dickdarm (Metall)
- Leitbahn Magen – Milz (Erde)
- Leitbahn Herz – Dünndarm (Feuer)
- Leitbahn Blase – Niere (Wasser)
- Leitbahn Perikard – Sanjiao 3-Erwärmer (Feuer)
- Leitbahn Gallenblase – Leber (Holz)

Merke

Die drei Yin-Leitbahnen der Hand – Lunge, Perikard und Herz – verlaufen am Thorax beginnend entlang der inneren Seite des Armes nach distal zur Hand.

Die drei Yang-Leitbahnen der Hand – Dickdarm, Sanjiao 3-Erwärmer und Dünndarm – verlaufen an der Hand beginnend über die Außenseite der oberen Extremität nach proximal zum Kopf.

Die drei Yin-Leitbahnen des Fußes – Milz, Leber und Nieren – verlaufen am Fuß beginnend nach proximal über die Innenseite der unteren Extremität zum Thorax oder zur Flanke.

Die drei Yang-Leitbahnen des Fußes – Magen, Gallenblase und Blase – beginnen im Gesichtsbereich und ziehen über den Körper und die Außenseite der unteren Extremität zum Fuß.

2.10 Tendinomuskuläre Leitbahnen (TML)

Die Funktion der TML ist für die Tuina-Therapie sehr relevant. Die 12 bilateral angelegten Leitbahnen sind für die körperliche Beweglichkeit und Bewegungsabläufe zuständig (▶ **Tab. 2.7**).

Pathologische Zustände und **Störungsmuster** in diesem Bereich haben Einfluss auf die Behandlungsstrategie. Der Verlauf der TML ist eine Orientierung für die Auswahl des Behandlungsareals.

Zu jeder Hauptleitbahn gehört eine tendinomuskuläre Leitbahn. Die tendinomuskulären Leitbahnen haben im Vergleich zu den Hauptleitbahnen einen breiteren flächenhaften Verlauf an der Körperoberfläche. Die TML folgen jeweils dem Verlauf der Hauptleitbahnen und entspringen alle an den Extremitäten. Die Funktion der TML ist **die Koordination der Skelettmuskulatur** und der **Bewegungsabläufe**. Die tendinomuskulären Leitbahnen beginnen am 1. Antiken Punkt und enden am sogenannten Vereinigungspunkt. Am Vereinigungspunkt kommen jeweils 3 Yin- oder 3 Yang-Leitbahnen eines Bereichs des Körpers zusammen.

Die Ashi-Punkte werden diesem System zugeordnet, es gibt keine benannten Punkte der TML.

Die Erkrankungsmuster dieser Leitbahnen betreffen hauptsächlich den Bewegungsapparat, also Erkrankungen der Skelettmuskulatur, Faszien, Sehnen, Bänder, Knochen und Dysfunktionen in Bewegungsabläufen.

Neben der Tuina können hier Methoden wie das Schröpfen und Gua Sha zur Behandlung des Bewegungsapparates angewendet werden.

▶ **Tab. 2.7** Tendinomuskuläre Leitbahnen.

Yin-Yang-Bezeichnung	Leitbahn	Verlauf
Yin		
Hand Tai Yin	Lungen-Leitbahn	vorderes Yin
Fuß Tai Yin	Milz-Leitbahn	vorderes Yin
Hand Jue Yin	Perikard-Leitbahn	seitliches Yin
Fuß Jue Yin	Leber-Leitbahn	seitliches Yin
Hand Shao Yin	Herz-Leitbahn	hinteres Yin
Fuß Shao Yin	Nieren-Leitbahn	hinteres Yin
Yang		
Hand Yang Ming	Dickdarm-Leitbahn	vorderes Yang
Fuß Yang Ming	Magen-Leitbahn	vorderes Yang
Hand Shao Yang	3-Erwärmer	seitliches Yang
Fuß Shao Yang	Gallen-Leitbahn	seitliches Yang
Hand Tai Yang	Dünndarm-Leitbahn	hinteres Yang
Fuß Tai Yang	Blasen-Leitbahn	hinteres Yang

2.10.1 Pathologie der einzelnen TML

Pathologie der TML Herz (▶ Abb. 2.24)

- Schmerzen und Verspannungen im Verlauf der Leitbahn
- Dysfunktion des kleinen Fingers
- Schmerzen im Bereich der Kleinfingerseite
- thorakale Schmerzen

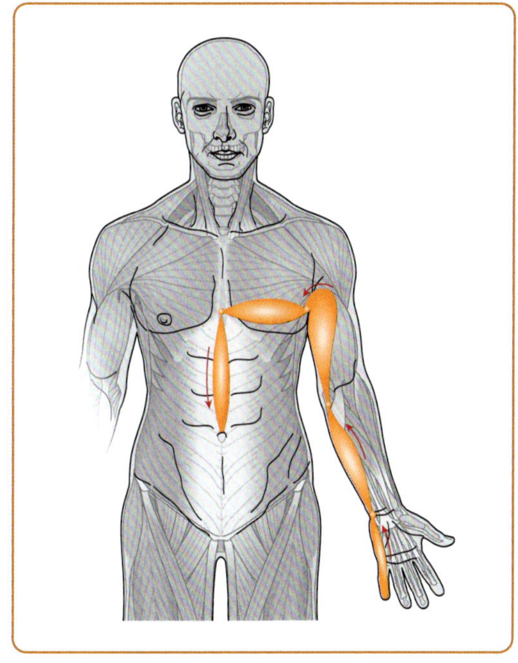

▶ **Abb. 2.24** TML Herz.

Pathologie der TML Blase (▸ Abb. 2.25)

- Schmerzen und Verspannungen im Schulter-Nacken-Areal
- Schmerzen und muskuläre Dysfunktion im HWS-BWS-LWS-Bereich
- Schmerzen und Schwellungen im Bereich der Ferse und des M. gastrocnemius

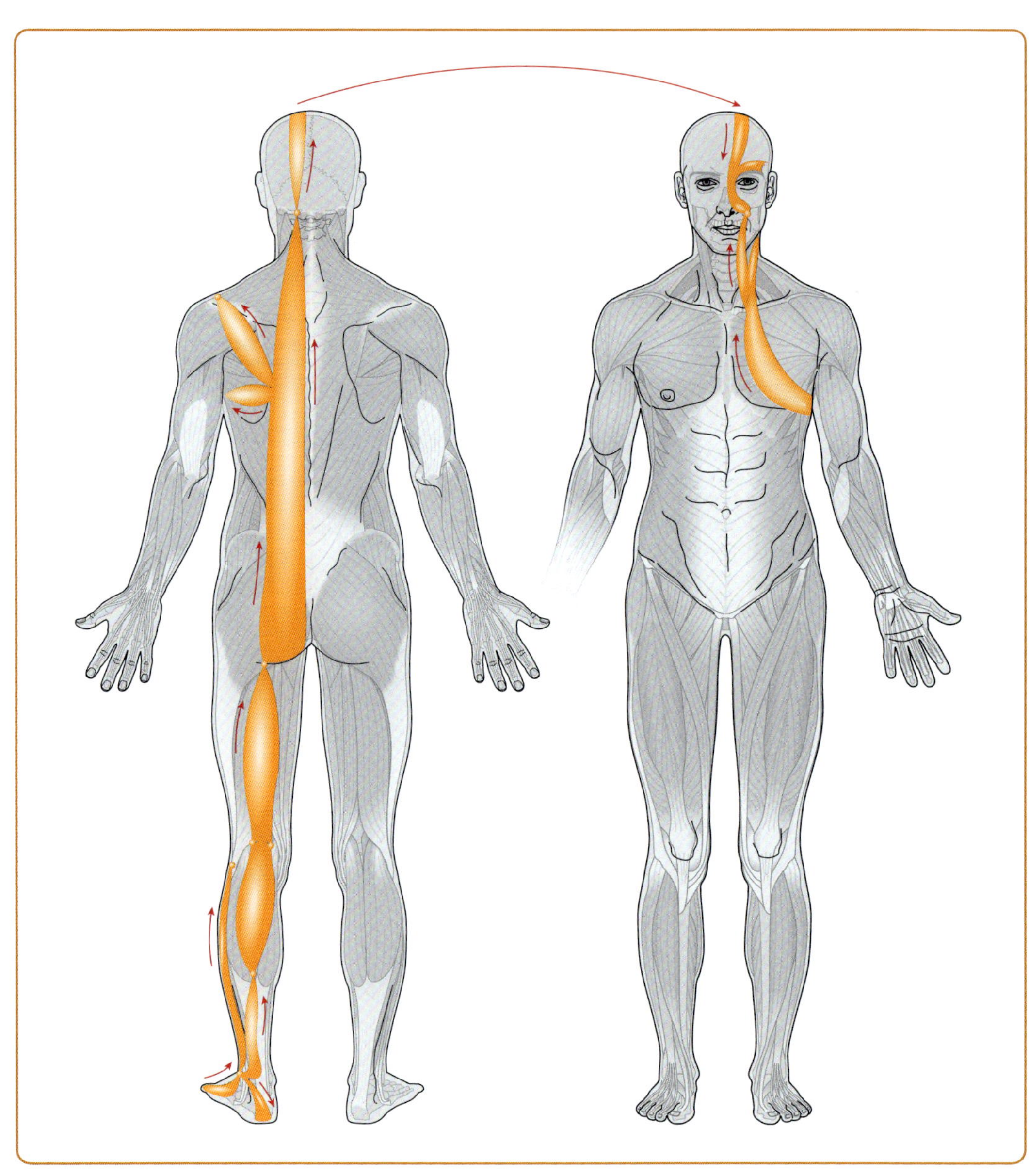

▸ **Abb. 2.25** TML Blase.

Pathologie der TML Milz (▶ Abb. 2.26)

- Schmerzen im medialen Fußareal
- Schmerzen und Dysfunktion im Knie, Innenseite
- muskuläre Schmerzen im Oberschenkel, M. quadriceps femoris, medialer Bauch
- ventrale Wirbelsäulenbeschwerden
- Rippenschmerzen, interkostale Beschwerden

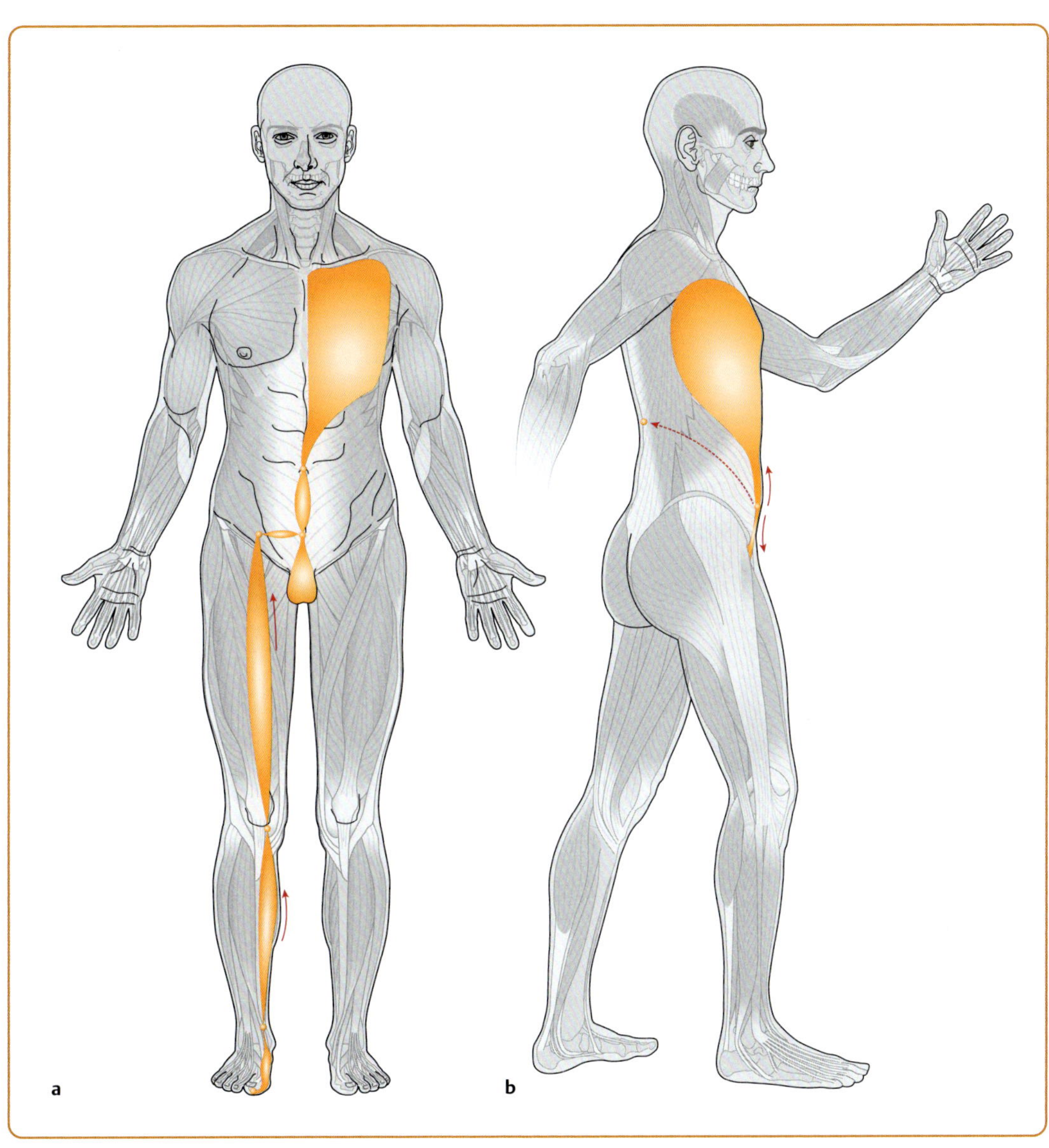

▶ **Abb. 2.26** TML Milz.

Pathologie TML Magen (▸ Abb. 2.27)

- Schmerzen und Dysfunktion der ventralen unteren Extremität
- muskuläre Beschwerden im Bereich der Taille
- Schmerzen der unteren BWS
- muskuläre Dysfunktion im Gesicht

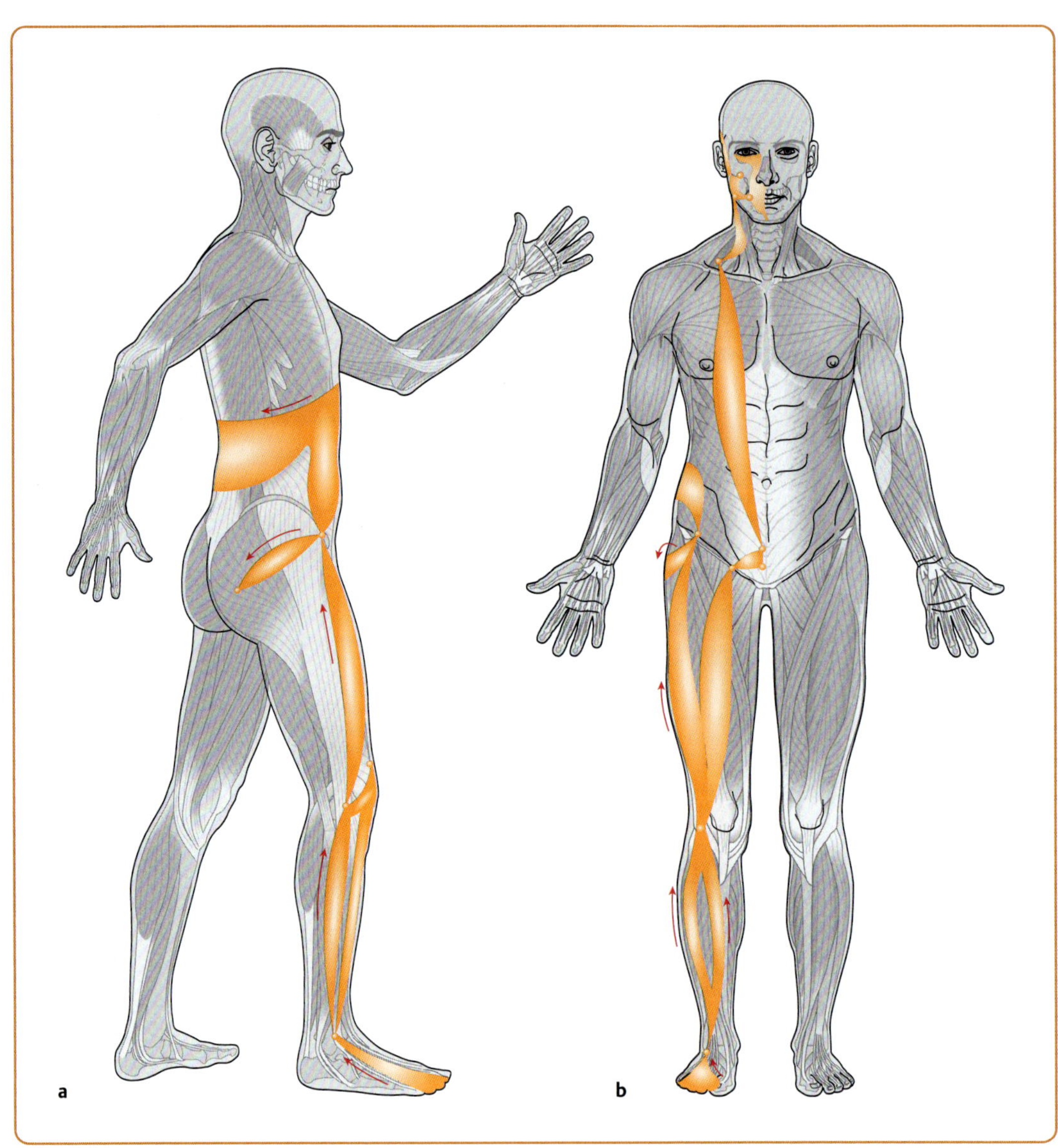

▸ **Abb. 2.27** TML Magen.

Pathologie TML Lunge (▶ Abb. 2.28)

- Schmerzen und muskuläre Dysfunktion der Daumenseite der oberen Extremität
- Schmerzen im Bereich der Rippen
- Schmerzen und Dysfunktion in Thorax und Klavikula

Pathologie TML Dickdarm (▶ Abb. 2.29)

- Schmerz und Dysfunktion im Verlauf der Leitbahn
- Beschwerden M. brachioradialis
- Schulter-Arm-Dysfunktion
- Schmerzen und muskuläre Dysfunktion HWS
- Schmerzen im unteren Anteil des M. trapezius

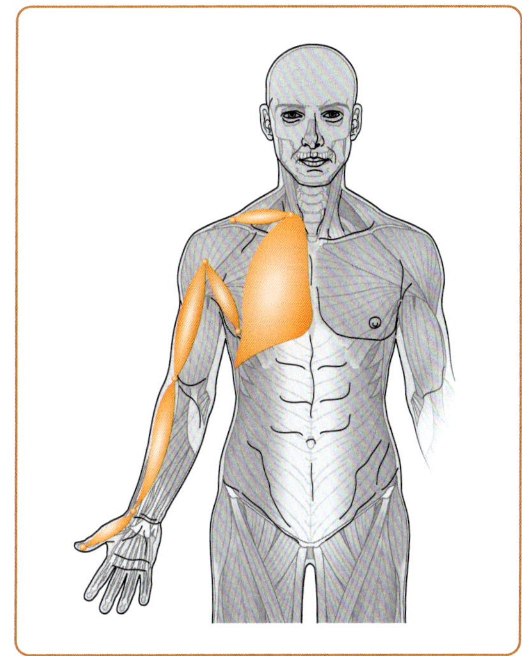

▶ **Abb. 2.28** TML Lunge.

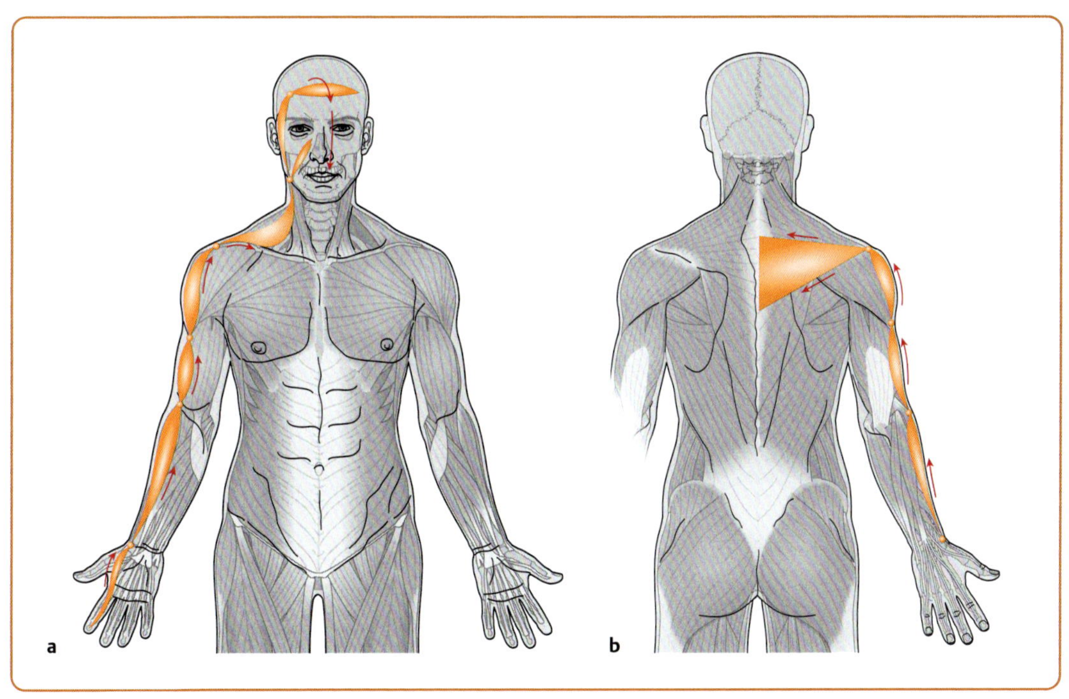

▶ **Abb. 2.29** TML Dickdarm.

Pathologie der TML Dünndarm (▸ Abb. 2.30)

- Schmerzen der Kleinfingerseite
- Schmerzen und Dysfunktion im medialen Ellenbogengelenk
- Dysfunktion der Scapulae
- Schmerzen in Bereich des Trizeps
- Schmerzen im Bereich der HWS und des Mastoids
- mandibuläre Dysfunktion

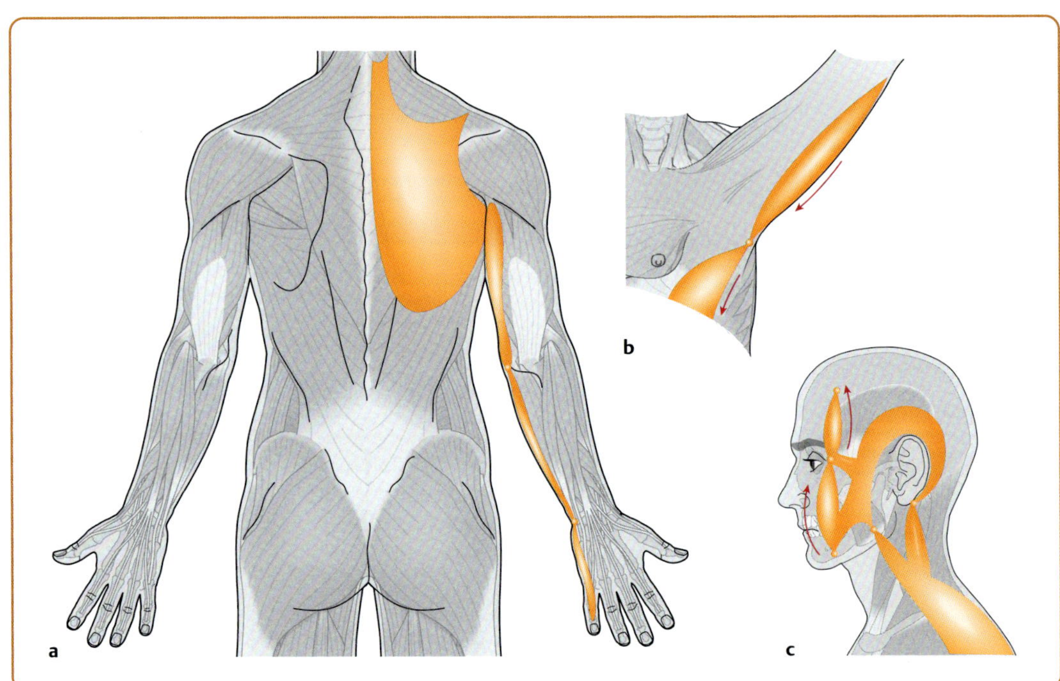

▸ **Abb. 2.30** TML Dünndarm.

Pathologie der TML Gallenblase (▶ Abb. 2.31)

- Schmerzen im lateralen Fuß, 4. Zehe
- Schmerzen und Dysfunktion des lateralen Kniegareals
- Schmerzen am lateralen Oberschenkel
- Dysfunktionen im Areal des Os sacrum
- Schmerzen im Bereich der lateralen Kostalregion
- thorakale Beschwerden
- Schmerzen im Bereich der lateralen Halsregion

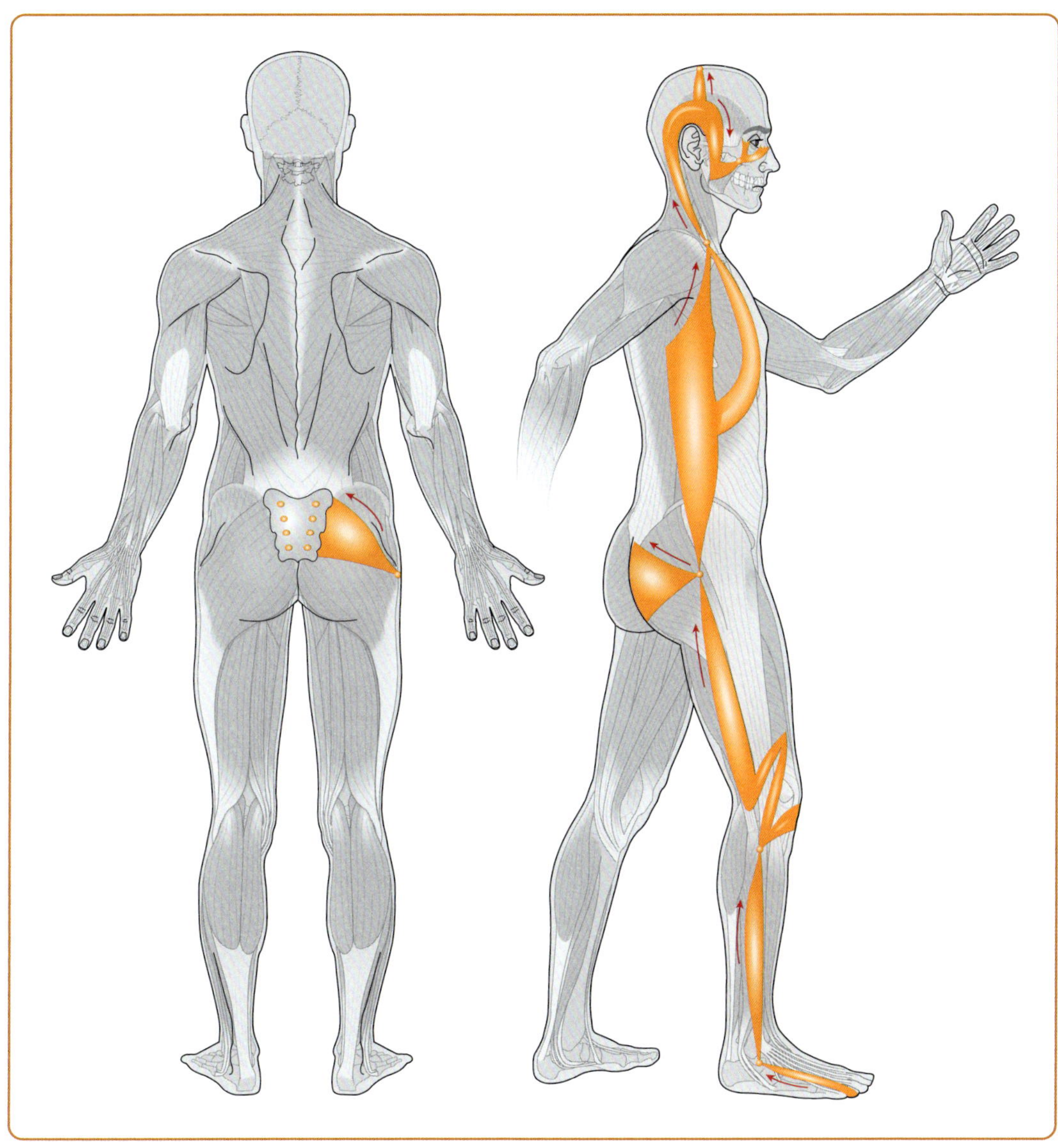

▶ **Abb. 2.31** TML Gallenblase.

Pathologie TML Niere (▸ Abb. 2.32)

- Schmerzen der medialen Beinseite
- Schmerzen im Leitbahnverlauf
- Schmerzen der Fußsohle
- Dysfunktion der Wirbelsäule

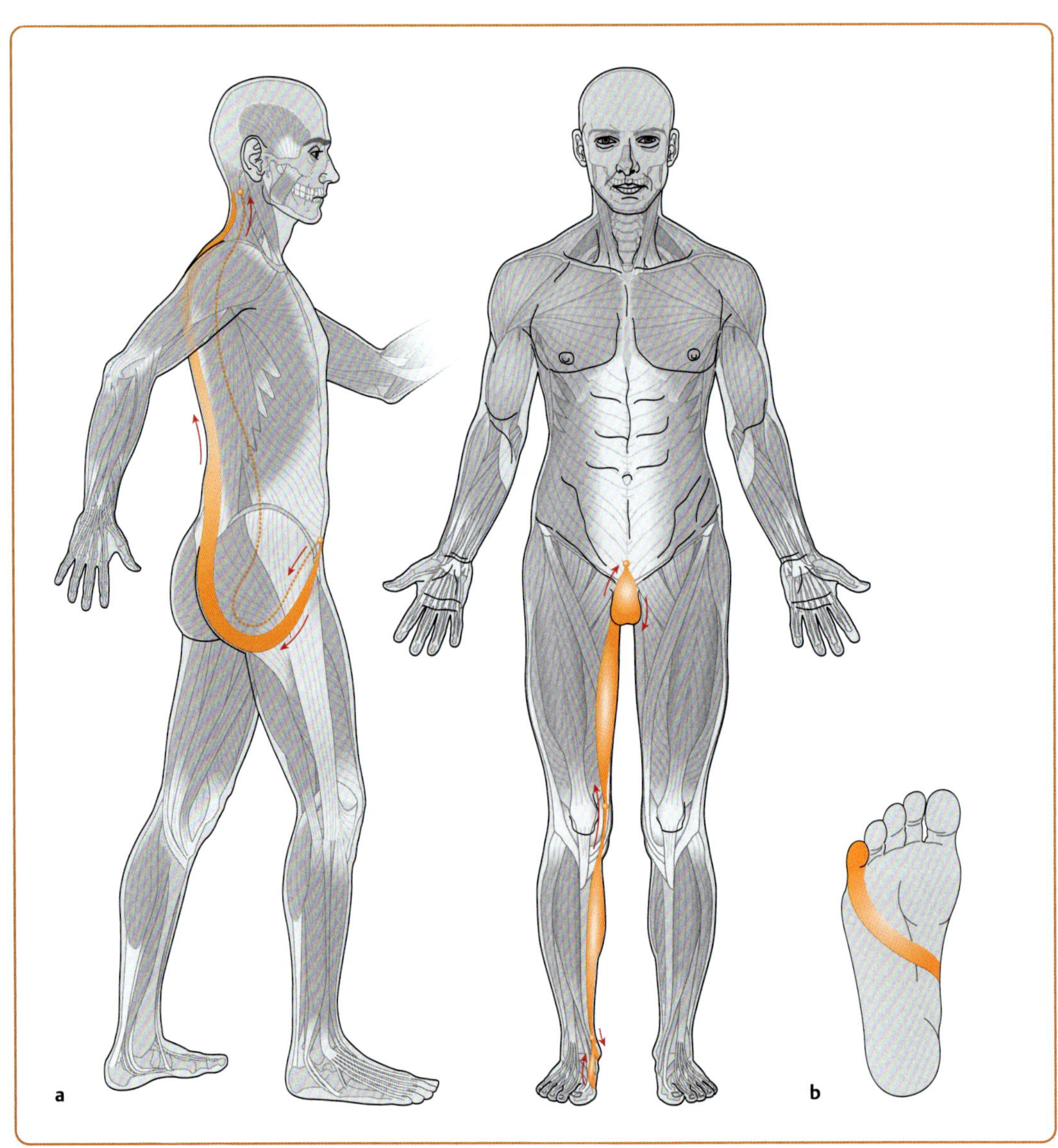

▸ **Abb. 2.32** TML Niere.

Pathologie TML Leber (▶ Abb. 2.33)

- Schmerzen und Dysfunktion große Zehe
- Schmerzen medialer Malloelus
- Schmerzen und Dysfunktion mediales Kniearea l
- Schmerzen und Dysfunktion medialer Oberschenkelbereich

Pathologie TML Perikard (▶ Abb. 2.34)

- Schmerzen in der unteren Regio costalis
- thorakale Beschwerden
- Schmerzen im Leitbahnverlauf
- Zwerchfellbeschwerden

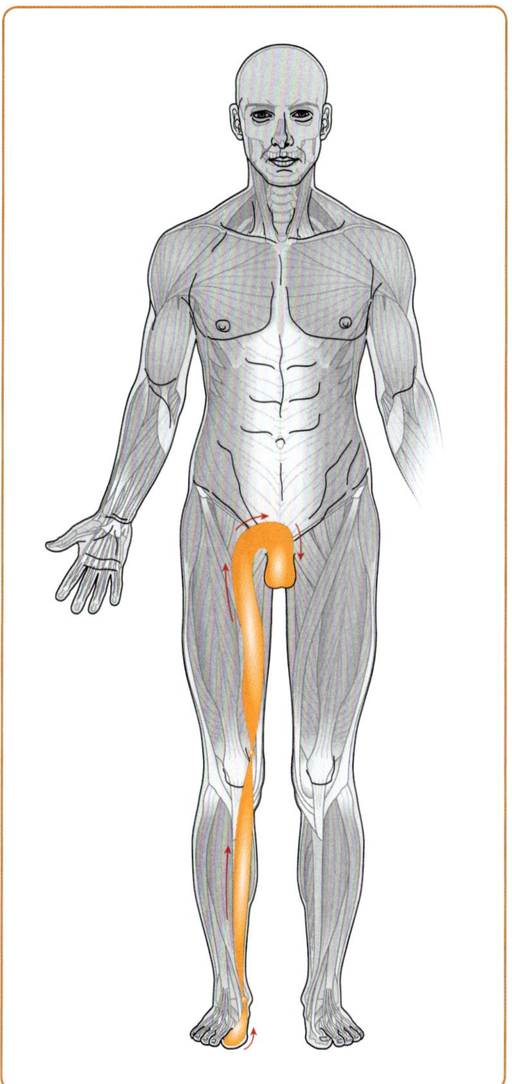

▶ **Abb. 2.33** TML Leber.

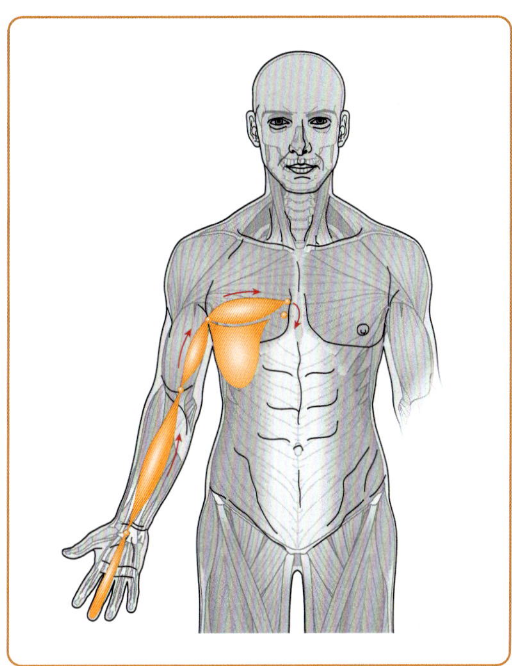

▶ **Abb. 2.34** TML Perikard.

Pathologie TML 3-Erwärmer (▶ Abb. 2.35)

- Schmerzen im Bereich des Handgelenkrückens
- Schmerzen im Ellenbogen
- Schmerzen im hinteren Schulterareal
- Schmerzen im Bereich des Augenwinkels

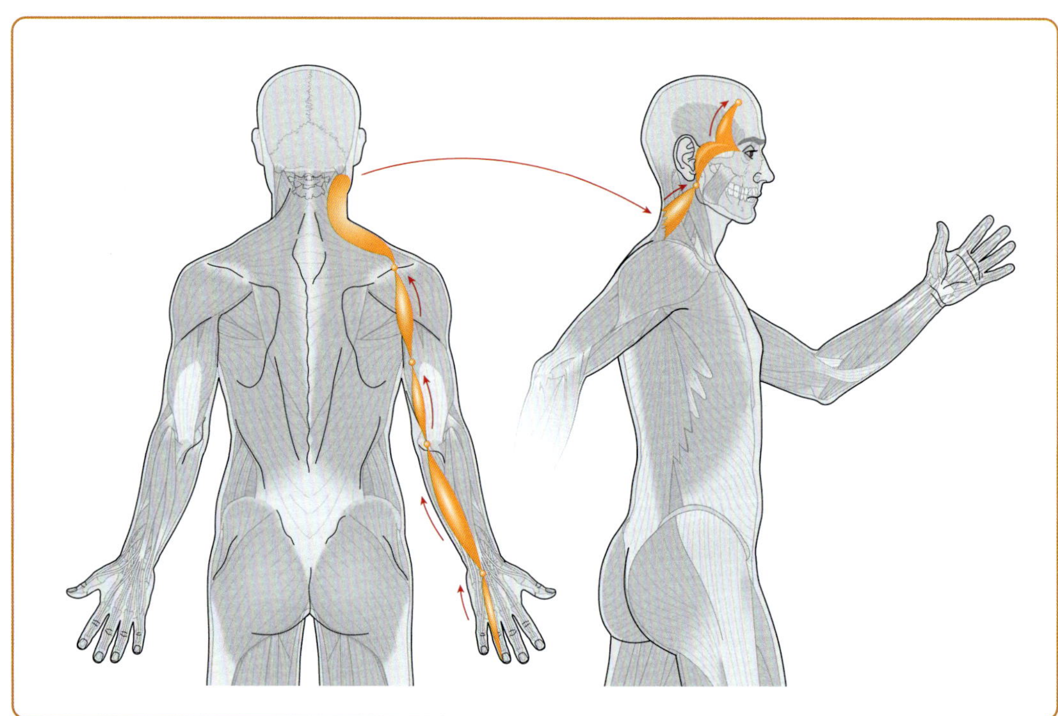

▶ **Abb. 2.35** TML 3-Erwärmer.

2.11 Außerordentliche Gefäße

Die 8 Außerordentlichen Gefäße gleichen Fülle- und Mangel-Zustände in den Hauptleitbahnen aus, sie integrieren und verbinden die 12 Hauptleitbahnen, bieten Schutz vor den pathogenen Faktoren, lassen die Nieren-Essenz zirkulieren. Eine Behandlung über die Außerordentlichen Gefäße ist in der Tuina nicht sehr relevant.

Im Folgenden werden die Pathologien beschrieben, die in der Tuina eine Relevanz haben.

2.11.1 Konzeptionsgefäß (Ren Mai)

Pathologie

- gynäkologische Erkrankungen
- abdominale Beschwerden
- Dysmenorrhö
- Erkrankungen des männlichen Urogenitalsystems

2.11.2 Lenkergefäß (Du Mai)

Pathologie

- Erkrankungen des Urogenitalsystems
- Erkrankungen der Wirbelsäule
- Hitze-Erkrankungen

2.11.3 Durchdringungsgefäß (Chong Mai)

Pathologie

- gynäkologische Erkrankungen
- abdominale Beschwerden
- Dysmenorrhö

2.11.4 Gürtelgefäß (Dai Mai)

Pathologie

- abdominale Beschwerden
- Schmerzen in der Regio lumbalis
- umbilikale Schmerzen
- Infertilität
- Dysmenorrhö

2.12 Die subkutanen Regionen

Diese Regionen sind keine Leitbahnen, sondern Areale, die mit dem Netzwerk der oberflächlichen Leitbahnen verbunden sind. Sie reagieren ebenso auf Behandlungen wie Massagen, Applikation von Salben und Ölen, Gua Sha. Auch hier ist wie bei den tendinomuskulären Leitbahnen die Orientierung für den Behandler sehr hilfreich.

Soll eine Behandlung am Rücken erfolgen, kann das Areal des Tai Yang visualisiert werden und eine Orientierung in der Behandlung geben.

3 Anamnese und Befunderstellung

Eine gründliche Anamnese und Befunderstellung ist ein wesentlicher Aspekt, um eine genaue Diagnose zu stellen und somit eine wirksame Tuina-Behandlung durchzuführen oder eine absolute Kontraindikation herauszustellen.

3.1 Diagnostik nach TCM

Die Anamnese, also die Befragung des Patienten, beinhaltet die genaue Schilderung der früheren und aktuellen Beschwerden des Patienten sowie das allgemeine Befinden und Verhalten:

- das Temperaturempfinden
- die Neigung zu schwitzen
- Symptome an Kopf, Brust und Bauchraum
- Symptome im Bereich des Bewegungsapparates
- Schmerzsymptomatik
- Appetit, Ess- und Trinkverhalten
- Schlafgewohnheiten
- den Stuhlgang
- die Miktion
- die Müdigkeit
- das Gehör
- Schwindel
- Einnahme von Medikamenten
- den Menstruationsverlauf
- die Zahl der Geburten/Fehlgeburten
- die berufliche Tätigkeit

Hieraus ergeben sich wichtige Informationen über den Zustand der Funktionskreise, über den Säfte- und Energiezustand und die Ursache und den Verlauf einer Erkrankung. Dies ist die Grundlage für die Entwicklung einer individuellen Behandlungsstrategie und den Verlauf einer Tuina-Behandlung.

3.2 Inspektion nach TCM

Durch die Inspektion werden pathologische Veränderungen im Gesicht und am Körper des Patienten erfasst. Man bekommt Informationen über die Bewegungsart und Beweglichkeit sowie einen Eindruck über die gesamte Erscheinung des Patienten.

Die Betrachtung beginnt mit dem Betreten des Patienten in das Behandlungszimmer. Die Begrüßung mit einem Händedruck gibt schon einen ersten Hinweis auf den aktuellen energetischen Zustand des Patienten. Hautzeichen wie z. B. Leberflecke, Gefäßzeichnungen, Lipome, Verfärbungen der Haut geben weitere Hinweise auf bestimmte Erkrankungsmuster.

Die durch die Inspektion gewonnenen Erkenntnisse weisen auf das bestehende Erkrankungsmuster nach der TCM hin (▸ **Tab. 3.1**).

3.3 Zungeninspektion

Die Zungeninspektion ist ein wichtiges diagnostisches Mittel in der Chinesischen Medizin und gibt Hinweise auf bestimmte Erkrankungsmuster. Jedes Muster verursacht eine charakteristische Veränderung der Zunge. Daher ist es möglich, diese Veränderungen genau zu interpretieren und diagnostisch zu nutzen.

Die topografische Aufteilung der Zunge erlaubt Aussagen über den Zustand der Funktionskreise. Farbe, Form und Konsistenz sowohl des Zungenkörpers als auch des Zungenbelages geben Hinweise auf den aktuellen Zustand des Patienten.

Cave

Der Patient sollte vor der Diagnostik keine Nahrungsmittel oder Genussmittel zu sich nehmen, die eine Verfärbung der Zunge verursachen können. Dies führt zu einer Fehlinterpretation des Zungenbefundes.

▸ **Tab. 3.1** Erkenntnisse der Erkrankungsmuster durch Hautzeichen.

Hautzeichen	Erkrankungsmuster
Gesichtsfarbe	
weiß	Leere, Kälte, Blut-Mangel, Yang-Mangel
gelb	Milz-Leere, Nässe
leuchtendes Gelb	Nässe-Hitze, Hitze steht im Vordergrund
welkes, trockenes Gelb	Hitze in Milz und Magen
blasses Gelb	Leere in Milz und Magen
rot	Hitze-Zeichen
gerötete Wangen	Leere-Hitze
gesamtes Gesicht rot	Fülle-Hitze
zyanotisch dunkel	Blut-Stase
grünlich	Leber-Syndrom, Schmerz, Kälte, innerer Wind
schwärzlich, gräulich	Nieren-Yin-Mangel, Kälte, Schmerz
Haut	
Temperatur	Vergleichen kalte Areale, heiße Areale
trockene Haut	Leber-Blut-Mangel
Juckreiz	Hitze
feuchte Haut	Lungen-Qi-Schwäche (ganzer Körper), auch vegetativ
Schwellungen	Ödem (Fingerdrucktest positiv) – Nieren-Yang-Schwäche Ödem (Fingerdrucktest negativ) – Qi-Stagnation
teigige Haut	Kreuzbeinschwellung, „Witwenbuckel“
lokale Farbveränderungen	**blau:** Stagnation **bräunlich:** ältere Problematik **hell:** Schwäche **dunkel, eingefallen**: Schwäche **gelblich:** Milz-Leber-Galle-Problematik
Hautveränderungen	
Pickel/Akne	Giftbelastung – Hitze – Dickdarm – Lunge
rote Punkte	Stagnation mit Hitze
Leberflecke	Stagnation Leber schwarz: Blutstagnation
Venenzeichen auf der Haut	**bläulich:** Kälte **rötlich:** Hitze **grünlich:** Kälte **rötlich-violett:** Blut-Stase
Behaarung	Schwäche-Zeichen (Schutz)
Warzen	Schleim, Milz-Qi-Schwäche
Lipome	Schleim
Bindegewebsschwäche	Stagnation, Kälte, Schwäche
schlaffes Gewebe	Leere, Qi- und Blut-Mangel

3.3.1 Topografie der Zunge

Jedem Organ ist einen Bereich auf der Zunge zugeordnet. Herz und Lungen haben das Areal der Zungenspitze. Der Bereich von Magen und Milz liegt im Bereich der Zungenmitte. Niere, Blase und Darm sind an der Zungenwurzel lokalisiert. Das Areal von Leber und Galle befindet sich am Zungenrand (▶ **Abb. 3.1**). Die Veränderungen in diesen Bereichen lassen Rückschlüsse auf bestimmte Krankheitsmuster zu (▶ **Tab. 3.2**).

Zungenbefund
Bei einem physiologischen Zungenbefund ist die Zunge frei beweglich, der Zungenkörper hat eine zart rote Farbe, ist leicht feucht und glänzend. Der Belag ist schwach weiß und dünn.
Das Lebensalter und der Ernährungszustand des Patienten können eine Zunge verändern.

▶ **Tab. 3.2** Zungeninspektion – Allgemeine Beurteilungskriterien.

Beschaffenheit	Hinweis auf Krankheitsmuster
Zungengröße	
kleine Zunge	Yin-Mangel
große, geschwollene Zunge	Feuchtigkeit, Hitze
Zungenkörper	
blass-rote Zunge	Normalzustand
blasse Zunge	Qi- und Blut-Mangel, Kälte-Syndrom
rote Zunge mit Belag	Fülle-Hitze
rote Zunge ohne Belag	Leere-Hitze
bläuliche Zunge	Blut-Stase
Zungenbelag	
weißlich	Normal bis Kälte-Syndrom
weiß	Schleimretention
gelblich	Hitze-Syndrome
gräulich	Feuchtigkeitsbelastung bei Kälte, innere Hitze
schwarz	Schwere Erkrankung
feucht	Feuchtigkeitsbelastung
trocken	Säfteverlust
schmierig	Feuchtigkeit, Nahrungsstagnation
Weitere Zungenbefunde	
Zungenränder blass	Leber-Blut-Mangel
Zungenränder rot	Leber-Feuer
Zahneindrücke	Feuchtigkeitsbelastung
Risse Zungenmitte	Magen-Hitze
Risse Zungenspitze	Herz-Hitze
gestaute Unterzungenvenen	Blut-Stase
Farbveränderung: weiß → gelb → grau	Hitze-Anstieg im Körper
Farbveränderung: schwarz → grau → gelb → weiß	Krankheitsbesserung
Zittern der Zunge	Leber-Wind
Zunge weicht zu einer Seite	Leber-Wind – Hinweis auf einen Apoplex

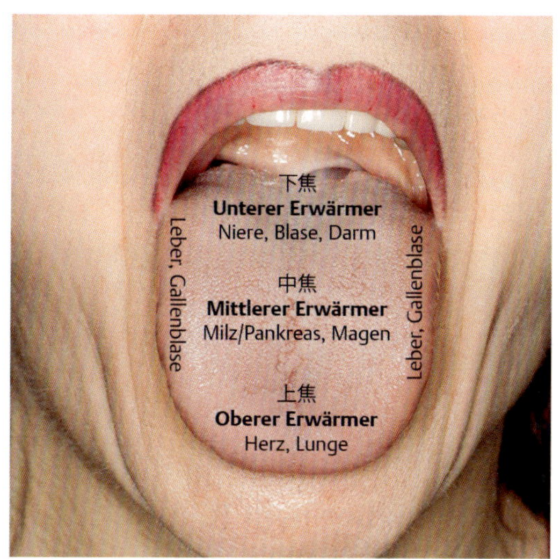

► **Abb. 3.1** Topografie der Zunge. (Quelle: Schnorrenberger B. Zungendiagnostik in der TCM. Stuttgart: Haug; 2014)

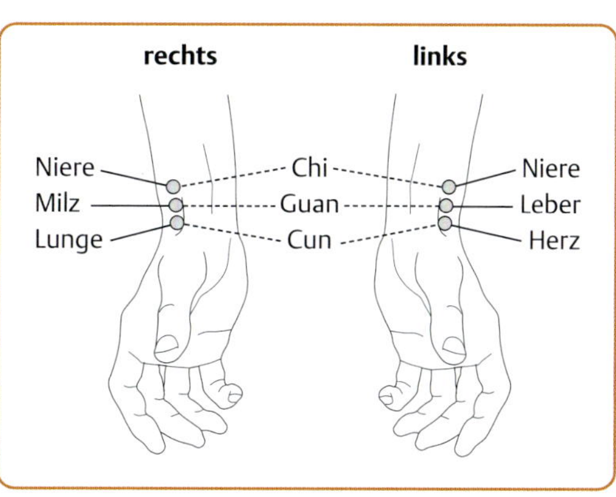

► **Abb. 3.2** Pulsdiagnose. (Quelle: Stöger A. Chinesische Medizin bei Hautkrankheiten. Stuttgart: Hippokrates; 2010)

3.4 Pulsdiagnose

Der Puls eines Patienten gibt differenzierte Hinweise auf ein Krankheitsgeschehen und dessen Verlauf sowie auf den Zustand der Organe – Zang Fu.

Die Palpation erfolgt an vorgegebenen Stellen im Verlauf der A. radialis beider Handgelenke und wird nacheinander oder gleichzeitig durchgeführt. Für die Beurteilung des Pulses ist nicht ausschließlich die Frequenz entscheidend, sondern vielmehr die Qualität des Pulses (rau, saitenförmig, gespannt, dünn usw. ► **Abb. 3.2**).

3.4.1 Organzuordnung zur Pulsposition

Bei der Durchführung der Pulspalpation legt man den Mittelfinger auf die Guan-Position, dann den Zeigefinger auf die Cun-Position, danach den Ringfinger auf die Chi-Position (► **Tab. 3.3**). Für die gesamte Beurteilung tastet man erst alle Pulse mit gleichem Druck, um einen Gesamteindruck des Zustandes des Körpers und der Organfunktionen zu erhalten. Die Finger sollten dabei die Position nicht verlassen. Dann tastet man die einzelnen Pulspositionen, um Störungen des zugeordneten Organs zu erfassen. Jedem Organ ist eine bestimmte Position am Handgelenk zugeordnet. Der Puls wird in drei Ebenen getastet: **oberflächlich**, mit leichtem Druck, um einen Eindruck über Qi und die Yang-Organe zu erhalten, **in der Mitte**, mit mittlerem Druck, um eine Eindruck über die Blutebene zu bekommen, und **tief**, mit stärkerem Druck, um Informationen über Yin und die Yin-Organe zu erhalten. Der normale Puls ist in allen drei Ebenen gut zu tasten und hat eine Frequenz von 60–80 Schlägen pro Minute.

► **Tab. 3.3** Pulspalpation.

Position	Rechte Patientenhand	Linke Patientenhand
Cun	Lunge/Thorax	Herz/Thorax
Guan	Milz/Magen	Leber/Gallenblase
Chi	Nieren-Yang	Nieren-Yin

Die vier wichtigsten Puls-Qualitätspaare

- **Oberflächenpuls, bei leichtem Druck tastbar**
  - oberflächlich kräftig → Yang-Fülle
  - oberflächlich schwach → Schwäche in den Yang-Organen
- **Tiefenpuls**
  - tief kräftig → Schmerzen, Entzündung
  - tief schwach → Schwäche von Yin-Organen
- **schneller Puls** → Fülle, Hitze, Fieber, Entzündung
- **langsamer Puls** → Schwäche, Mangelzustände
- **Fülle-Puls** → Hitzestau, Blut-Stase, Fieber
- **Leere-Puls** → Schwächezustände, Blutmangel, Qi-Mangel
- **gespannter, harter Puls** → Schmerzen
- **seichter, schlüpfriger Puls** → Feuchtigkeitsbelastung

3.5 Diagnose durch Hören und Riechen

3.5.1 Stimme und Atmung

Bei dieser Methode der Diagnose werden Stimme und Sprache beurteilt und deren Kraft und Artikulation bewertet .Eine laute Stimme ist ein Hinweis auf Fülle, eine leise Stimme spricht für einen Leere-Zustand.

Beurteilungskriterien der Stimme:

- laut und leise
- schnell oder langsam
- weinerlich
- traurig
- ängstlich
- singend

Beurteilungskriterien Atmung:

- Atemgeräusche laut → Fülle
- Atemgeräusche leise → Leere
- lauter Husten → Fülle
- schwacher Husten → Leere
- trockener Husten → Lungen-Yin-Mangel

3.5.2 Gerüche

Es werden folgende Gerüche unterschieden:

- Schweißgeruch
- Mund- und Atemgeruch
- Geruch der Körperausscheidungen

Gerüche unterscheidet man entsprechend der Fünf-Elemente-Lehre (▶ **Tab. 3.4**).

3.6 Inspektion und Palpation nach TCM

3.6.1 Inspektion nach TCM

Es wird der gesamte Körper inspiziert:

- Hautoberfläche
- der Haarwuchs
- die Fingernägel
- die Fußnägel
- die Augen
- die Lippen
- Narben im Leitbahnverlauf

Veränderungen der Körperoberfläche, Narben, farbliche Veränderungen der Haut werden schriftlich dokumentiert.

3.6.2 Palpation nach TCM

Es werden die verschiedenen Körperzonen abgetastet und schriftlich dokumentiert:

- Kopf, Stirn
- Haut, Körperoberfläche
- Extremitäten
- Thorax und Abdomen
- HWS, BWS und LWS
- Gelenke
- Akupunkturpunkte
- vergleichende Palpation einzelner Körperabschnitte
- Beurteilung der Druckschmerzhaftigkeit lokaler Bereiche
- Rücken-Shu-Punkte

▶ **Tab. 3.4** Unterscheidung der Gerüche entsprechend der Fünf-Elemente-Lehre.

	Holz	Feuer	Erde	Metall	Wasser
Geruch	• sauer • ranzig	• verbrannt	• duftend • wohlriechend • süß	• scharf • beißend • penetrant	• faulig • verwesend • fischig

3.7

Diagnose durch Inspektion und Palpation des Bewegungsapparates

Die Diagnose beginnt schon mit dem Betreten der Praxis, man achtet auf die Haltung von Kopf und Oberkörper. Eine verminderte Mobilität und Schonhaltungen durch Schmerz sind leicht an einer unphysiologischen Körperhaltung zu erkennen. Der Patient nimmt diese Haltung ein, um Schmerzen in einer Körperregion zu vermeiden oder zu vermindern. Fundierte Kenntnisse der Anatomie und der Bewegungsphysiologie sind erforderlich.

Für die Behandlung mit Tuina ist es wesentlich, den Körper des Patienten zu palpieren und somit einen Eindruck über Anomalien im Bereich des gesamten Gewebes zu bekommen. Der Therapeut muss nicht nur visuell, sondern auch taktil beurteilen können, ob es Abweichungen in der Symmetrie von knöchernen oder bindegewebigen Strukturen gibt. Der Therapeut konzentriert sich dabei auf Kälte, Feuchtigkeit, Hitze und Trockenheit der Körperoberfläche, Verhärtungen, Myogelosen, den Muskeltonus, oberflächliche und tiefe muskuläre Verspannungen, Blockierungen und Dislokationen von Wirbelkörpern und Gelenken, Ödembildung, Fülle- oder Leere-Zustände von Akupunkturpunkten und Drucksensibilitäten.

! Beachte

Schulmedizinische Funktionstests des Bewegungsapparates:

Bei Erkrankungen des Bewegungsapparates sollten im Rahmen der Sorgfaltspflicht auch immer schulmedizinische Untersuchungsmethoden Anwendung finden, d. h. Funktionsanalysen der Gelenke, Reflexprüfungen wie den Lasègue-Test durchführen, das Schober-Maß bestimmen, um z. B. Nervenschädigungen oder einen Bandscheibenvorfall auszuschließen.

Vorhandene Aufzeichnungen und Befunde von bildgebenden Verfahren sollten in die Diagnostik einbezogen werden. Gibt es eine klinische Verdachtsdiagnose, z. B. auf einen Bandscheibenprolaps, ist eine weitere Diagnostik durch bildgebende Verfahren erforderlich. Die bildgebende Diagnostik kann eine klinische Verdachtsdiagnose bestätigen und somit Einfluss auf die Therapieplanung nehmen.

Diese kann auch durch den Tuina-Therapeuten veranlasst werden.

3.7.1 Inspektion des Bewegungsapparates

Die Inspektion am stehenden Patienten bietet einen ersten Eindruck. Der Patient steht (in Unterwäsche) in der Stellung der Neutral-Null-Methode in folgender Körperposition: Normaler, aufrechter, etwa hüftbreiter Stand, der Blick geht nach vorn. Die Arme hängen entspannt zu beiden Seiten des Körpers herunter, die Daumen weisen nach vorne.

Die verschiedenen Körperzonen werden inspiziert und schriftlich dokumentiert. Dabei sind folgende Fragestellungen wichtig:

Beurteilung von dorsal:

- Ist die Kopfhaltung gerade oder gibt es Abweichungen zur Seite, nach vorn oder hinten?
- Gibt es eine Asymmetrie im Bereich der Schultern oder Schulterblätter?
- Achselfalte?
- Ist die Armhaltung symmetrisch?
- Beurteilung des Muskelreliefs
- Beurteilung der paravertebralen Muskulatur
- Gibt es Hinweise auf eine Skoliose?
- Ist die Beckenstellung symmetrisch?
- Ist der Taillenknick symmetrisch?
- Sind die Kniefalten auf gleicher Höhe?

- Sind die Malleolen auf gleicher Höhe?
- Symmetrie der Achillessehnen?

Beurteilung von ventral:
- Kopfhaltung
- Symmetrie der Sternoklavikular- und Akromioklavikulargelenke
- Sternum
- Rippenbogen
- Symmetrie des Schultergürtels
- Symmetrie der Patellapositionen
- Fußstellung

Beurteilung von lateral:
- Kopfhaltung
- Position der Schulter
- physiologische Krümmung der Wirbelsäule
- Rippen/Thorax
- Wölbung der Bauchdecke
- Fußposition

3.7.2 Inspektion der Extremitäten

Bei der Inspektion der Extremitäten sollte besonders auf Fehlstellungen, Achsenabweichungen, Längenunterschiede, Schwellungen im Bereich der Gelenke, Gelenkergüsse, Hämatome und Ödeme geachtet werden. Erkrankungen des Hüft-, Knie- oder Sprunggelenks verursachen veränderte Bewegungsabläufe und Schonhaltung eines Beines. An den oberen Extremitäten sind Veränderungen im Rahmen von rheumatischen Erkrankungen oder Sehnenverkürzungen sowie veränderte Bewegungsmuster erkennbar.

Man sollte den Patienten beim Ausziehen der Kleidung und bei einfachen Bewegungen beobachten. Hier wirken sich schmerzhafte Bewegungseinschränkungen besonders aus.

3.7.3 Inspektion der Muskulatur

Gelenke und Muskulatur sind eine funktionelle Einheit. Schonhaltungen und Paresen führen an einer betroffenen Extremität zu Muskelatrophie. Man beurteilt die Muskulatur daher immer im Seitenvergleich. Bei längerer Immobilität können Beugekontrakturen entstehen.

3.7.4 Funktionsprüfung der Gelenke

Die Beweglichkeit aller wichtigen Gelenke sollte aktiv (der Patient bewegt das Gelenk selber) und passiv (der Untersucher bewegt das Gelenk) untersucht werden.

- Schulter-, Ellenbogen- und Handgelenke
- Hüft-, Knie- und Sprunggelenke

Beurteilung der Beweglichkeit:
- Flexion – Extension
- Abduktion – Adduktion
- Innen-, Außenrotation

Sichtbefund des Gelenkes:
- Rötung
- Schwellung
- Hautveränderungen
- Fehlstellungen
- Deformierungen
- Muskelatrophie
- Muskelhypertrophie
- Narben

3.8 Spezifische Untersuchungsmethoden

Die hier aufgelisteten Untersuchungsmethoden liefern einen schnellen Überblick, welche Behandlungsmethode beim Patienten Anwendung finden kann.

Welche Veränderungen sind bei Patienten feststellbar, auf welche Erkrankung kann die Veränderung hinweisen (→), gibt es durch den Befund eine Kontraindikation für die Behandlung mit Tuina? – Dies ist auf dem Untersuchungsbogen zu dokumentieren.

3.8.1 Körperliche Untersuchung

Inspektion

- Fehl-, Schonhaltung, Körperbau
- Deformationen und Krümmungen: Gibbus, Kyphose, Lordose, Skoliose → Morbus Bechterew, Morbus Scheuermann, Rundrücken

Schwellungen:
- der Weichteile, der Gelenke
- Knoten → Heberden-, Rheumaknoten
- Lähmungen
- Schmerzpunkte
- Muskelverhärtungen (Muskelhartspann)

Asymmetrien:
- Becken- und Schulterschiefstand
- Achsenabweichungen
- Schonbewegungen, Bewegungseinschränkungen, Hautveränderungen

Palpation

- Schmerzpunkte
- Schwellungen, Ödeme, Ergüsse
- Temperaturunterschiede

Sehnen/Muskeln:
- gesteigerter Muskeltonus (Hartspann)
- Druckschmerz → Rheuma, Polymyositis

Gelenke:
- Schwellungen, Druckdolenzen → Arthritiden, Trauma
- Schwellungen druckschmerzhaft
- Entzündungszeichen → akute Arthritis
- knöchern, fluktuierende Schwellung → Arthrosen

Wirbelsäule:
- Druckschmerz zwischen den Dornfortsätzen → degenerative/entzündliche Prozesse
- Klopfschmerz → Frakturen
- Bandscheibenvorfälle, Spondylitiden, Tumoren
- diffuser Klopfschmerz → Morbus Bechterew, Osteoporose, Osteomalazie, Tumoren, Metastasen
- Krepitation (Knarren)
- Klopfschmerzhaftigkeit
- druckdolente Gelenke, Muskelhartspann

Funktionsprüfungen

- Kniebeugen, auf Fersen gehen
- Prüfung der Gelenkigkeit

3.8.2 Untersuchung der Muskulatur

Inspektion

Allgemein:
- Mimik
- Gestik
- Tics

Bewegung:
- abnorme Körperhaltung
- Gangprüfung, Normal-, Zehen-, Hacken-, Blind-, Seiltänzergang, Hüpfen auf einem Bein
- Minderbewegung oder Vernachlässigung von Körperteilen
- Hyperkinesie (Bewegungsunruhe)
- Beckenschiefstand
- Verkrümmungen der Wirbelsäule
- Unterbrechbarkeit der Symptome durch Ablenkung (v. a. bei psychischer Ursache)

Muskeln:
- Tremor (Muskelatrophien, Muskelschwund)
- Muskelbewegungen: Faszikulationen (unregelmäßige Zuckungen)
- Lähmungen

Feinmotorik:
- Knöpfe auf- und zumachen

Muskelfunktionsprüfung

- Testen der Muskelkraft
- Bewegungen der Muskeln gegen Widerstand

3.8.3 Untersuchung auf Gangstörungen

Steppergang:
- Die Fußspitze kann nicht angehoben werden,
- Patient hebt somit beim Gehen das ganze Bein → Poliomyelitis, N.-peronaeus-Lähmung

Watschelgang: Patient kann nur schwer Treppen steigen → Myopathie

Gangataxie: Bewegungen unkoordiniert, ungerichtet → Polyneuropathie

Robotergang:
- steif, kurze Schritte
- Oberschenkel kreuzen sich bei jedem Schritt → Multiple Sklerose, spastische Parese beider Beine
- Morbus Parkinson → schlurfend, kleine Schritte, unsicher, keine Mitbewegung der Arme

Inspektion

Gibt es Hinweise auf
- muskuläre Hyper-/Hypotonie, Muskelatrophie, Paresen,
- Muskelschwächen, Hyperkinesen,
- Tremor, Muskelzuckungen, Tics,
- klonische/tonische Krämpfe?

Palpation

- Muskelatrophie
- Hypertonie der Muskulatur
- Hypotonie der Muskulatur

Muskeltonus
Dehnungswiderstand willkürlich entspannter Muskulatur. Beurteilt wird der unwillkürliche Muskelwiderstand am liegenden und entspannten Patienten.

Muskelfunktionsprüfung

Testen der Muskelkraft. Bewegungen der Muskeln gegen Widerstand. Hände drücken; Arme bei geschlossenen Augen nach vorne halten; Beine im Liegen hochheben.

Stufen
0 – keine erkennbare Muskelkontraktion = völlige Lähmung
1 – sichtbare oder tastbare Muskelkontraktion ohne Bewegung
2 – aktive Bewegung nach Ausgleich der Schwerkraft mit Unterstützung
3 – aktive Bewegung oder Halten gegen Schwerkraft ohne Unterstützung
4 – aktive Bewegung oder Halten gegen Schwerkraft / leichten Widerstand
5 – aktive Bewegung oder Haltung gegen kräftigen Widerstand
6 – normale Muskelkraft

3.8.4 Untersuchung der Wirbelsäule und des Beckens

Gibt es Hinweise auf
- Entzündungen, Traumen,
- degenerative/rheumatische Prozesse,
- Hypomobilität (geringe Beweglichkeit) der Wirbelsäule,
- Osteoporose,
- Morbus Bechterew, Morbus Scheuermann?

Der Patient steht barfuß auf dem Boden und nimmt eine normale Körperhaltung ein. Die Beckenregion wird von hinten und vorne betrachtet:
- Höhe der Darmbeinkämme
- Gesäßfalten, Kniefalten

Beachte
Hautfalten, Dornfortsätze, Muskelwülste, Grübchen!

Inspektion

- Kyphose der BWS → bei Rachitis
- Osteomalazie
- Morbus Bechterew, Morbus Scheuermann
- Osteoporose
- Fehlhaltung
- Kompressionsfraktur
- Gibbus → bei Wirbelfrakturen, tuberkulöser Spondylitis

Lordose:
- physiologisch dorsal konkave (bzw. ventral konvexe) Krümmung der LWS
- pathologische Hyperlordose bei Schonhaltung → Ischialgie, angeborene Hüftgelenkluxation, Spondylolisthesis (Gleitwirbel), schwache Bauchmuskulatur, Schwangerschaft, Übergewicht, Beckenfehlstellung

Skoliose:
- seitliche Krümmung der Wirbelsäule
- **strukturell:** Rippenbuckel (konvexe Seite der BWS), Keilform der Wirbelkörper, „Muskelwulst" (konkave Seite der LWS), Scapula alata („Engelsflügel")
- **funktionell:** asymmetrische Taillendreiecke, Torsion (Verdrehung), Schulter- und Beckenschiefstand bei Fehlhaltung, Beinlängendiffe-

renz, Schonhaltung: Ischialgie, Bandscheibenprolaps; Rachitis, Osteomalazie, Osteoporose, Poliomyelitis, Lähmungen

Flachrücken: Abflachung der LWS-Lordose

Hohlkreuz: vermehrte Ausprägung der LWS

Rundrücken: verstärkte Krümmung der BWS-Kyphose

Perkussion

Druckdolenz bei Bandscheibenläsion, Myogelosen, Nervenentzündungen, Frakturen, Osteoporose, Entzündungen, Tbc, Metastasen

DD: Nierenerkrankungen

Palpation

- lokaler Schmerz → Wirbelbruch, Metastasen, Knochen-Tbc
- diffuser Schmerz → Osteoporose, Knochenkarzinom
- abnorm vorstehende Dornfortsätze bei kollabierten (zusammengefallenen) Wirbelkörpern
- paravertebrale Muskulatur → Muskelhartspann
- Myogelosen

3.8.5 Funktionsprüfungen zur Beweglichkeit

Der Finger-Boden-Abstand (▸ **Abb. 3.3**) beschreibt die Gesamtbeweglichkeit der BWS und der LWS → Flexion der BWS und der LWS.

Durchführung:

- Patient maximal nach vorne beugen lassen
- die Knie sind dabei gestreckt, der Patient steht
- Abstand zwischen den Fingerspitzen und dem Boden messen
- Bewertung **positiv**: keine Einschränkung zwischen 0 und 10 cm
- Bewertung **negativ**: der Abstand ist größer als 10 cm
- Bewegungseinschränkungen in der Brust- und Lendenwirbelsäule

Normwert: Abstand vom Boden 0–10 cm

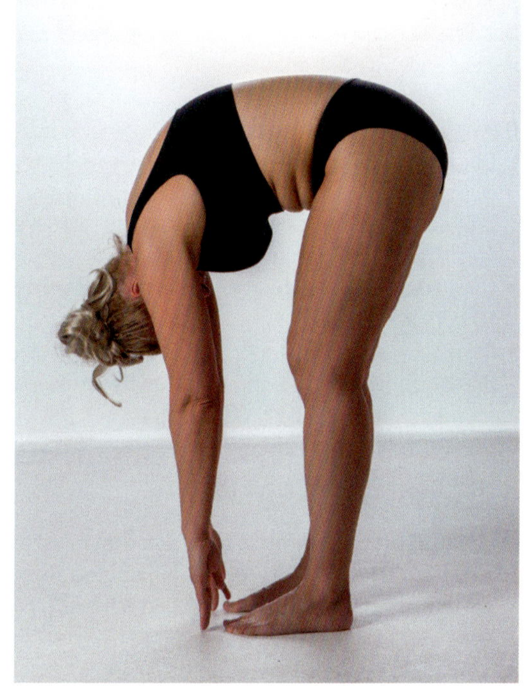

▸ **Abb. 3.3** Finger-Boden-Abstand.

Ergänzende Untersuchungen

Ott-Zeichen

Test zur Überprüfung der Beweglichkeit der Brustwirbelsäule.

Indikation: Erkrankung der BWS

Durchführung:

- Der Patient steht.
- Der Dornfortsatz C 7 wird markiert.
- Eine 2. Markierung erfolgt mittels Maßband 30 cm nach kaudal.
- Der Patient beugt sich maximal nach vorn (Flexion).
- Die Strecke wird in dieser Position erneut gemessen.

Bewertung:

- **positiv:** Die Strecke hat sich jetzt um 3–4 cm vergrößert (normal).
- **negativ:** Die Länge der 2. Strecke ist weniger als 3 cm verändert (Versteifung der Wirbelsäule).

Schober-Zeichen

Das Schober-Zeichen beschreibt die Beweglichkeit in der Lendenwirbelsäule.

Durchführung:

- Der Patient steht.
- Der Dornfortsatz S 1 wird markiert.
- Danach wird mit dem Maßband eine Strecke von 10 cm nach kranial markiert.
- Der Patient beugt sich jetzt maximal nach vorne (Flexion).
- Danach wird die Strecke zwischen den zwei Markierungen in gebeugtem Zustand gemessen.

Bewertung:

- **positiv:** Die Strecke verlängert sich um weniger als 4 cm
- **negativ:** Die Strecke verlängert sich um mindestens 5 cm bei der Beugung, mit einem nach hinten Beugen verringert sich die Strecke um 1–2 cm.

Milgram-Test

Die Untersuchung diffuser Rückenschmerzen erfolgt mit dem Milgram-Test. Der Patient liegt auf dem Rücken und hebt beide Beine 5 cm von der Behandlungsliege ab. Bleibt der Patient 30 Sekunden lang schmerzfrei, bedeutet das: keine Erkrankung.

Bei Schmerz soll der Patient den Schmerzort lokalisieren.

Lasègue-Zeichen

Das Lasègue-Zeichen beschreibt einen möglichen Dehnungsschmerz des und/oder der spinalen Nervenwurzeln im lumbalen und sakralen Segment L 4–S 2 und des Nervus ischiadicus.

Durchführung:

- langsames, vorsichtiges Anheben des gestreckten Beines durch den Untersucher (Abbruch bei Auftreten von Schmerzen)
- Der Patient liegt flach auf dem Rücken. Das gestreckte Bein wird passiv im Hüftgelenk um bis zu 70 ° gebeugt.

Bei Schmerz wird die Beugung nicht bis zur physiologisch möglichen Beugung fortgesetzt. Bei Schmerzen im Bein bis zu einem Winkel von etwa 45 °, die scharf sind, vom Rücken in das Bein einschießen und bis unter das Knie ausstrahlen, ist der Test positiv und wird als Lasègue-Zeichen bezeichnet. Als Schmerzursache wird hierbei die Dehnung des N. ischiadicus gesehen.

Bei Schmerzangabe bei einem Winkel von 60–70 ° wird von einem pseudopositiven Lasègue-Zeichen gesprochen; es kann sich hierbei um einen Dehnungsschmerz der ischiokruralen Muskulatur handeln.

Das mögliche Lasègue-Zeichen kann durch gleichzeitige Innenrotation des Beines verstärkt werden, ebenso durch eine Dorsalextension des Fußes (Bragard-Zeichen). Der Schmerz führt im Allgemeinen zu einem reflektorischen Bewegungswiderstand. Es werden die Nervenwurzeln der Segmente L 4/L 5 oder L 5/S 1 komprimiert.

Der Lasègue-Test kann bei einer Ischialgie, einem Bandscheibenvorfall oder einer Hirnhautreizung positiv ausfallen.

Trendelenburg-Zeichen

Test zur Untersuchung der Hüftmuskulatur. Durch Lähmung/Schädigung des N. glutaeus superior kommt es zu einer Schwäche der Mm. glutaeus medius et minimus, wenn man auf einem Fuß steht.

Indikationen:

- Schädigung des LWK 5
- Hüftgelenk-/Hüftkopferkrankungen
- fehlerhafte i. m.-Injektionen
- Morbus Perthes
- Frakturen

Durchführung: Der Patient steht ohne Hilfe im Einbeinstand auf dem erkrankten Bein.

Bewertung:

- **positiv:** Das Becken kippt beim Einbeinstand zur gesunden Seite hin ab, beim Gehen Duchenne-Zeichen.
- **negativ:** Das Becken bleibt gerade.

Böhler-Zeichen

Test zum Nachweis von Meniskusschäden (Seitenbänder des Kniegelenks).

Indikation:
- Verdacht auf Meniskusschaden

Durchführung:
- Der Patient liegt, streckt den Fuß.
- Der Behandler rotiert den Unterschenkel nach medial und lateral.

Bewertung:
- **positiv:** Schmerzen bei gestrecktem Kniegelenk und Adduktion (medialer Meniskusschaden), Schmerzen bei gestrecktem Kniegelenk und Abduktion (lateraler Meniskusschaden)
- **negativ:** keine Schmerzen

3.8.6 Untersuchung des Schultergelenks

Inspektion

- von ventral und dorsal in Ruhe und in Funktion
- auf Eindellungen bei Luxationen, Entzündungszeichen, Muskelatrophie im Vergleich zur Gegenseite achten

Funktionsprüfung der oberen Extremität

Außenrotation, Innenrotation, Abduktion, Adduktion, Anteversion, Retroversion, Schmerzlokalisation

Neutral-Null-Methode – Normalwerte Schultergelenk

- Außenrotation/Innenrotation bei anliegendem Oberarm: 40–60°/0°/95°
- Außenrotation/Innenrotation bei um 90° seitwärts angehobenem Oberarm: 70°/0°/70°
- Retro-/Anteversion: 40°/0°/150–170°
- Abduktion/Adduktion: 180°/0°/20–40°

3.8.7 Untersuchung des Ellenbogengelenks

Inspektion

- auf umschriebene Schwellungen, diffuse Schwellungen und Entzündungszeichen achten
- Funktionsprüfung Flexion/Extension, Pronation/Supination

Palpation

- Knötchen
- Schwellungen
- Verdickungen
- Druckschmerz

Neutral-Null-Methode – Normalwerte Ellenbogengelenk

- Extension/Flexion: 10°/0°/150°
- Supination/Pronation: 80–90°/0°/80–90°

3.8.8 Untersuchung der Hand/Finger

Gaenslen-Handgriff: queres Zusammendrücken der Fingergrundgelenke (wie Händeschütteln)

Schwellungen:
- Grund-/Mittel-/Endgelenke: Psoriasis
- Fingergrund-/Mittelgelenke (symmetrisch): chronische Polyarthritis

Knötchen: beidseits der Endgelenke: Heberden-Arthrose

3.8.9 Untersuchung des Hüftgelenks

Inspektion

- in Ruhestellung und Bewegung, Gangbild; Beckenstand
- Beinlängendifferenz (BLD)
  - BLD – indirekte Messung: Patient steht aufrecht, Brett unter Bein schieben, bis Beckenschiefstand ausgeglichen ist
  - BLD – direkte Messung: Patient in Rückenlage, die Beinlänge von der Spina iliaca bis zum Fuß messen

Palpation

- Hauttemperatur
- Leisten auf Druckschmerz überprüfen

Funktionsprüfung des Hüftgelenks

- Flexion/Extension
- Adduktion und Abduktion
- Außen- und Innenrotation

Neutral-Null-Methode – Normalwerte

- Außenrotation/Innenrotation: bei gestrecktem Hüftgelenk 40–50°/0°/30–40°
- Außenrotation/Innenrotation: bei um 90° gebeugtem Hüftgelenk 40–50°/0°/30–40°
- Extension/Flexion: 15°/0°/130–140°
- Abduktion/Adduktion: 30–45/°0°/20–30°

Regulation einer Beinlängendifferenz

- Der Patient liegt in Rückenlage und winkelt das Bein auf 90°. Der Therapeut fixiert den Patienten seitlich am eigenen Brustkorb.
- Die Hände des Therapeuten umgreifen das Knie.
- Der Patient zieht das Knie nach kranial gegen den Zug des Therapeuten, die Position wird 3 Sekunden gehalten, 3 Wiederholungen
- Zum kürzeren Bein wechseln.
- Lage des Patienten Fußes wie oben.
- Der Patient schiebt das Bein nach distal, die Therapeutenschulter hält dagegen.
- Diese Position wird 3 Sekunden gehalten, 3 Wiederholungen

3.8.10 Untersuchung des Kniegelenks

Inspektion

- bei stehendem Patienten: Achsenabweichung (O-/X-Beine)
- Muskelatrophien
- Schwellungen

Palpation

- Hauttemperatur
- Gelenkspalt (Schmerzen, Schwellung, Zysten)
- „Tanzende Patella“ – Flüssigkeitsmengen im Knie (bei gestrecktem Bein): bei Druck auf die Kniescheibe ist diese deutlich beweglich (bei Kniegelenkerguss)

Funktionstests bei Meniskusschaden

Böhler-Zeichen:

- Der Patient liegt auf dem Rücken, der Untersucher führt Abduktions- und Adduktionsbewegungen aus.
- Schmerzen bei der Adduktion des Kniegelenks (Innenmeniskus und Außenband), bei der Abduktion (Außenmeniskus und Innenband)

1. Steinmann-Zeichen:

- Der Patient liegt auf dem Rücken; bei gebeugten Knie (90°) wird der Unterschenkel nach innen und außen rotiert.
- Schmerzen bei der Innenrotation: der Außenmeniskus ist betroffen.
- Schmerzen bei der Außenrotation: der Innenmeniskus ist betroffen.

2. Steinmann-Zeichen: Bei Beugung des Knies wandert der Druckschmerz am inneren Gelenkspalt von vorne nach hinten.

Payr-Zeichen:

- Der Patient sitzt im Schneidersitz.
- Der Untersucher drückt das Kniegelenk nach unten.
- Schmerzen am inneren Gelenkspalt: Innenmeniskusläsion

Funktionstests bei Kreuzbandschaden

Schubladentest:

- Der Patient ist in Rückenlage mit flektiertem Kniegelenk (ca. 60°).
- Der Untersucher fixiert den Fuß mit seinem Gesäß und umgreift mit beiden Händen den Unterschenkel, zieht diesen nach vorne oder drückt ihn nach hinten.
- Abgleiten der Tibiagelenkfläche nach vorn: vordere Kreuzbandläsion
- Abgleiten nach hinten: hintere Kreuzbandläsion

Neutral-Null-Methode – Normalwerte Kniegelenk:

- Extension/Flexion: 5–10°/0°/120–150°

3.8.11 Untersuchung des Sprunggelenks und Fußes

Inspektion

- Deformationen
- Schwellungen
- Hühneraugen

- Haut-/Nagelpilz
- Verfärbungen
- offene Stellen

Palpation

- Sprunggelenk
- Mittelfußgelenke
- Beweglichkeit

Neutral-Null-Methode – Normalwerte Sprunggelenk:

- Dorsalflexion/Plantarextension: 20–30°/0°/40–50°
- Supination/Pronation: 35°/0°/15°

3.8.12 Untersuchung des Kopfes

- Nervenaustrittspunkte: N. trigeminus
- Nerven (Meningitis, Sinusitis)
- Einschränkung der aktiven/passiven Beweglichkeit
- Traumafolgen: Prellmarken, OP-Narben
- Kalottenklopfschmerz: lokal (Knochenprozess), diffus (Meningitis)
- Nebennasenhöhlen (Sinusitis)

3.8.13 Untersuchung der Reflexe

- Reflexbahnung (bei schwerer Auslösbarkeit von Reflexen, z. B. durch mehrfach kurz aufeinander folgende Reize)
- Jendrassik-Handgriff (Auseinanderziehen der vor der Brust eingehakten Finger), Arme: Bahnung durch Zusammenbeißen der Zähne, Husten, Anheben der Beine
- Klonus (anhaltende rhythmische Kontraktur/Anspannung der Muskulatur nach einmaliger Reflexauslösung)
- Patellarklonus auslösbar durch ruckartiges Verschieben der Patella nach kaudal und Festhalten
- Fußklonus durch ruckartiges Bewegen des Fußes nach dorsal bei anhaltendem Druck
- unerschöpflicher Klonus = Pyramidenbahnzeichen

Grad	Reflexantwort
0	Reflex nicht auslösbar
1 +	abgeschwächter Reflex
2 + +	normale Reflexantwort
3 + + +	gesteigerter Reflex
4 + + + +	erheblich gesteigerter Reflex mit Klonus

Eigenreflexe:

- Physiologisch Radiusperiostreflex (RPR), C 5–C 6: Schlag gegen die Seitenkante des distalen Radiusrandes – **Reaktion:** Beugung im Ellenbogengelenk
- Bizepssehnenreflex (BSR), C 5–C 6: Schlag auf die Sehne des M. biceps brachii bei leicht angewinkeltem Ellenbogen – **Reaktion:** Beugung im Ellenbogengelenk

Trizepssehnenreflex (TSR), C 6–C 8 (Th 1): Schlag auf die Sehne des M. triceps brachii bei angewinkeltem Unterarm und abgewinkeltem Oberarm – **Reaktion:** Streckung im Ellenbogengelenk

Pronatorenreflex, C 6–C 8: Schlag auf Radiusköpfchen bei angewinkeltem Unterarm – **Reaktion:** Pronation von Hand und Unterarm

Fingerbeugereflex (Trömner-Zeichen), C 7–C 8 (Th 1): Untersucher schlägt mit seinen Fingern auf die Fingerbeeren des Patienten – **Reaktion:** Beugung der Finger I–IV

Patellarsehnenreflex (PSR), syn. Quadrizepsreflex, L 2–L 4: Schlag unterhalb der Patella auf den M. quadriceps femoris bei leicht angewinkeltem Knie – **Reaktion:** Streckung im Kniegelenk

Achillessehnenreflex (ASR), L 5–S 2: Schlag auf die Achillessehne bei abgewinkeltem Bein – **Reaktion:** Beugung in Richtung Fußsohle (Plantarflexion)

Merke

Schwache bis fehlende Reflexe sind generell pathologisch.

Areflexie (keine Reflexe):
Erkrankungen: Hypothyreose, Hypokaliämie, Erschöpfung, Koma

Reflexe einzeln schwach bis fehlend:
symmetrisch bei Adie-Syndrom (verzögerte Augenreaktionen), Polyneuropathie, Polyradikulitis, Läsion eines peripheren Nervs mit entsprechend betroffenem Areal (Kompression, Trauma)

Reflexe einseitig fehlend:
Apoplex („schlaffe" Phase), asymmetrisch bei Polyneuropathie (aufgrund von Diabetes mellitus)

Reflexe gesteigert:
zentrale Läsion (Pyramidenbahn), Hyperthyreose, Hypokalzämie, Psyche (Angst, Nervosität, Übererregbarkeit)

3.8.14 Untersuchung der einzelnen Spinalnerven

C 5: obere laterale Region des Oberarms, Schmerzen (Schulter, lateraler Oberarm), M. deltoideus, M. biceps → eingeschränkte Abduktion im Schultergelenk/Ellenbogenflexion

C 6: Daumenkuppe, Schmerzen (Radialseite Ober-/Unterarm, Daumen 2. Finger), M. biceps, M. brachioradialis → eingeschränkte Bewegung des Unterarms im Ellenbogengelenk

C 7: Fingerkuppe des Zeigefingers, Schmerzen (Unterarm dorsal, mittlere 3 Finger), M. triceps → eingeschränkte Unterarmextension im Ellenbogengelenk

C 8: Fingerkuppe des Kleinfingers, Schmerzen (Unterarm dorsal, Ring-/Kleinfinger), kleine Handmuskeln → Abduktion des keinen Fingers, Flexion der Finger

Th 1: Haut am medialen Ellenbogen → Abduktion/Adduktion des Zeige-/Mittel-/Ringfingers

L 1: über Ligamentum inguinale, Flexion der Hüfte

L 2: lateraler Oberschenkel, Flexion der Hüfte

L 3: unterer medialer Oberschenkel, Schmerzen (vom Trochanter über Oberschenkel medial bis Knie), Extension des Knies, M. quadriceps femoris, Adduktoren → Schwierigkeiten bei Streckung im Kniegelenk, Adduktion im Hüftgelenk

L 4: lateral an der Großzehe, Schmerzen (laterale Oberschenkel-Vorderseite bis medialer Knöchel), Extension des Knies, M. quadriceps femoris, M. tibialis anterior → Schwierigkeiten bei Streckung im Kniegelenk, Heben des Fußes

L 5: lateral am Digitus II, Schmerzen (Außenseite Unterschenkel, Fußrücken, Großzehe), Flexion des Knies, M. extensor hallicis longus, M. tibialis anterior, M. glutaeus medius → Schwierigkeiten beim Heben der Großzehe / des Fußes, Hüftabduktion, Steppergang

S 1: an der Kleinzehe, Schmerzen (Ober-/Unterschenkel dorsal, lateraler Knöchel, Kleinzehe), Flexion des Knies, Plantarflexion der Fußes, Mm. peronei, M. triceps surae, M. glutaeus maximus → Schwierigkeiten beim Heben des Fußaußenrandes, Senken des Fußes, Hüftstreckung

S 2: an der Oberschenkelrückseite, Plantarflexion des Fußes, Adduktion der Zehen

S 3: an der Haut über der Gesäßfalte, Adduktion der Zehen

Teil 2
Einführung in die Tuina-Techniken

4	Tuina-Techniken	70
5	Erstellen einer individuellen Tuina-Behandlungsabfolge	117
6	Konstitutionstypen	121
7	Standard-Behandlungsmodule der einzelnen Körperareale	129

4 Tuina-Techniken

In der Tuina-Behandlung werden viele verschiedene Techniken angewandt, die dem aktuellen Krankheitsgeschehen, der Konstitution und lokal den Gegebenheiten eingedrungener pathogener Faktoren angepasst werden.

Die Grundtechniken der Tuina-Therapie sind Druck, Vibration, Bewegung auf dem Gewebe und ergreifendes Kneifen, die spezifischen Techniken sind Mobilisation und Traktion. In diesem Kapitel werden die unterschiedlichen Tuina-Techniken beschrieben: die Grundtechniken mit den entsprechenden Variationen, die Gelenk-Mobilisationstechniken und eine Auswahl von praxisrelevanten Traktionstechniken.

4.1 Übersicht Tuina-Techniken

Die Tuina-Techniken werden wie folgt unterschieden:

Hauttechniken: Ca Fa, Tui Fa, Mo Fa, Ma Fa, Sao San Fu, Fu Fa, Ning Fa

Muskuläre Techniken: Gun Fa, Rou Fa, An Fa, Nie Fa, Na Fa, Cuo Fa, Cai Fa, Ya Fa, Bo Yun Fa

Hitze klärende Techniken: Ning Fa, Qia Fa

Ausleitende Techniken: Ca Fa, Nie Fa, Na Fa, An Fa, Rou Fa, Mo Fa, Ma Fa, Tan Zhi Fa

Stagnation lösen: Ji Fa – hochfrequent, Pai Fa, Yi Zhi Chan

Qi und Blut bewegen: Gun Fa, Rou Fa, Cuo Fa, Zhen Fa

Lymphe bewegende Techniken: Tui Fa, Mo Fa

Harmonisierende Techniken: Ma Fa, Sao San Fu Fa, Tai Chi Mo Fa, Fu Fa

Öffnende Techniken: Dou Fa, Cou Fa, Yao Fa

Sehnenansätze lösen, Muskulatur lockern: Tan Bo Fa

Gelenke mobilisieren: Yao Fa, Ba Shen Fa, Ban Fa, Nian Fa, Qia Fa, Dou Fa, Bei Fa

Merke

Tuina-Massage-Techniken und ihre Wirkungsweise

- **Energie tonisierend sind im Uhrzeigersinn sanfte, langsame, langdauernde, ausgeführte Bewegungen.**
- **Energie sedierend sind kräftige, schnelle, kurze, vom Zentrum weggerichtete Bewegungen.**

▶ **Tab. 4.1** Übersicht über die Tuina-Techniken.

Tuina-Technik	Ausführung
An Fa	Pressen
Dian Fa	punktuelles Pressen
Tui Fa	Schieben
Mo Fa	kreisendes Streichen
Ca Fa	Reiben
Rou Fa	Kneten
Yao Fa	Rotieren, Gelenk-Rotationstechniken
Pai Fa	Schlagen
Bo Yun Fa	Kneten mit dem Unterarm
Ji Fa	Klopfen
Cou Fa	Quirlen
Gun Fa	Rollen
Dou Fa	Schütteln
Nian Fa	Zwirbeln der Finger und Zehen
Sao San Fu Fa	Ausstreichen
Tan Bo Fa	Zupfen
Ma Fa	Wischen
Fu Fa	sanftes Ausstreichen
Ning Fa	Drehen einer Hautfalte
Na Fa	Greifen
Nie Fa	Kneifen
Cai Fa	mit den Füßen reponieren
Qia Fa	mit dem Fingernagel drücken
Yi Zhi Chan	Einfinger-Meditation
Ba Shen Fa	Dehnungstechnik für die Gelenke
Zhen Fa	Vibrationstechnik
Ban Fa	Traktion
Dao Fa	Klopfen mit dem Knöchel
Tan Zhi Fa	Schnipsen um ein Gelenk
Bei Fa	Festhängen des gesamten Körpers

4.2 Tuina-Techniken im Einzelnen

Zur besseren Orientierung der Ausführungsrichtungen der Techniken sind hier die Richtungsbezeichnungen aufgeführt (▶ Abb. 4.1, ▶ Tab. 4.2).

▶ **Tab. 4.2** Generelle Lage- und Richtungsbezeichnungen zur Orientierung.

Bezeichnung	Richtung
median	in der Mitte gelegen
medial	zur Mitte hin gelegen
paramedian	neben der Mitte gelegen
lateral	(von lat. *latus* = Seite): zur Seite hin gelegen
ipsilateral	auf der gleichen Seite befindlich
kontralateral	auf der gegenüberliegenden Seite befindlich
parietal	zur Wand eines Organs oder zur Leibeswand gehörig; seitlich, wandständig; zum Scheitel gehörend
viszeral	die Eingeweide betreffend, zu den Eingeweiden gehörend
dorsal	(von *dorsum* = Rücken): rückenwärts
ventral	(von *venter* = Bauch): bauchseitig
anterior	nach vorn gelegen
posterior	nach hinten gelegen
kranial	Richtung Schädel
kaudal	Richtung Steißbein
okzipital	Richtung Hinterhaupt
frontal	Richtung Stirn
für Extremität, Hand und Fuß	
proximal	Richtung Rumpf
distal	vom Rumpf weg
radial	daumenseits
ulnar	kleinfingerseits
palmar	Hohlhandseite
dorsal	Handrückenseite
plantar	fußsohlenwärts
dorsal	fußrückenwärts

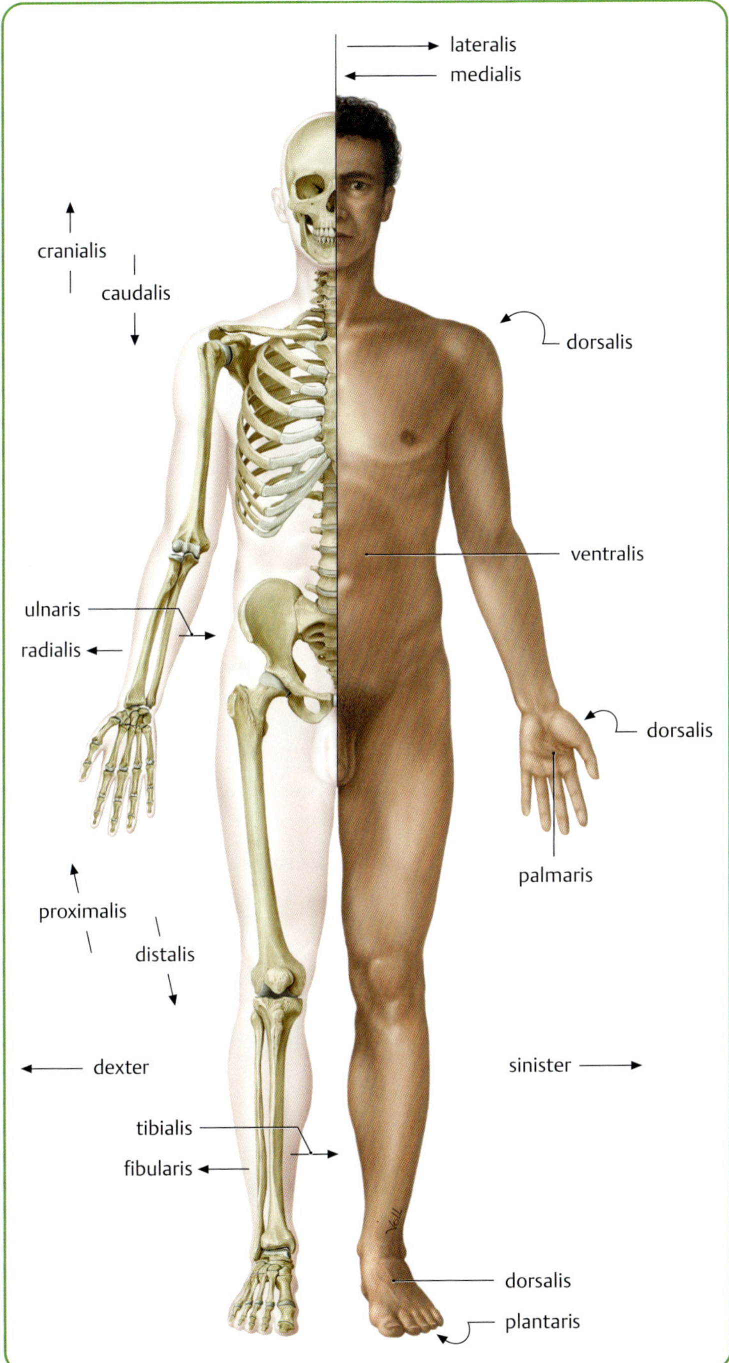

► **Abb. 4.1** Körper mit Richtungspfeilen. (Quelle: Schünke M, Schulte E, Schumacher U. Prometheus. LernAtlas der Anatomie. Allgemeine Anatomie und Bewegungssystem. Illustrationen von M. Voll und K. Wesker. 6. Aufl. Stuttgart: Thieme; 2022)

4.2.1 Allgemeine Techniken

Tui Fa – Schieben

Tui Fa ist eine der Basistechniken in der Tuina.

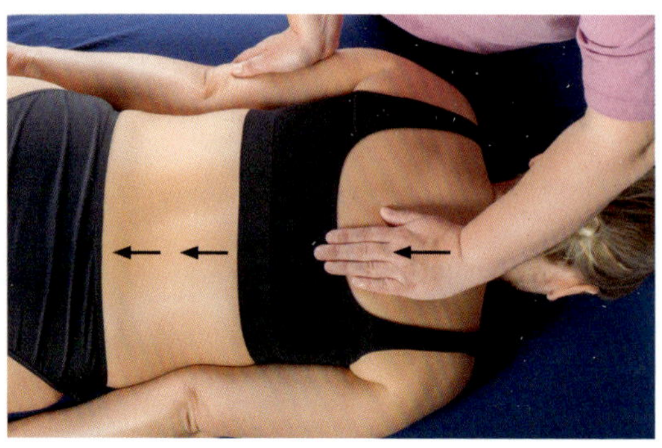

▶ **Abb. 4.2** Tui Fa.

Technik: Der Daumen, Finger, Handwurzeln, Handflächen oder die Faust werden auf der Haut schiebend, gradlinig oberflächlich oder in der Tiefe nach oben, unten, seitlich auseinander laufend oder spiralförmig bewegt (▶ **Abb. 4.2**).

- Bewegung mit gleichmäßiger Kraft ausführen
- den anatomischen Gegebenheiten folgen (wie ein Hobel)
- immer in eine Richtung schieben

Wirkung: Entspannung der Muskulatur, Leitbahnen wärmend und durchgängig machend, Qi- und Xue-Zirkulation anregend, Stasen lösend, klärt Shen (Geist), harmonisiert die Mitte

Diese Technik wird kräftig im Bereich der Extremitäten ausgeführt. In Bereich des Abdomens wird sanft gearbeitet.

Allgemeine Indikationen: Zephalgien, Dysmenorrhö, gastrointestinale Dysfunktion, muskuläre Verspannungen, Bi-Syndrome, Insomnie

Absolute Kontraindikationen: keine

Fen Tui Fa – Auseinanderschieben – Teilen mit den Daumen

Ist eine Untertechnik von Tui Fa.

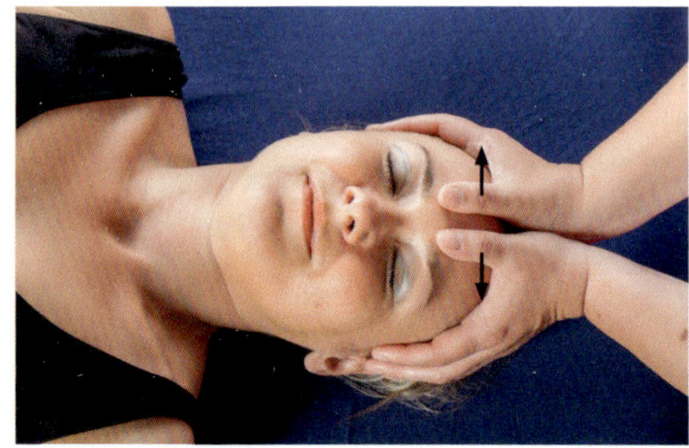

▶ **Abb. 4.3** Fen Tui Fa – Stirn.

Technik: Beide Daumen liegen parallel in der Stirnmitte auf und schieben gleichzeitig nach temporal (▶ **Abb. 4.3**).

Körperareal: Stirn

Wirkung: harmonisierend und Shen beruhigend

Fen Tui Fa – Auseinanderschieben mit zwei Händen

Ist eine Untertechnik von Tui Fa.

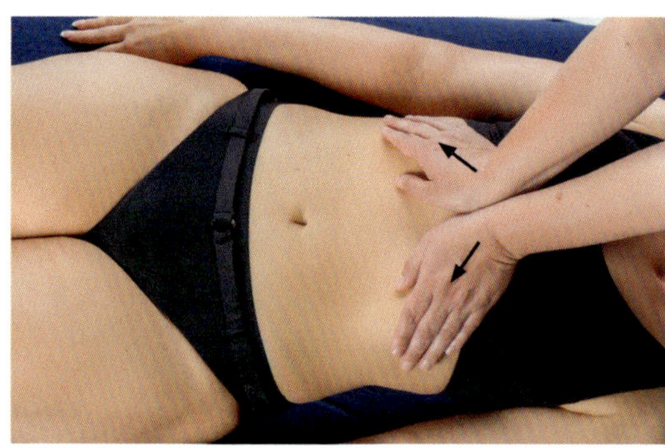

▶ **Abb. 4.4** Fen Tui Fa – Thorax.

Technik: Beide Hände liegen parallel auf dem Körperareal auf und schieben gleichzeitig nach lateral (▶ **Abb. 4.4**).

Körperareal: Rücken, Thorax, Abdomen, Rücken

Wirkung: Entspannung der Muskulatur, Leitbahnen wärmend und durchgängig machend, Qi- und Xue-Zirkulation anregend

Xie Tui Fa – Überkreuztes Auseinanderschieben

Ist eine Untertechnik von Tui Fa.

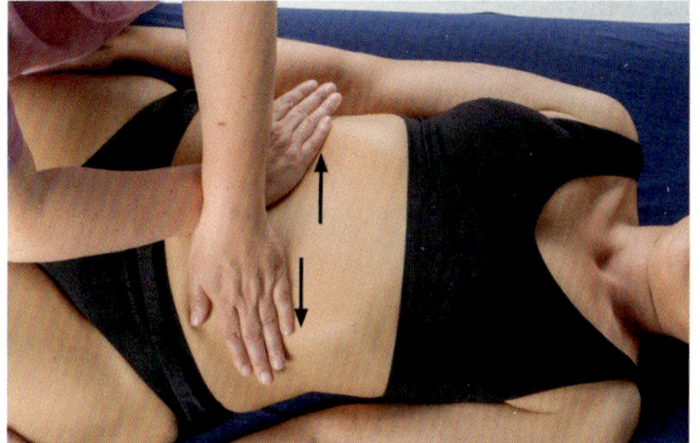

▸ **Abb. 4.5** Xie Tui Fa.

Technik: Hände werden überkreuzt auf das Körperareal aufgelegt und schieben gleichzeitig nach lateral (▸ **Abb. 4.5**).

Körperareale: Thorax, Abdomen

Wirkung: Entspannung der Muskulatur, Leitbahnen wärmend und durchgängig machend, Qi- und Xue-Zirkulation anregend

He Tui Fa – Zusammenschieben

Ist eine Untertechnik von Tui Fa.

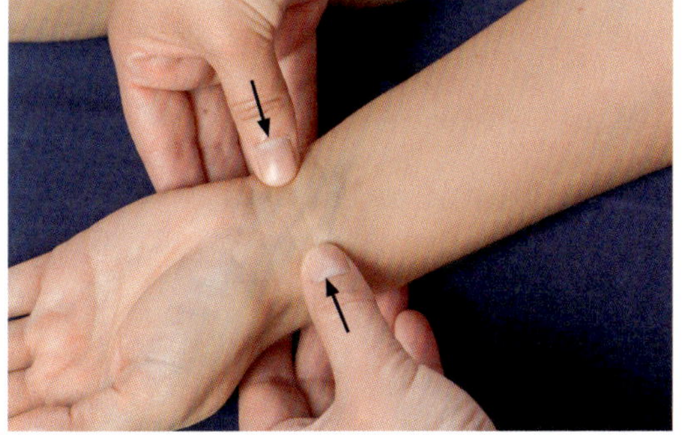

▸ **Abb. 4.6** He Tui Fa.

Technik: Beide Hände oder Finger liegen parallel auf dem Körperareal auf und schieben gleichzeitig nach medial (▸ **Abb. 4.6**).

- Die Daumen des Therapeuten liegen medial und lateral auf dem Handgelenk auf.
- Fingerbeeren zeigen zueinander.
- Die Daumen schieben sich zusammen.

Körperareale: Rücken, Thorax, Abdomen, Handgelenke

Wirkung: Entspannung der Muskulatur, Leitbahnen wärmend und durchgängig machend, Qi- und Xue-Zirkulation anregend

Yi Zhi Tui Fa – Geradeschieben mit einem Finger

Ist eine Untertechnik von Tui Fa.

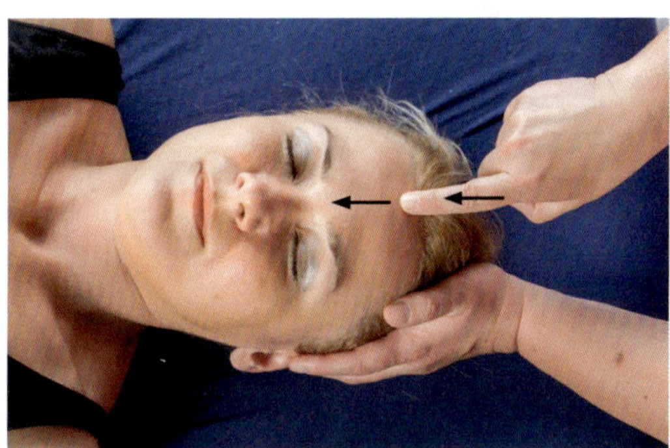

▸ **Abb. 4.7** Yi Zhi Tui Fa.

Technik: Zeigefinger liegt auf dem Körperareal auf und schiebt gerade in eine Richtung (▸ **Abb. 4.7**).

Körperareal: Gesicht, Hals

Wirkung: Entspannung der Muskulatur, Leitbahnen wärmend und durchgängig machend, Qi- und Xue-Zirkulation anregend

Yin-Yang-Streichung am Unterschenkel

Ist eine Untertechnik von Tui Fa.

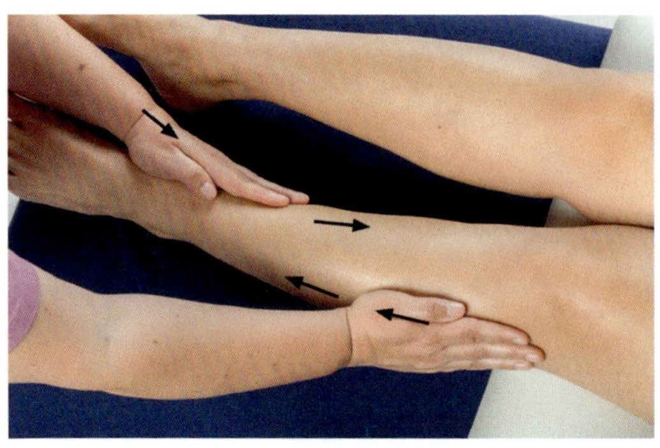

▸ **Abb. 4.8** Yin-Yang-Streichung am Unterschenkel.

Technik (▸ Abb. 4.8):

- Die Hände liegen lateral und medial am Unterschenkel des Patienten.
- Linker Unterschenkel: linke Hand liegt in der Höhe der medialen Malleole.
- Rechte Hand in der Höhe Gb 34. Die linke Hand schiebt rhythmisch nach proximal über das Knie.
- Die rechte Hand nach distal bis zum Fuß. Beide Hände lösen und in die Ausgangsposition zurücklegen.
- Wiederholung: 36-mal

Körperareal: Unterschenkel

Wirkung: energetisierend, harmonisierend, wärmend

Allgemeine Indikationen: Kälte-Erkrankungen, Erschöpfungszustände

Absolute Kontraindikationen: keine

An Fa – Drücken, Pressen

An Fa ist eine der Basistechniken in der Tuina.

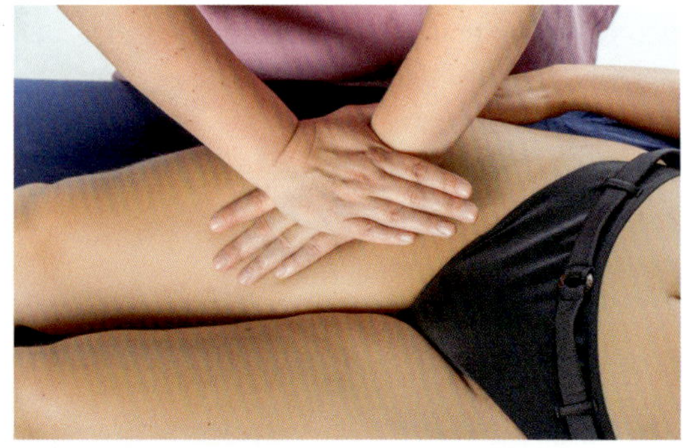

▸ **Abb. 4.9** An Fa.

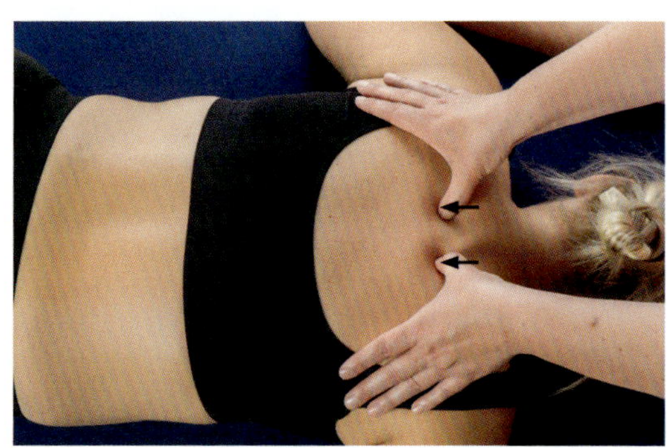

▸ **Abb. 4.10** An Fa.

Technik: Es wird mit dem Daumen, Zeigefinger, Mittelfinger, Handballen, mit der flachen Hand oder dem Ellenbogen flächig oder punktuell Druck auf bestimmte Körperstellen, Akupunkturpunkte oder Ashi-Punkte ausgeübt (▸ **Abb. 4.9**, ▸ **Abb. 4.10**).

- anfangs leichter Druck, langsam stärker werdend in die Tiefe gehen
- mit gleichmäßiger Kraft arbeiten, plötzliche Druckänderungen vermeiden
- kurze Entspannung durch Kneten oder kreisendes Reiben
- Wiederholung: Punkt bis zu 3 Minuten drücken
- mit dem eigenen Körpergewicht arbeiten, um die Druckstärke zu regulieren

Körperareale: gesamter Körper, Ashi-Punkte

Wirkung: Entspannung verhärteter Muskeln, Analgesie, Lösen von Qi- und Xue-Blockaden, zirkulationsfördernd, Stärkung der Zang Fu, Beruhigung des Shen

Allgemeine Indikationen: Zephalgien, Bi-Syndrom, Dysmenorrhö, gastrointestinale Dysfunktion

Absolute Kontraindikationen: keine

Merke

Diese Technik ist typisch für die weitgehend bekannte Akupressurbehandlung und kann am ganzen Körper zur Aktivierung von Akupunkturpunkten, beispielsweise der Rücken-Shu-Punkte und Leitbahnen angewendet werden.

Diese Technik wird sehr häufig mit der Technik Rou Fa kombiniert: Zhi An Rou Fa – Drücken und Kneten mit den Fingern.

Dian An Fa – Punktuelles tiefes Drücken

Ist eine Variation von An Fa.

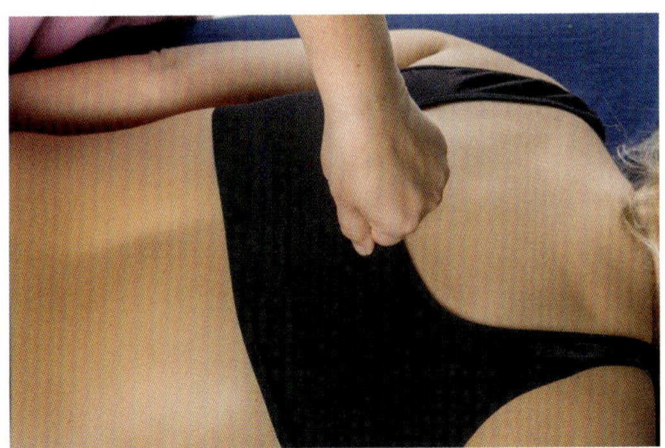

▸ **Abb. 4.11** Dian Fa.

Technik: Es wird mit der Fingerkuppe von Daumen, Mittelfinger oder der Fingerknöcheln an den ausgewählten Punkten gedrückt (▸ **Abb. 4.11**).

- Beim Aufbau des Druckes den Patienten einatmen lassen. Der Patient atmet im eigenen Rhythmus weiter. Beim Lösen des Punktes Patient ausatmen lassen.
- Halten des Punktes bis zu 5 Minuten.

Körperareale: die Rücken-Shu-Punkte, alle Akupunkturpunkte, die nach der anatomischen Lage ein tiefes Drücken zulassen

Wirkung: aktiviert Leitbahnen und Verbindungen, löst Stasen, bewegt Qi und Xue, macht Gelenke beweglicher, reguliert und harmonisiert Zang Fu, wirkt analgetisierend

Indikationen: Zephalgien, Insomnie, Bi-Syndrom, gastrointestinale Dysfunktion, lokale Schmerzen, muskuläre Blockaden

Absolute Kontraindikationen: keine

Ya Fa – Kräftiges, tiefes Pressen

Ist eine Variation von An Fa.

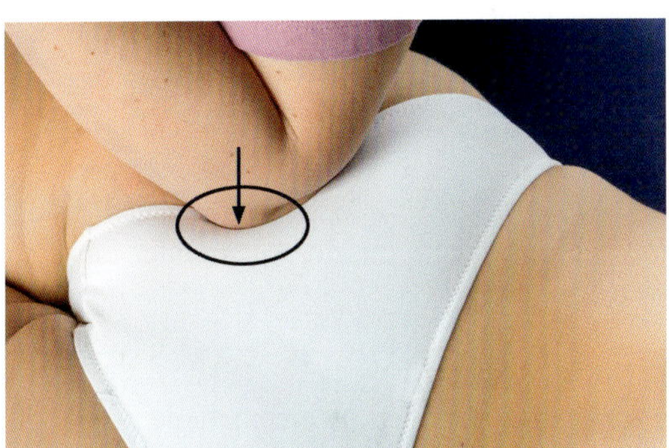

▸ **Abb. 4.12** Ya Fa.

Technik: Es wird mit der Ellenbogenspitze, mit dem Unterarm, dem Knie oder der Ferse kräftig gedrückt (▸ **Abb. 4.12**).

- anfangs leichter Druck, langsam stärker werdend in die Tiefe gehen
- mit gleichmäßiger Kraft arbeiten, plötzliche Druckänderungen vermeiden
- Es wird mit dem eigenen Körpergewicht gearbeitet.

Körperareale: Gb 30, alle großen Muskelareale, Akupunkturpunkte, die in der Tiefe liegen

Wirkung: lindert Schmerzen, aktiviert Leitbahnen und Verbindungen, löst Stasen, bewegt Qi und Xue

Allgemeine Indikationen: muskuläre Verspannung, Schmerz

Absolute Kontraindikationen: keine

Qia Fa – mit dem Fingernagel drücken – „Fingernadeln“ (Zhi Zhen Fa)

Ist eine Variation von An Fa.

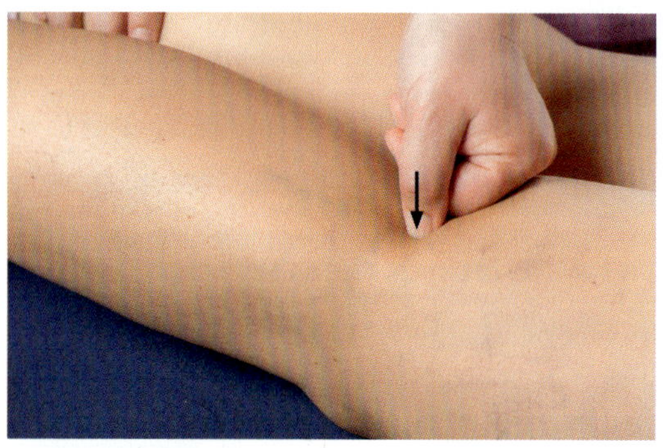

▸ **Abb. 4.13** Qia Fa.

In dieser speziellen Variation von An Fa wird statt mit der Fingerbeere mit der Kuppe oder mit dem Nagel tief gedrückt.

Technik (▸ Abb. 4.13):

- punktuelles Drücken auf einem Punkt
- Qie Qia – schneidendes Tiefdrücken entlang einer Linie, an den Extremitäten von distal nach proximal

Wirkung: Der Patient verspürt bei richtiger Ausführung das De-Qi-Gefühl. Die Blutzirkulation wird angeregt, Muskeln entspannen sich, Shen wird erfrischt.

Allgemeine Indikationen: muskuläre Verspannung, Schmerz

Absolute Kontraindikationen: Neigung zu Hämatombildung

Na Fa – Greifen, Heben

Na Fa ist eine der Basistechniken in der Tuina.

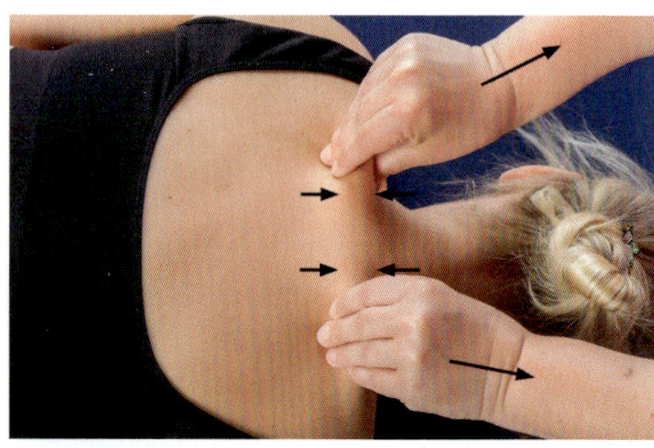

▸ **Abb. 4.14** Na Fa – Bauchlage.

Technik: Die Fingerbeeren des Daumens und Zeigefingers (Zangengriff) oder mehrere Finger greifen eine Hautwulst und das darunter liegende Muskelgewebe und ziehen es leicht vom Körper weg. Anschließend wird der Muskel wieder abgesetzt, nicht fallen gelassen (▸ **Abb. 4.14**).

- erst mit wenig Kraft arbeiten, stetig stärker werdend
- rhythmisch stetig arbeiten
- im Wechsel lösen und zugreifen
- mehrere Wiederholungen
- nach dieser Technik den Behandlungsbereich sanft ausstreichen
- Die Technik kann ein- oder beidhändig ausgeführt werden.

Körperareale: alle Körperbereiche

Wirkung: Erwärmen und Lösen der Muskulatur, schmerzlindernd, Qi- und Xue-Zirkulation anregend, Wind-Kälte austreibend, Leitbahnen öffnend, analgetisierend

Allgemeine Indikationen: Kälteerkrankungen, Beschwerden des Bewegungsapparates, Schwindel, Verletzungen der Sehnen, gastrointestinale Dysfunktion, Schmerz

Absolute Kontraindikationen: keine

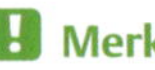 **Merke**

Diese Technik wird meist mit der Technik Nie Fa kombiniert.

Na Fa am Abdomen

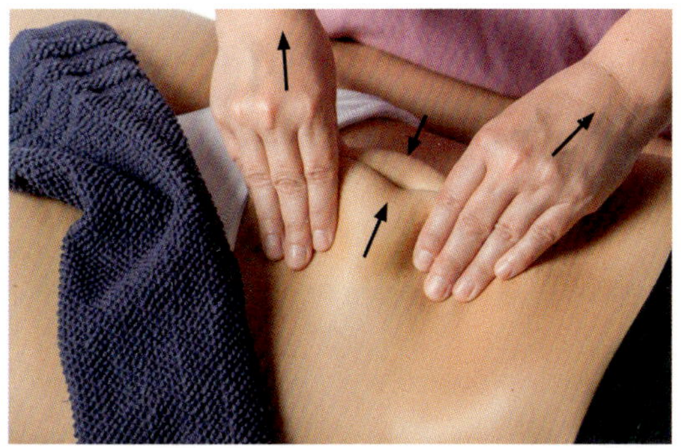

► **Abb. 4.15** Na Fa – Rückenlage.

Technik (► Abb. 4.15):
- Hände liegen parallel auf der Medianlinie unterhalb des Xyphoids
- Hände greifen und heben eine Bauchfalte
- Bauchfalte absetzen
- nach abdominal durcharbeiten

Wirkung: harmonisierend, die Verdauung anregend

Absolute Kontraindikationen: keine

Nie Fa – Kneifen

Nie Fa ist eine der Basistechniken in der Tuina.

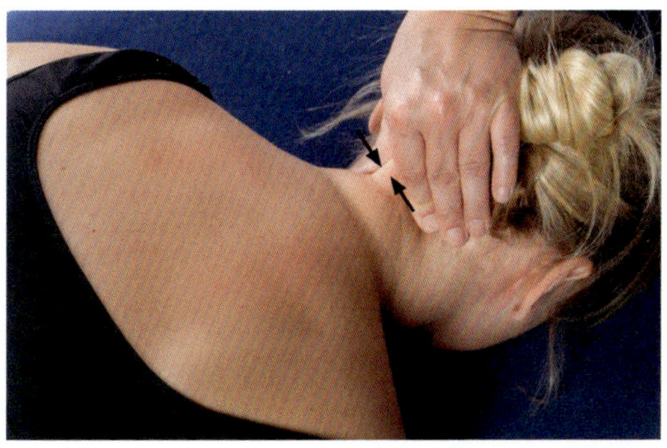

► **Abb. 4.16** Nie Fa.

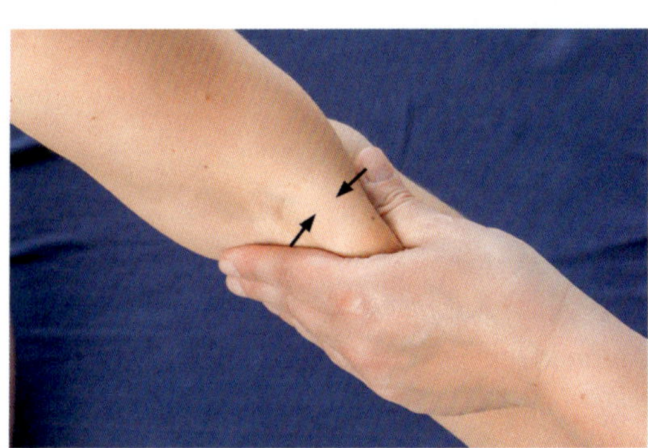

► **Abb. 4.17** Nie Fa.

Technik (► Abb. 4.16, ► Abb. 4.17):
- Haut und Unterhaut werden bei dieser Technik mit allen Fingern oder mit Daumen, Zeige- und Mittelfinger zusammengedrückt, gleich anschließend oder nach einigen Sekunden wird der Griff gelöst.
- Die Technik soll keine Schmerzen auslösen.
- Am Rücken wird mit allen Fingern eine Hautrolle gegriffen, die Haut wird abgehoben und der Griff wieder gelöst, die nächste Hautrolle wird gegriffen. Von kranial nach kaudal durcharbeiten „Haut abziehen“. (► **Abb. 4.14**)

Körperareale: Schulter-Nacken-Bereich, Rücken, Extremitäten

Wirkung: Verspannung von Muskeln und Sehnen lösen, Harmonisieren, Leitbahnen und Luo-Gefäße durchgängig machen

Merke

Diese Technik wird häufig in Kombination mit der Technik Na Fa angewandt, stärkeres Greifen und gleichzeitiges Kneifen.

Mo Fa – kreisendes Reiben oder Streichen

Mo Fa ist eine der Basistechniken in der Tuina.

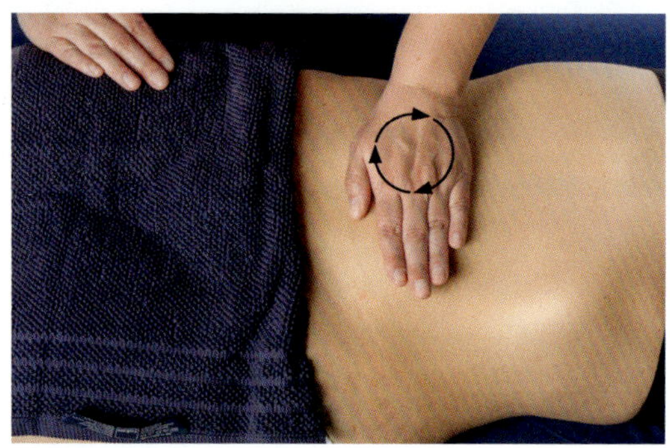

► **Abb. 4.18** Mo Fa.

Technik: Mit einer Handfläche oder beiden Handflächen, den Daumen, zwei, drei oder vier Fingern wird eine klein- oder großflächig kreisende Bewegung ausgeführt, wobei es zu einer kreisenden Verschiebung der Ober- zur Unterhaut bis maximal zur Muskulatur kommt (► **Abb. 4.18**).

- bis zu 120 kreisende Bewegungen pro Minute
- mit moderatem Druck, die Haut sollte nicht stark verschoben werden
- ruhig und gleichmäßig in einer Linie kreisend streichen
- Im Abdominalbereich wird die Technik 36-mal im Uhrzeigersinn wiederholt angewandt.

Körperareale: Diese Technik wird hauptsächlich im Kopfbereich, im Thorax- und Abdominalbereich und an den Extremitäten eingesetzt.

Wirkung: Qi- und Xue-Zirkulation in der Oberfläche anregend, durchblutungsfördernd, entspannend, beruhigend, schmerzlindernd, wärmend, Nahrungsstagnation lösend

Allgemeine Indikationen: Zephalgien, harmonisiert den Abdominalbereich bei Diarrhö oder Obstipation, Dysmenorrhö, Infertilität, Stress

Absolute Kontraindikationen: keine

Tai Chi Mo Fa – kreisendes Streichen

Ist eine Variation von Mo Fa.

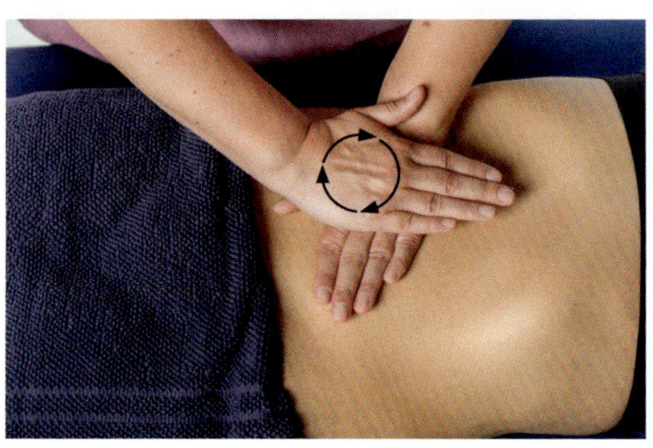

► **Abb. 4.19** Tai Chi Mo Fa.

Diese Technik wird im Bereich des Bauchnabels angewandt (► **Abb. 4.19**).

Lagerung des Patienten: Patient liegt in Rückenlage

Technik:

- Der Therapeut steht mit Blickrichtung Abdomen.
- Die Hände des Therapeuten werden übereinander auf den Bauchnabel gelegt und im Uhrzeigersinn auf dem Bauchnabel bleibend sanft kreisend bewegt.

Wirkung: Harmonisieren, Wärmen und Stärken des Abdominalbereichs

Allgemeine Indikationen: Beschwerden im Abdominalbereich

Absolute Kontraindikationen: nach Operationen oder Eingriffen am Abdomen

Yin Yang Mo Fa – Yin-Yang-Zeichen auf dem Bauch streichen

Ist eine Variation von Mo Fa.

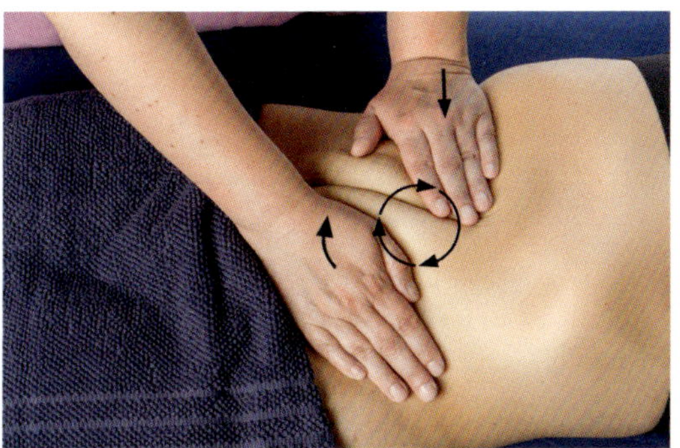

▶ **Abb. 4.20** Yin Yang Mo Fa.

Lagerung des Patienten: Patient liegt in Rückenlage

Technik (▶ Abb. 4.20):

- Der Therapeut steht auf der rechten Seite des Patienten mit Blick auf das Abdomen.
- Die Hände liegen etwas versetzt neben dem Bauchnabel auf. Der Bauchnabel bildet den Mittelpunkt, die linke Hand liegt etwas unterhalb Richtung Hüftknochen, die rechte Hand Richtung Rippenbogen.
- Die Hände werden nun zeitgleich kreisend im Uhrzeigersinn bewegt und streichen imaginär das Yin-Yang-Zeichen.
- Die Hände setzen nach der ersten Zeichnung ab und gehen in die Ausgangsstellung zurück.
- Die gleiche Bewegung beginnt von vorn.
- Wiederholung: 36-mal
- Die Technik wird sanft, langsam und gleichmäßig ausgeführt.

Wirkung: Harmonisieren, Wärmen und Stärken des Abdominalbereichs.

Allgemeine Indikationen: Beschwerden im Abdominalbereich

Absolute Kontraindikationen: nach Operationen am Abdomen

Ca Fa – Kräftiges Reiben

Ist eine Variation von Mo Fa.

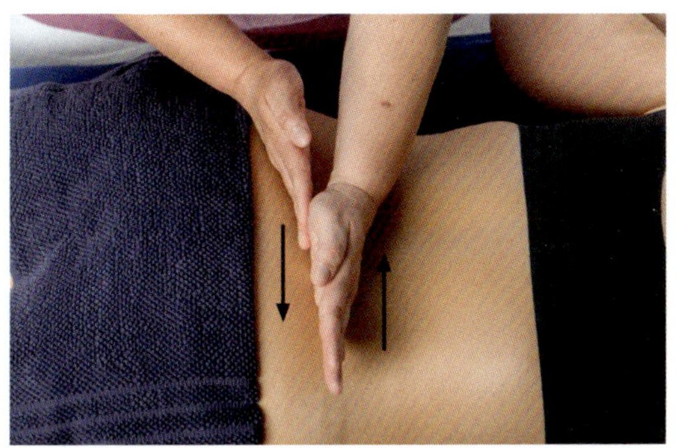

▶ **Abb. 4.21** Ca Fa.

Ca Fa ist eine sehr dynamische Technik und wird meist am Ende einer Behandlung ausgeführt. Diese Technik ist auch vor chiropraktischen Manipulationen einsetzbar.

Technik: Mit einer Hand, mit beiden Händen, mit Fingerkuppen, Thenar, Hypothenar, Handwurzel oder Faust intensiv hin- und zurückreiben. Die Hand sollte immer Hautkontakt behalten. Die Kraft wird im Gegensatz zu Tui in zwei Hauptrichtungen wirksam (▶ **Abb. 4.21**).

- kräftig, großflächig mit einer Hand in einer Linie die Haut des Patienten reiben
- kräftig mit beiden Händen in die entgegengesetzte Richtung reiben

Körperareale: gesamter Rücken, Kreuzbein, Brustkorb, Bauch, Extremitäten

Wirkung: Die Technik wärmt die Leitbahnen, tonisiert das Nieren-Yang, bewegt Xue und Qi, löst Qi-Stagnationen, reguliert den Qi-Fluss, aktiviert die Blutzirkulation, vertreibt Wind-Kälte und Wind-Nässe, vertreibt Kälte-Schmerzen, hyperämisierend

Allgemeine Indikationen: Schmerzen im Bewegungsapparat

Absolute Kontraindikationen: Empfindlichkeit der Haut

Praxistipp

Zum Schutz der Haut ist es bei dieser Technik sinnvoll, ein Massageöl, Sesamöl oder Kräuteröl zu verwenden (Kap. 10.1.2). Vorsicht bei stark behaarten Patienten!

Ma Fa – Wischen

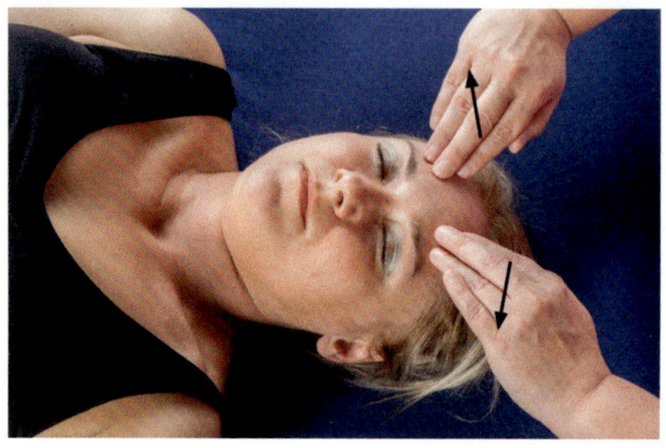

▶ **Abb. 4.22** Ma Fa.

Diese Technik wird speziell im Kopf-, Nacken- und Gesichtsbereich angewandt (▶ **Abb. 4.22**).

Technik: mit einer oder beiden Fingerbeeren Daumen, Fingerbeeren aller Finger

- gleichmäßig nach oben und unten und/oder nach rechts und links wischen.
- Das Wischen erfolgt leicht, aber nicht zu sanft, und oberflächlich auf der Haut.

Körperareale: Gesicht, Kopf, Nacken

Wirkung: beruhigt Shen, klärt die Stirn, löst Stagnation, Verbesserung der Sehkraft

Allgemeine Indikationen: Zephalgien, Rhinitis, Sinusitis, Insomnie, Schwindel

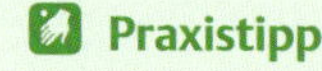

Praxistipp

Bei sehr trockener Haut sollte Puder verwendet werden.

Rou Fa – Kneten

Rou Fa ist eine der Basistechniken in der Tuina.

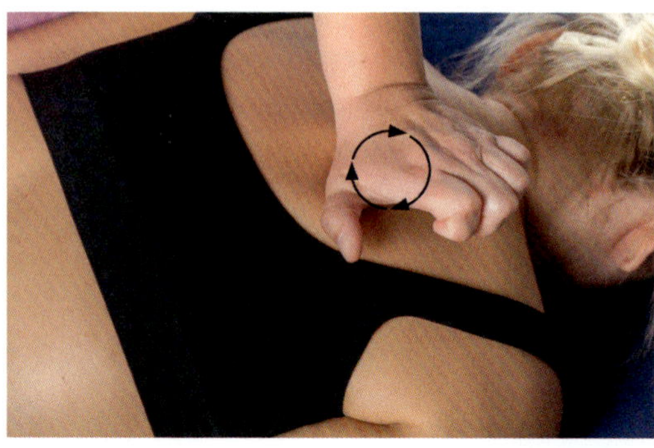

▶ **Abb. 4.23** Rou Fa.

Kneten: stationäres Zirkulieren/Friktionieren mit den Fingern, Handballen (Thenar oder Hypothenar), Handfläche, ulnarer Unterarm oder Ellenbogen auf Akupunkturpunkten oder Körperarealen (Muskelgewebe) (▶ **Abb. 4.20**)

Technik (▶ Abb. 4.23):

- Das Kneten entsteht durch eine Kreis- und Pendelbewegung, die mit mehr oder weniger deutlichem Druck kombiniert wird.
- Die Bewegung erfolgt sehr schnell, 120–130-mal/Minute.
- Hand, Finger oder Ellenbogen bleiben immer an der gleichen Stelle.
- Kneten mit den Fingern, Behandlung von Akupunkturpunkten
- Kneten mit dem Handballen, Handfläche – Behandlung von Lumbal- und Glutealregion, Oberschenkel
- Kneten mit dem Ellenbogen – tiefer liegende Körperschichten

Körperareale: Rou Fa wird am ganzen Körper angewandt.

Wirkung: öffnet die Leitbahnen, Qi-Blockaden werden gelöst, Muskeln und Sehnen werden gelockert, Schmerzlinderung, Behandlung von Schwellungen, Qi und Xue bewegend

Allgemeine Indikationen: alle Arten von Schmerz, Dysmenorrhö, gastrointestinale Dysfunktion, Schwindel, Stress

Absolute Kontraindikationen: keine

Bo Yun – Kneten mit dem Unterarm

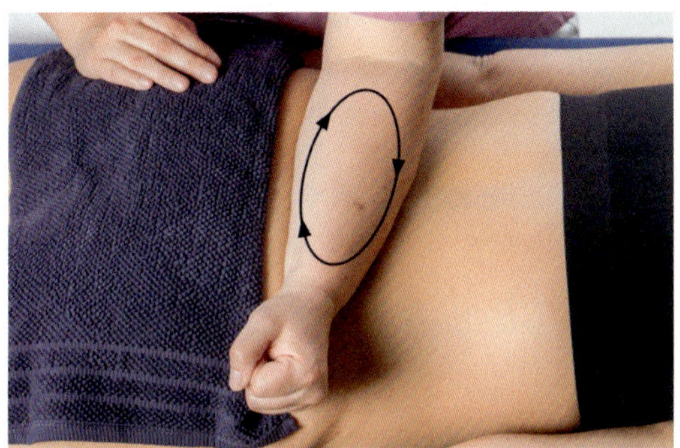

▶ **Abb. 4.24** Bo Yun.

Kneten: stationäres Zirkulieren/Friktionieren mit dem Unterarm (Bauch des M. flexor ulnaris)

Technik (▶ Abb. 4.24):

- rhythmische Flexion und Extension in einer Bewegung
- Reiben und Kneten gleichzeitig, um größere Flächen zu bearbeiten

Körperareale: alle großen Muskeln am Rücken, Bauch, Glutealregion, Hüfte, untere Extremität

Wirkung: öffnet die Leitbahnen, löst Qi-Blockaden, Muskeln und Sehnen werden gelockert, Schmerzlinderung, Behandlung von Schwellungen, Qi und Xue bewegend

Allgemeine Indikationen: alle Arten von Schmerz, muskuläre Verspannung, Dysmenorrhö, gastrointestinale Dysfunktion, Schwindel, Stress

Yi Zhi Chan – Einfinger-Meditation

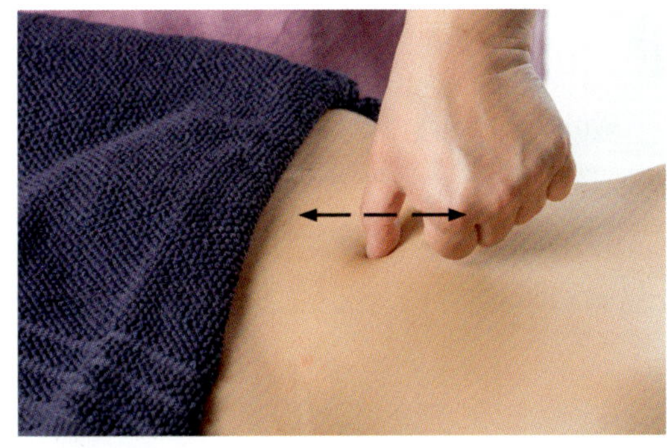

▶ **Abb. 4.25** Yi Zhi Chan.

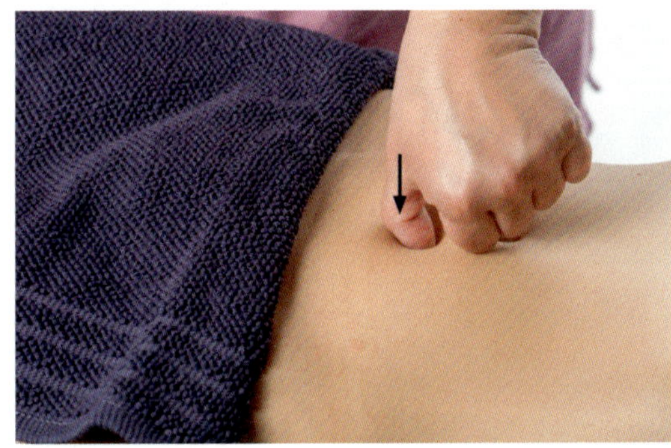

▶ **Abb. 4.26** Yi Zhi Chan.

Technik: Die Technik wird mit dem Daumen ausgeführt. Durch die hohe Bewegungsfrequenz entsteht eine Vibration. Der Finger wird auf den zu behandelnden Punkt aufgesetzt (▶ Abb. 4.25, ▶ Abb. 4.26).

- Mit hoher Frequenz 150–180-mal/Minute eine Flexion und Extension des Daumengelenks ausführen.
- Die Schulter bleibt locker.
- Diese Technik kann am gesamten Körper, an einzelnen Punkten und im Verlauf einer Leitbahn ausgeführt werden.

Wirkung: aktiviert die Zirkulation von Qi und Xue, löst Stasen, löst Nahrungsstagnationen im Verdauungstrakt, harmonisiert Wei Qi und Ying Qi

Allgemeine Indikationen: Zephalgien, Schwindel, Dysmenorrhö, gastrointestinale Dysfunktion, Verletzungen

Absolute Kontraindikationen: keine

Merke
Bei korrekter Ausführung der Technik ist die Wirkung ähnlich der einer Akupunkturnadel.

Gun Fa – Rollen

Gun Fa ist eine der Basistechniken in der Tuina.

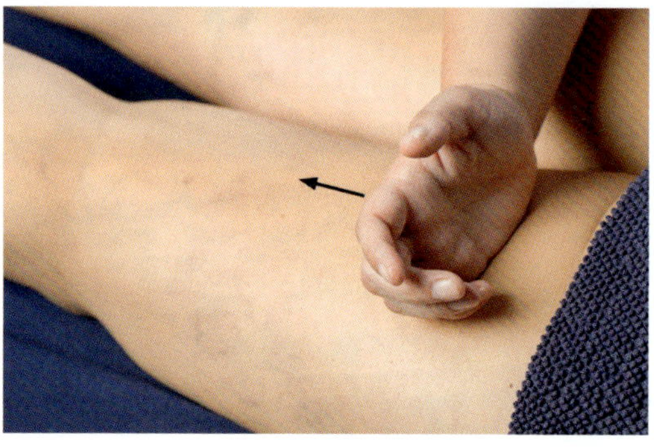

► **Abb. 4.27** Gun Fa.

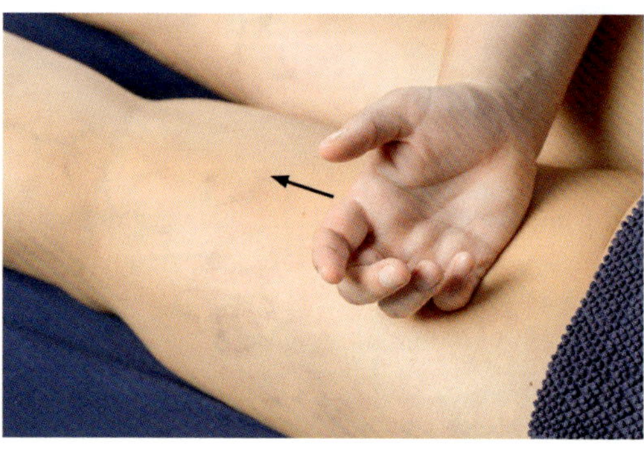

► **Abb. 4.28** Gun Fa.

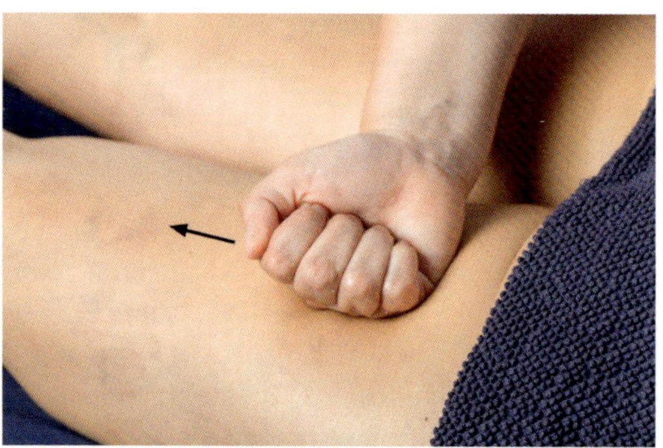

► **Abb. 4.29** Gun Fa – Variante mit der Faust.

Technik: Drehung der Hand über die Handkante und Handrücken. Intensive, kraftvolle Behandlung großer Körperareale, je nach Konstitution und Beschwerdebild mehr oberflächlich oder in der Tiefe (► Abb. 4.27, ► Abb. 4.28, ► Abb. 4.29).

- Die Hand bleibt immer in Kontakt mit dem Patienten.
- Die Hand ist leicht gewölbt, die Finger sind locker.
- Die Hand wird mit Druck, rhythmisch, großflächig, rollend über den Körper des Patienten bewegt.
- Die Technik kann auch gleichzeitig beidhändig ausgeführt werden.

Körperareale: Schulter-Nacken-Bereich, Rückenmuskulatur, Glutealregion, Beine

Wirkung: Erwärmen der Leitbahnen; Muskeln, Sehnen werden entspannt und gelockert, Qi und Xue werden dynamisiert und Stagnation wird gelöst.

Allgemeine Indikationen: alle Arten von Schmerz, muskuläre Verspannung, Dysmenorrhö, gastrointestinale Dysfunktion, Stress

Absolute Kontraindikationen: keine

Beachte
Diese Technik ist am Anfang nicht so einfach flüssig auszuführen. Der Bewegungsablauf sollte deshalb immer wieder auf dem eigenen Oberschenkel oder auf einem Kissen geübt werden.
Varianten: Gun Fa mit der Faust, den Faustknöcheln oder dem Unterarm ausführen.

Tan Zhi Fa – Schnipsen mit einem Finger

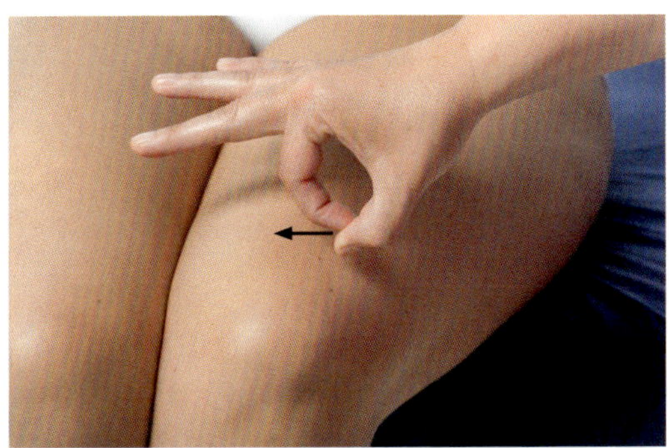

▸ **Abb. 4.30** Tan Zhi Fa.

Technik: Der Daumen wird zum Zeigefinger gebeugt, der Zeigefinger schnipst gegen den Körper. Diese Technik wird im Weichteilbereich um die Gelenke angewandt (▸ **Abb. 4.30**).

- Leicht beginnen und langsam fester schnipsen.
- Alle Bereiche um das Gelenk sollten behandelt werden.
- Es darf nicht schmerzen.

Körperareale: Die Weichteilbereiche um die Gelenke

Wirkung: Qi und Blut bewegend, Gelenke frei machend, analgetische Wirkung, hyperämisierend

Allgemeine Indikationen: Arthrosen, Dysfunktion von Gelenken

Absolute Kontraindikationen: keine

Ning Fa – Zwei-Finger-Zwicktechnik – Twisting oder Turning

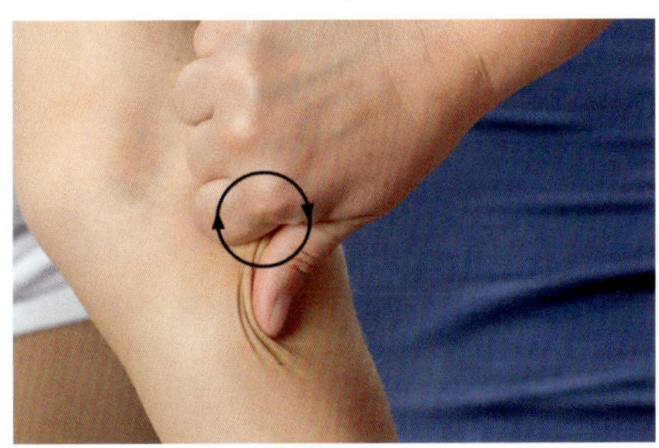

▸ **Abb. 4.31** Ning Fa.

Diese Technik wird angewandt bei Infekten im Anfangsstadium (Beispielpunkt LG 14) oder bei Schmerzen (▸ **Abb. 4.31**).

Technik:

- Eine Hautfalte zwischen Zeigefinger und Mittelfinger aufnehmen.
- Die Hautfalte wird hochgezogen und hin und her gedreht, bis eine starke Rötung oder Petechien auf der Haut entstehen.

Wirkung: bewegt das Qi, verteilt Schmerz, lokale Hyperämie, analgetische Wirkung

Allgemeine Indikation: Schmerz

Absolute Kontraindikationen: keine

> **Cave**
> **Die Durchführung dieser Technik darf nicht schmerzhaft sein.**

Yaji Fa – Quetschen

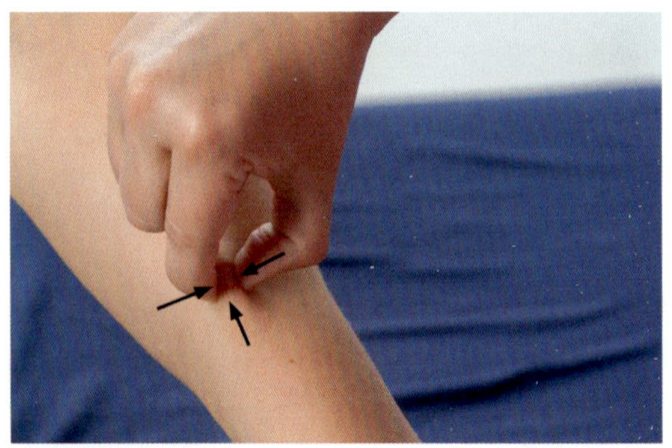

▶ **Abb. 4.32** Yaji Fa.

Technik (▶ Abb. 4.32):
- Greifen einer Hautfalte mit Zeige- und Mittelfinger
- Zusammendrücken der Haut mit Zeige- und Mittelfinger
- Greifen einer Hautfalte entlang einer Leitbahn
- Diese Technik wird nicht schmerzhaft ausgeführt

Körperareale: Haut am gesamten Körper, Anwendung am Leitbahnsystem

Wirkung: bewegt das Qi und Blut, verteilt Schmerz

Allgemeine Indikation: Schmerz

Absolute Kontraindikationen: keine

Tan Bo Fa – Zupfen

Wird auch Lautenspieler-Technik genannt.

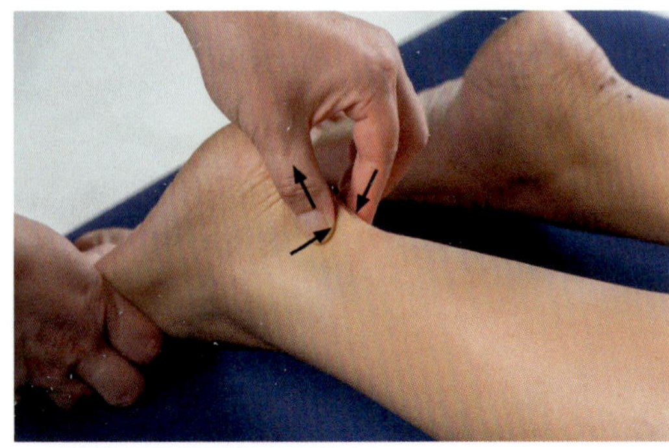

▶ **Abb. 4.33** Tan Bo Fa.

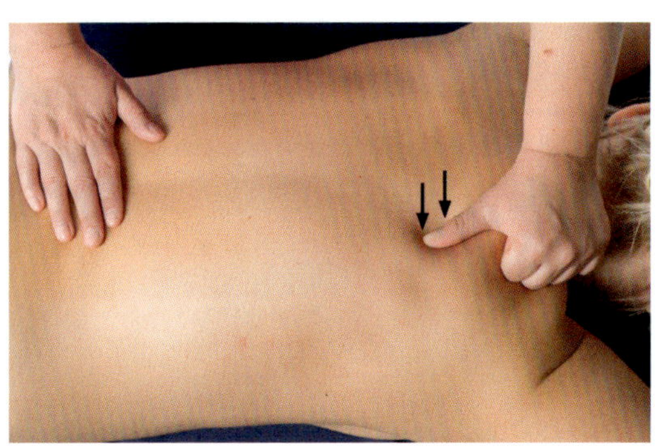

▶ **Abb. 4.34** Tan Bo Fa.

Technik (▶ Abb. 4.33, ▶ Abb. 4.34):
- Die Sehnen werden mit einem oder mehreren Fingern gezupft.
- Die Sehnen werden mit dem Daumen und dem Zeigefinger gegriffen und gezupft.
- Der Daumen oder die Finger greifen die Muskulatur paravertebral und zupfen wie eine Gitarrensaite nach lateral.
- Der Daumen liegt paravertebral und schiebt die Sehnen rhythmisch nach lateral.

Körperareale: Achillessehne, alle Sehnen, paravertebrale Muskulatur

Wirkung: entspannt die Muskulatur, macht Sehnen geschmeidig, löst Stasen, klärt die Leitbahnen, harmonisiert den Körper

Allgemeine Indikationen: Sehnenverkürzungen, Skoliosen, Kontrakturen

Absolute Kontraindikationen: akute Verletzung, Neigung zu Bandrupturen

Fu Fa – Streichen

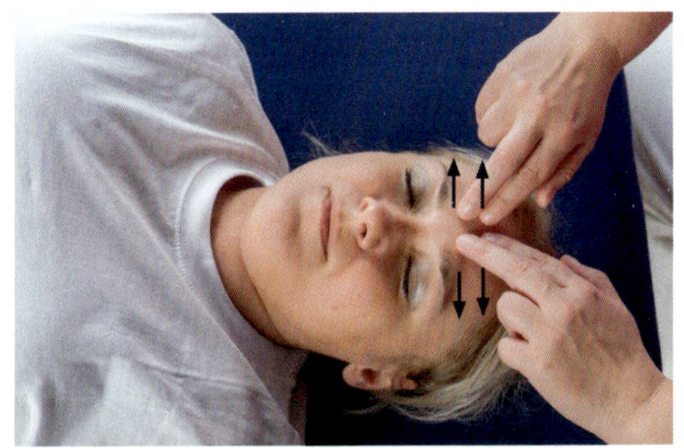

▸ **Abb. 4.35** Fu Fa.

Technik (▸ Abb. 4.35):
- wird am Anfang und am Ende einer Behandlung angewandt
- sanftes Ausstreichen mit der Hand auf der Vorder- oder Rückseite des Körpers

Körperareale: gesamter Körper

Wirkung: beruhigend, harmonisierend

Indikation: beruhigt Shen

Allgemeine Kontraindikationen: keine

Sao San Fu Fa – Ausstreichen

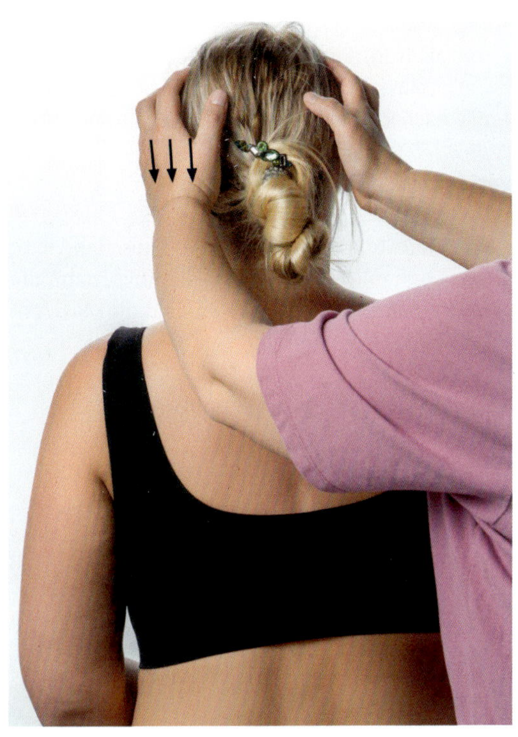

▸ **Abb. 4.36** Sao San Fu Fa.

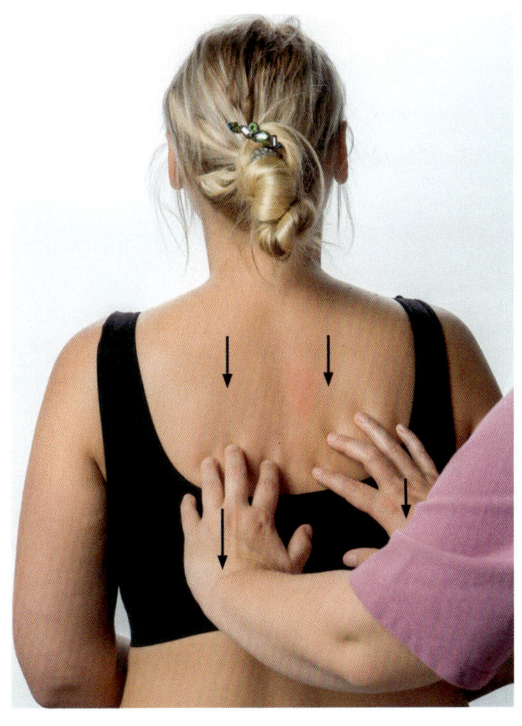

▸ **Abb. 4.37** Sao San Fu Fa.

Technik (▶ Abb. 4.36, ▶ Abb. 4.37):

- Der Patient sitzt.
- mit allen 10 Fingern vom Kopf ausgehend die Gallenblasen-Leitbahn in drei Bahnen von kranial nach kaudal ausstreichen

Variation der Technik:

- Der Patient ist in Rückenlage.
- Kopf leicht zur Seite rotieren, eine Hand hält den Kopf, mit 5 Fingern erst die linke, dann die rechte Seite der Gallenblasen-Leitbahn bis zum Nacken ausstreichen

Körperareal: Gallenblasen-Leitbahn

Wirkung: beruhigend, harmonisierend, klärend

Allgemeine Indikationen: Stress, Abschluss einer Behandlung

Allgemeine Kontraindikationen: keine

Zhen Fa – Vibration

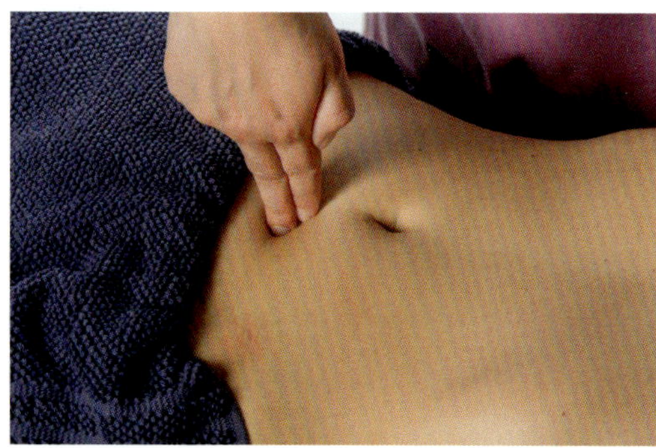

▶ **Abb. 4.38** Zhen Fa.

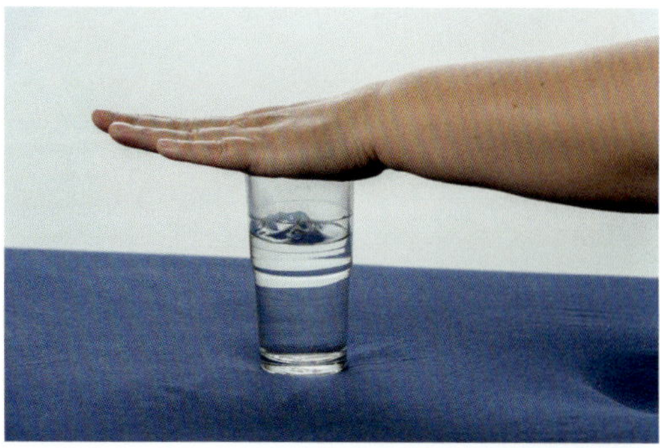

▶ **Abb. 4.39** Übung zum Erlernen der Vibrationstechnik.

Mit dem Schwertfinger – Zhi Zhen Fa – oder der Handfläche – Zhang Zhen Fa – wird in der Tiefe des Gewebes und der Organe eine Vibration erzeugt. Diese Technik erfordert viel Konzentration, Übung und Erfahrung in der Arbeit mit Qi.

Technik (▶ Abb. 4.38):

- Schwertfinger: Zeige- und Mittelfinger werden zusammengepresst wie ein Schwert und auf den zu behandelnden Akupunkturpunkt aufgesetzt.
- Der Zeigerfinger wird auf das zu behandelnde Areal oder den ausgewählten Akupunkturpunkt aufgesetzt, oder
- der Punkt Lao Gong (Pe 8) des Therapeuten wird exakt auf den zu behandelnden Akupunkturpunkt des Patienten aufgesetzt.
- Eine Vibration wird erzeugt.

Körperareale: alle Akupunkturpunkte, Kopf, Abdominalbereich, LWS und Sakralbereich

Wirkung: Lösen von Qi- und Xue-Stasen, Qi und Xue tonisierend und energetisierend, die Leitbahnen durchgängig machend

Allgemeine Indikationen: Dysmenorrhö, gastrointestinale Dysfunktion, Erschöpfungszustände, Konzentrationsstörungen

Absolute Kontraindikationen: keine

Übung der Technik

Mein Lehrer zeigte mir, wie diese Technik an einem gefüllten Wasserglas zu üben ist: Die Hand wird auf ein mit zur Hälfte mit Wasser gefülltes Glas aufgesetzt. Nun versucht man, das Wasser mit der mit der Hand erzeugten Vibration in Schwingung zu bringen (▶ **Abb. 4.39**).

Gua Fa – Kratzen

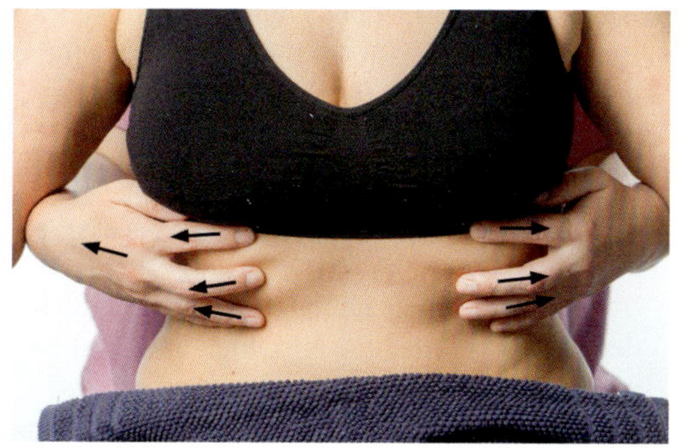

▸ **Abb. 4.40** Gua Fa.

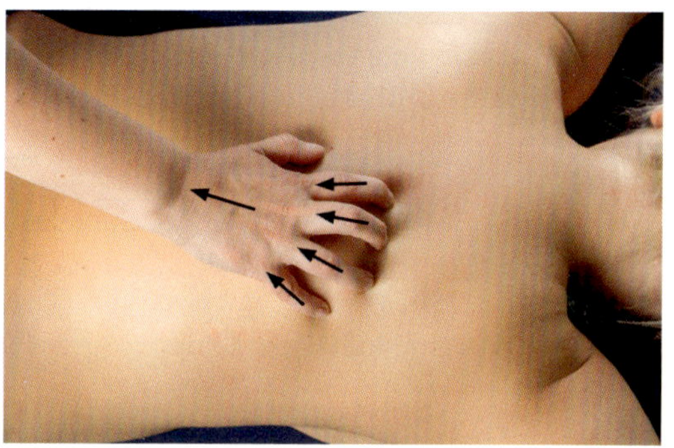

▸ **Abb. 4.41** Gua Fa.

Technik (▸ Abb. 4.40, ▸ Abb. 4.41):

- Die Hand wird wie ein Adlerflügel geformt.
- Die Fingerbeeren werden auf der Halswirbelsäule des Patienten aufsetzt, und die Hand wird linear nach kaudal gezogen.
- Die gleiche Technik wird rechts und links nacheinander neben der Wirbelsäule wiederholt.
- Die gleiche Anwendung gilt für den Bauch, dann im epigastrischen Winkel ansetzen.
- Wiederholung: bis zu 10-mal

Körperareale: Die Technik ist am Rücken, der Brust und auf dem Bauch einzusetzen.

Wirkung: bewegt das Qi und Blut, löst Stagnationen, lindert Schmerzen, vertreibt Kälte

Allgemeine Indikationen: Schmerzen, Kälte

Absolute Kontraindikationen: keine

4.2.2 Perkussionstechniken

Ji Fa – Rhythmisches Klopfen

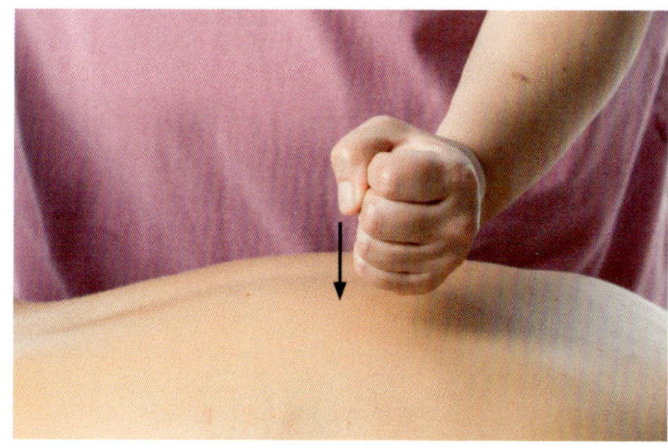

▸ **Abb. 4.42** Ji Fa.

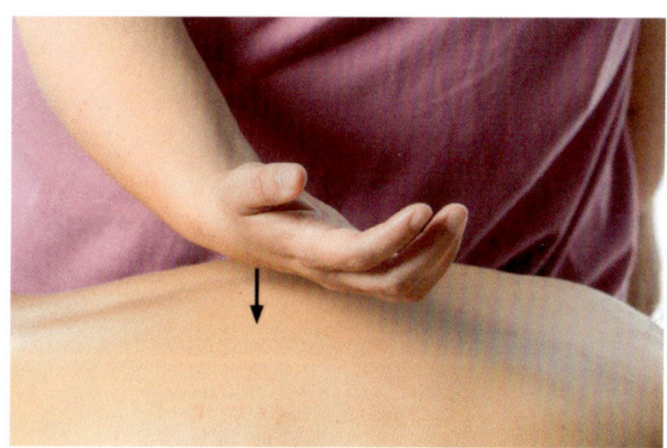

▸ **Abb. 4.43** Ji Fa.

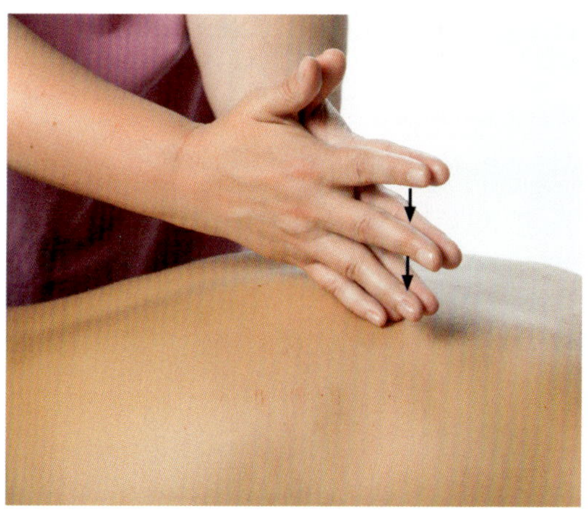

▸ **Abb. 4.44** Ji Fa.

Diese Technik des Klopfens wird mit locker geballter Faust, mit der Handkante, mit dem Handrücken oder mit den zusammengeführten Händen ausgeführt (▸ **Abb. 4.42**, ▸ **Abb. 4.43**, ▸ **Abb. 4.44**).

Technik:

- Klopfen mit einer Handkante, entlang der zu behandelnden Leitbahn.
- Klopfen mit zusammengeführten Händen, beide Hände werden aneinandergelegt und die Finger leicht gespreizt, das Klopfen erfolgt mit der Kleinfingerseite, die Finger klatschen dabei aneinander. Es entsteht ein für diese Technik charakteristisches Geräusch.
- Klopfen mit der Faust, entlang der zu behandelnden Leitbahn, punktuell.

Wirkung: Ziel dieser Technik ist es, Verspannungen und Verkrampfungen zu lösen, die Durchblutung zu fördern, Leitbahnen durchgängig zu machen.

Körperareale: Rücken (mit der Faust), Kopf, Rücken, Extremitäten (mit der Hand), Rücken und Extremitäten (mit der Handkante), Kopf, Gesicht, Thorax und Abdomen (mit den Fingern)

Allgemeine Indikationen: Schmerzen durch Wind und Feuchtigkeit, Schwerfälligkeitsgefühl, Muskelverhärtungen

Absolute Kontraindikationen: keine

Ji Dian Fa – punktuelles Klopfen, Vogelpicktechnik

Ist eine Variation von Ji Fa.

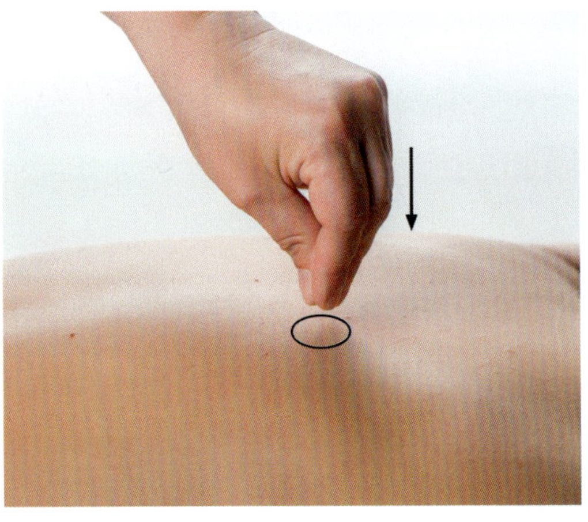

▶ **Abb. 4.45** Ji Dian Fa.

Das Klopfen mit der Fingerkuppe wird vorsichtig, rhythmisch im Bereich des Kopfes und am Thorax und im Abdominalbereich durchgeführt (▶ **Abb. 4.45**).

Technik:

- Die Fingerbeeren von Daumen, Zeigefinger und Mittelfinger werden zusammengeführt.
- Das Klopfen erfolgt entlang der zu behandelnden Leitbahn oder an einzelnen Akupunkturpunkten (Beispielpunkt LG 20).
- Die Bewegung ist ähnlich wie die eines pickenden Vogels.

Wirkung: Ziel dieser Technik ist es, Verspannungen und Verkrampfungen zu lösen, die Durchblutung zu fördern, Leitbahnen durchgängig zu machen.

Allgemeine Indikationen: Muskelschmerzen, Krämpfe, Gelenkschmerz, Zephalgie

Absolute Kontraindikationen: keine

Pai Fa – Klopfen-Schlagen mit der Hohlhand

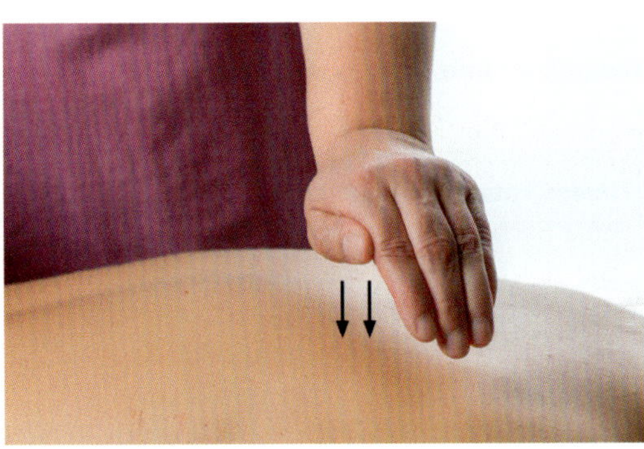

▶ **Abb. 4.46** Pai Fa.

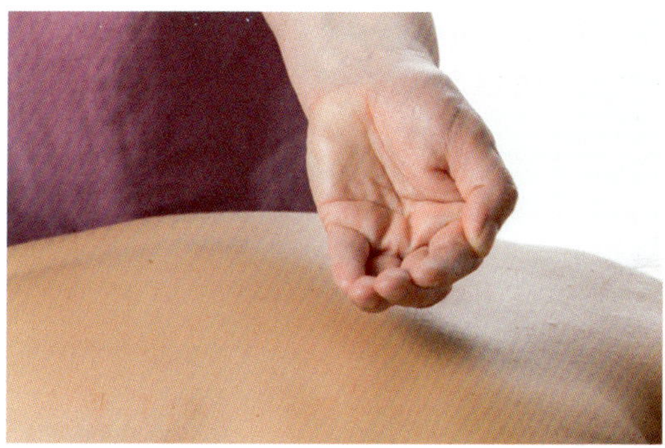

▸ **Abb. 4.47** Pai Fa – korrekte Handhaltung.

Diese Technik wird mit der hohlen Hand ausgeführt, die Finger sind dabei geschlossen. Muskeln und Sehnen werden gelockert (▸ **Abb. 4.46**, ▸ **Abb. 4.47**).

Technik:

- Eine Hand wie zum Wasserschöpfen formen, die Finger sind fest geschlossen.
- Technik mit der hohlen Hand am ganzen Rücken, Gesäß und an den Oberschenkeln ausführen.
- Es soll ein dumpfes, klatschendes Geräusch hörbar werden.
- Die Technik wird 30–40-mal pro Minute ausgeführt.

Körperareale: Rücken, Gesäß, dorsal untere Extremität (kräftiger), Thorax (leicht), Bauch (ganz leicht)

Wirkung: Ziel dieser Technik ist es, Verspannungen und Verkrampfungen zu lösen, die Durchblutung zu fördern, Leitbahnen durchgängig zu machen. Wind-Feuchtigkeit-Erkrankungen werden durch diese Technik besonders beeinflusst.

Allgemeine Indikationen: Gelenkschmerzen, Lähmung, Rheuma, Muskelkater, Schlafstörung

Absolute Kontraindikationen: keine

Cave

Vorsicht mit der Anwendung von Pai Fa über dem Nierenareal!

Dao Fa – Leichtes Klopfen

Ist eine Variation von Ji Fa.

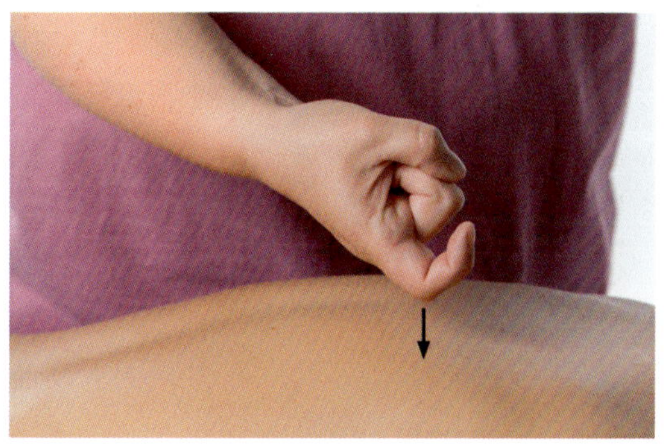

▸ **Abb. 4.48** Dao Fa.

Technik:

- Die Fingerbeere des Mittelfingers oder der Knöchel des Zeige oder Mittelfingers klopft leicht und rhythmisch auf einer Stelle (▸ **Abb. 4.48**).

Körperareal: ganzer Körper

Wirkung: Kälte vertreiben, Schmerzen lösen, klärt Hitze, beruhigt Shen, stimuliert Akupunkturpunkte

Allgemeine Indikationen: Schmerzen, Unruhe, Stress

Absolute Kontraindikationen: keine

4.2.3 Mobilisationstechniken

Die folgenden Techniken werden zur Mobilisation von Gelenken angewandt oder dienen als Vorbereitung auf die Traktions- und Dehnungstechniken.

Diese Techniken werden im Behandlungsablauf miteinander kombiniert und meist am Ende der Behandlungsphase eingesetzt. Die Muskeln, Sehnen und Bänder sind erwärmt. Qi und Blut sind im Fluss.

Cou Fa – Quirlen

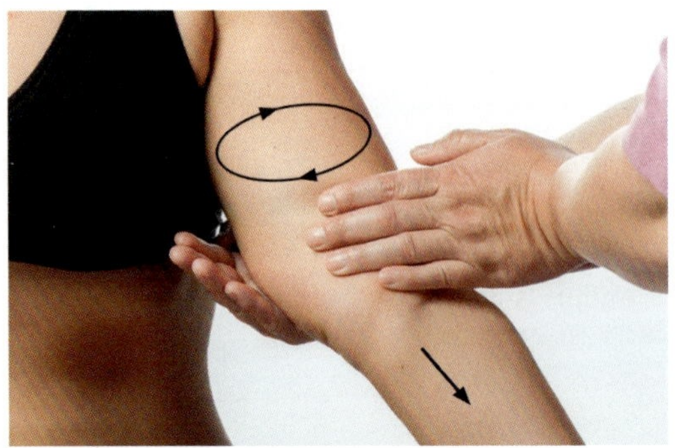

▶ **Abb. 4.49** Cou Fa.

Diese Technik wird an den Extremitäten am Ende einer Behandlung ausgeführt (▶ **Abb. 4.49**).

Technik:

- Die zu behandelnde Extremität wird mit beiden Handflächen gefasst und gehalten.
- Die Hände des Therapeuten werden gegeneinander bewegt, sodass eine Quirlbewegung im Arm oder Bein entsteht.
- Die Hände des Therapeuten bewegen sich von proximal nach distal.
- Die eigentliche Quirlbewegung ist schnell, die Bewegung von proximal nach distal ehr langsam durchzuführen.

Körperareale: obere und untere Extremitäten

Wirkung: entspannt die Muskulatur, reguliert Qi und Blut, öffnet Gelenke, macht Sehnen geschmeidig

Allgemeine Indikationen: Dysfunktion von Gelenken

Absolute Kontraindikationen: akute Verletzungen, Knochenfrakturen, Verdacht auf Luxationen, bei künstlichen Gelenken, operativ fixierten Knochen

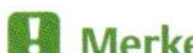 **Merke**

Diese Technik wird meist mit der Technik Dou Fa oder Yao Fa kombiniert.

Dou Fa – Schütteln

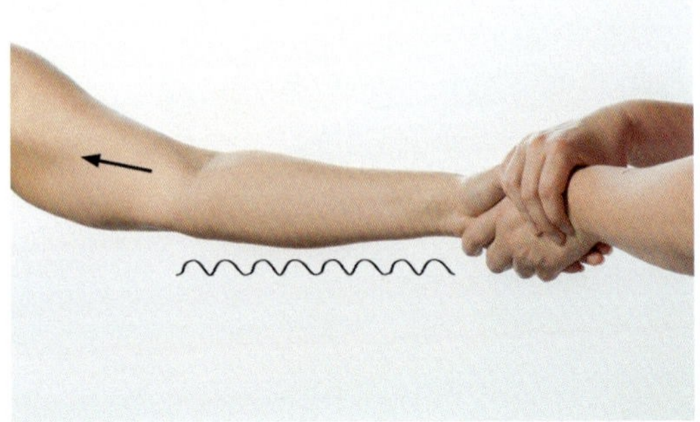

▶ **Abb. 4.50** Dou Fa.

Diese Technik des Schüttelns wird am Ende der Behandlungsphase oder zur Vorbereitung auf eine Mobilisationstechnik angewandt (▶ **Abb. 4.50**).

Technik: Der Therapeut fixiert das Hand- oder Fußgelenk mit einer Hand oder beiden Händen und schüttelt die obere oder untere Extremität unter Zug schnell, in kleiner Amplitude.

Körperareale: obere und untere Extremität

Wirkung: entspannt die Muskulatur, reguliert den Fluss von Qi und Xue, öffnet und löst die Gelenke, macht Sehnen geschmeidig

Allgemeine Indikationen: Dysfunktion von Gelenken, Lockern und Lösen von Blockaden im LWS-Bereich

Absolute Kontraindikationen: bei akuten Verletzungen, Knochenfrakturen, Verdacht auf Luxation, bei künstlichen Gelenken, operativ fixierten Knochen

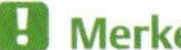 **Merke**

Diese Technik wird meist mit der Technik Cou Fa kombiniert.

Yao Fa – Rotieren

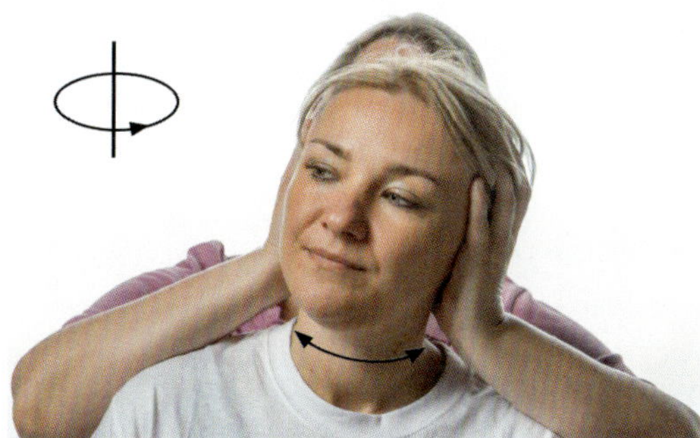

▸ **Abb. 4.51** Yao Fa.

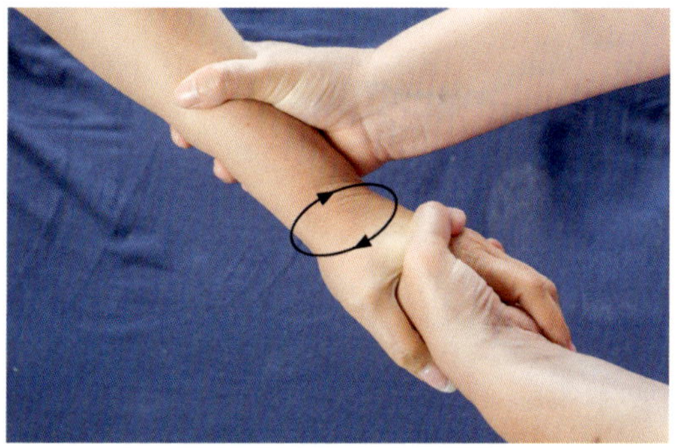

▸ **Abb. 4.52** Yao Fa Handgelenk.

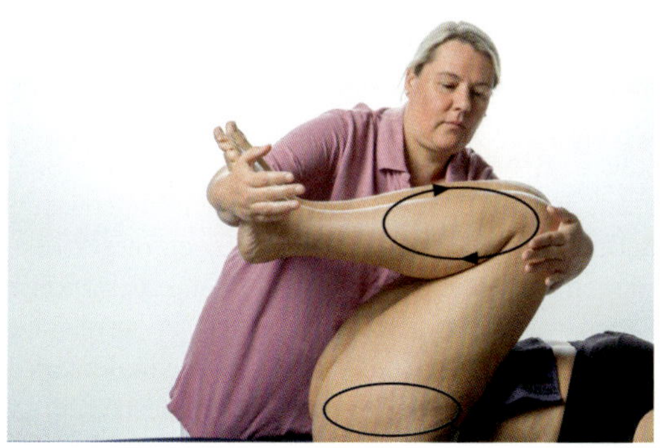

▸ **Abb. 4.53** Yao Fa.

Die Technik des Rotierens ist eine passive Bewegung und dient zur Behandlung von Gelenken (▸ Abb. 4.51, ▸ Abb. 4.52, ▸ Abb. 4.53).

Technik:

- Das zu behandelnde Gelenk wird mit einer Hand gestützt und mit der anderen Hand unter Extension kreis- oder kegelförmig drehend bewegt und anschließend wieder achsengerecht abgesetzt.
- Technik langsam und behutsam ausführen.
- Mit kleiner Rotation beginnen, Rotationsgrad/-radius langsam steigern.
- Rotation 15–20-mal wiederholen.

Körperareale: alle Gelenke

Wirkung: Ziel dieser Technik ist es, Gelenke zu mobilisieren, Stagnation zu lösen, Verhärtungen um das Gelenk zu lockern und Sehnen zu entspannen.

Allgemeine Indikation: Gelenkmobilisation nach Trauma

Absolute Kontraindikationen: bei akuten Verletzungen, Knochenfrakturen, Verdacht auf Luxation, bei künstlichen Gelenken, operativ fixierten Knochen

Merke

Diese Technik wird oft in Kombination mit der Technik Dou Fa angewandt.

4.2.4 Behandlung mit den Füßen

Der Vollständigkeit halber werden die Fuß-Behandlungstechniken erklärt, diese finden aber in der westlichen Tuina-Praxis kaum Anwendung, da oft die Ausstattung der Praxen diese Form der Behandlung im Rahmen der therapeutischen Sorgfaltspflicht nicht zulassen.

In China findet diese Methode häufiger Anwendung. Dort sind einige Behandlungsräume mit Stangen unter der Decke ausgestattet, an denen sich der Therapeut festhalten kann. Die Techniken können in diesem Fall also sicher ausgeführt werden.

Ein Stock zum Abstützen, Stühle als Behandlungshilfsmittel oder andere Konstruktionen entsprechen nicht der hiesigen Sicherheitsnorm und könnten in der Ausführung den Patienten oder Therapeuten gefährden.

Zhong Ya – Mittig kräftiges Drücken

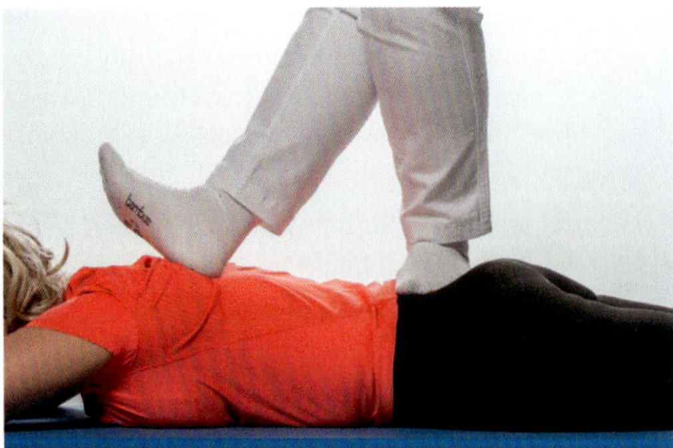

▶ **Abb. 4.54** Zhong Ya.

Um die tiefe Muskulatur zu erreichen, wird bei sehr muskulösen Menschen die Technik des Zhong Ya angewandt.

Technik: Der Patient liegt auf dem Boden. Die Technik wird mit den Füßen ausgeführt, um die Muskulatur des Patienten gegen eine stabile Unterlage zu drücken. Man stellt sich leicht mit einem Fuß oder beiden Füßen auf die Stelle, die bearbeitet werden soll. Die Kraft ist vorsichtig zu dosieren, man kann sich als Therapeut an einem Stock oder zwischen zwei Stühlen abstützen, dann wird mit den Füßen langsam, aber rhythmisch die Stelle gedrückt (▶ **Abb. 4.54**).

Cave

Wichtig ist es, keinen plötzlichen, starken Druck auszuüben. Das kann zu schweren Verletzungen führen.

Körperareale: alle tiefen Muskeln am Rumpf, dorsale Oberschenkelmuskulatur

Wirkung: entspannt die tiefe Muskulatur

Absolute Kontraindikationen: akute Verletzungen, Knochenfrakturen, Verdacht auf Luxation, bei künstlichen Gelenken, bei operativ fixierten Knochen, bei sehr dünnen Patienten

Cai Fa – Mit den Füßen reponieren

Technik: Der Patient liegt auf dem Boden. Diese Technik wird ebenso mit den Füßen ausgeführt. Der Therapeut steht mit beiden Füßen paravertebral und bewegt sich von kaudal nach kranial, oder ein Fuß steht im Sakralbereich und der andere Fuß bewegt sich paravertebral von kaudal nach kranial. Die Technik wird paravertebral ausgeführt oder in der Glutealregion durchgeführt.

Körperareal: Rücken paravertebral

Wirkung: Lösen von muskulären Verspannungen, Mobilisation der Wirbelsäule

Absolute Kontraindikationen: bei akuten Verletzungen, Knochenfrakturen, Verdacht auf Luxation, bei künstlichen Gelenken, operativ fixierten Knochen

4.3 Allgemeine Mobilisationstechniken, Traktionstechniken

Die chiropraktische Behandlung mit Tuina dient dazu, blockierte, in ihrer Funktion eingeschränkte Gelenke zu mobilisieren. Eine Blockierung ist ein reversibler Zustand einer Bewegungseinschränkung der Gelenke und Wirbelsäule.

Es liegt häufig eine Dysfunktion und eine Blockade in den tieferen Schichten, den knöchernen Bereichen der Gelenke vor. Das Lösen dieser Blockaden ist notwendig, da sonst keine beständige Regeneration und Schmerzfreiheit zu erreichen ist. Es ist unerlässlich, neben einer Behandlung der Muskulatur und der weichen Gewebestrukturen auch Behandlungen des knöchernen Bewegungsapparates durchzuführen. Allgemeine Ursachen für diese Dysfunktion sind Über- und Fehlbelastungen, muskuläre Verspannungen, Traumata und Bewegungsmangel.

Eine Traktion bewirkt eine Separation der Gelenkpartner, strafft den Bandapparat und dehnt den Muskel- und Weichteilbereich. Durch gezielte Dehnungs- und Überstrecktechniken wird erreicht, dass sich das Gelenk wieder reponiert und somit die physiologische Gelenkfunktion wieder hergestellt wird.

Gerade die Tuina-Therapie bietet uns die Möglichkeit, diese Anwendungen zusammen einzusetzen und somit eine effektive Behandlung für die Patienten zu gewährleisten.

Traktionstechniken
Alle Traktionstechiken werden nur am vorgewärmten und mobilisierten Gelenk ausgeführt.
Eine Vorbereitung der zu behandelnden Strukturen mit den Techniken Tui Fa, Mo Fa, Ca Fa, Ning Fa, Tan Bo Fa und den tiefergehenden Techniken wie Rou Fa, Nie Na Fa und den mobilisierenden Techiken wie Dou Fa und Cou Fa ist für eine effektive Behandlung notwendig. Eine Wärmebehandlung mit Moxa oder einer Infrarotlampe (Moxalampe) können diese Vorbereitungen unterstützen.
Nebenwirkungen wie Verschlimmerung der Schmerzen, vorübergehende lokale Beschwerden und leichte Hämatome können bei diesen Tuina-Techniken auftreten.
Bei **älteren Menschen** ist bei der Anwendung von Manipulationen **besondere Vorsicht** angebracht. Das Risiko von Knochenbrüchen ist hier durch eine verringerte Knochendichte erhöht. Manipulationen sind an der Halswirbelsäule aufgrund des erhöhten Risikos einer Minderdurchblutung des Gehirns mit **größter Sorgfalt** durchzuführen.

Cave

Die Ausführung dieser Techniken sollte intensiv geschult und trainiert werden. Die Techniken sollten schnell und gekonnt, nicht brachial durchgeführt werden.
Aufklärungspflicht:
Der Patient muss vor der Behandlung mit manipulativen Techniken über die Nebenwirkungen und Risiken aufgeklärt werden.
Kontraindikationen für diese Techniken sind:
- **akuter Diskusprolaps mit radikulärer Symptomatik**
- **knöcherne oder traumatische Veränderung an Gelenken**
- **Gelenkersatz**
- **Osteoporose**
- **postoperative Zustände**

4.3.1 Blockierungen

Gelenkblockierungen treten häufig im Bereich der Wirbelsäule auf. Einzelne Wirbel blockieren an den kleinen Wirbelgelenken, eine segmentale Bewegungsstörung entsteht. Dadurch entsteht ein Schmerz, meist spontan bei einer Bewegung. Ursachen für eine Wirbelgelenkblockierung können eine unkontrollierte Bewegung, ein Unfall oder ein Sturz sein. Blockierungen können in allen Abschnitten der Wirbelsäule entstehen.

Gelenkblockierung der HWS

Das Segment C 3–C 5 ist häufig betroffen.

Auslöser: ungünstige Kopfbewegungen (verursacht durch Zugluft, Verlegen im Schlaf)

Mögliche Symptome:
- dumpfer Dauerschmerz, bei Bewegung in blockierte Richtung heller, stechender Schmerz
- Schmerzausstrahlung mit Kribbeln
- Taubheitsgefühl in Arm und Schulter möglich
- äußerlich gegebenenfalls Muskelwulst sichtbar durch Muskelverspannung
- Zwangshaltung des Kopfes (Schiefhals)

Gelenkblockierung der BWS

Der lokale Schmerzpunkt findet sich sehr häufig zwischen den Schulterblättern.

Auslöser: Ein Auslöser der Blockierung ist oft ein Verheben durch das Tragen schwerer Lasten oder Bücken.

Mögliche Symptome:
- Die Schmerzen strahlen oft in den Brustbereich aus, eine Verwechslung mit Herzbeschwerden ist möglich.
- Die Schmerzen können dauerhaft dumpf, hell oder stechend bei einer Bewegung in die blockierte Richtung sein.
- Taubheitsgefühle in Arm und Schulter und Bewegungsschmerz in den Armen.
- Inspektorisch kann eine Muskelverspannung sichtbar sein.

Gelenkblockierung der LWS

Auslöser: Auslöser der Blockierung ist meistens ein Verheben (Tragen schwerer Lasten, ungewohnte Tätigkeit).

Mögliche Symptome:

- dumpfer Dauerschmerz bei Bewegung in blockierte Richtung
- ein heller, stechender Schmerz
- Schmerzen wie beim Hexenschuss oder bei Muskelzerrung
- zusätzlich eine Blockierung des Iliosakralgelenks
- Der Schmerz kann in Oberschenkel und Knie ausstrahlen.
- Der Schmerz kann auch erst viele Stunden später eintreten (z. B. nach ungewohnten Tätigkeiten).
- Eine nach vorne gebeugte Zwangshaltung.
- Inspektorisch kann eine Muskelverspannung sichtbar sein.

4.3.2 Allgemeine Traktionstechniken

Es gibt sehr viele Varianten dieser Techniken. Im Folgenden wird eine Auswahl von Techniken, die sich in der Praxis bewährt haben, vorgestellt.

Ban Fa – Ziehen, Drehen eines Gelenks

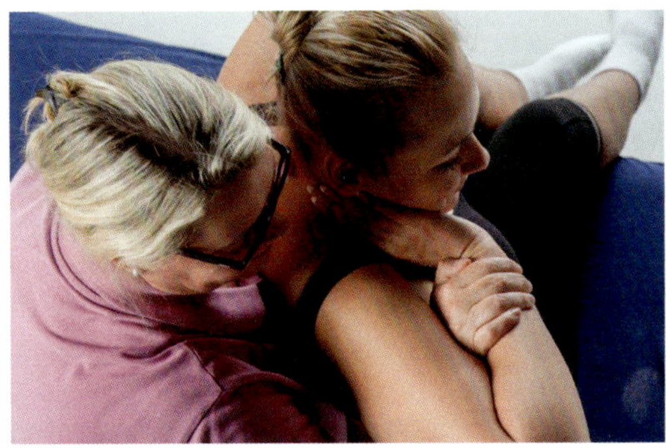

▶ **Abb. 4.55** Ban Fa.

Diese Technik ist der westlichen Chiropraktik sehr ähnlich und eine der wichtigsten Techniken zur Behandlung von Dysfunktionen der Gelenke. Sie dient dazu, Gelenke wieder in die richtige Position zu bringen (▶ **Abb. 4.55**).

Wirkung: Beseitigung von Gelenkdysfunktion, Lösen von Blockaden der HWS, BWS, LWS, der Gelenke der Arme oder Beine.

Ba Shen Fa – Extension, Dehnen, Strecken eines Gelenks

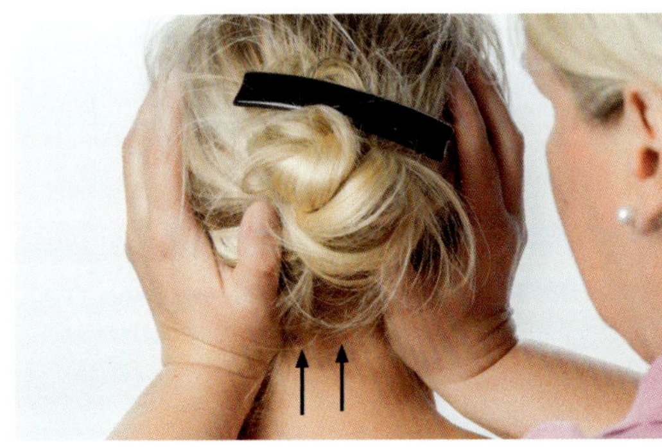

▶ **Abb. 4.56** Ba Shen Fa – Halswirbelsäule.

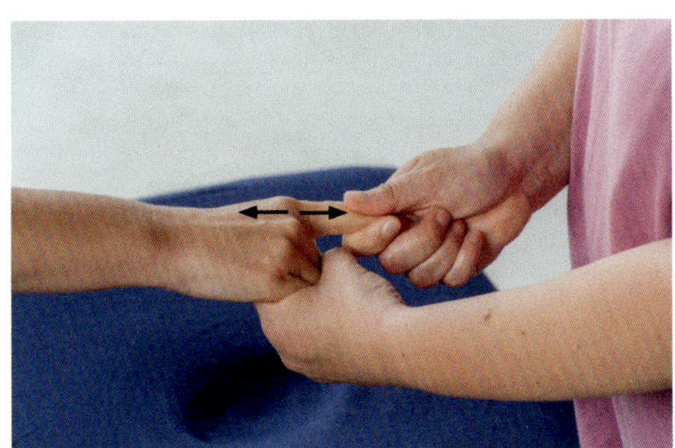

▶ **Abb. 4.57** Ba Shen Fa – Fingergelenk.

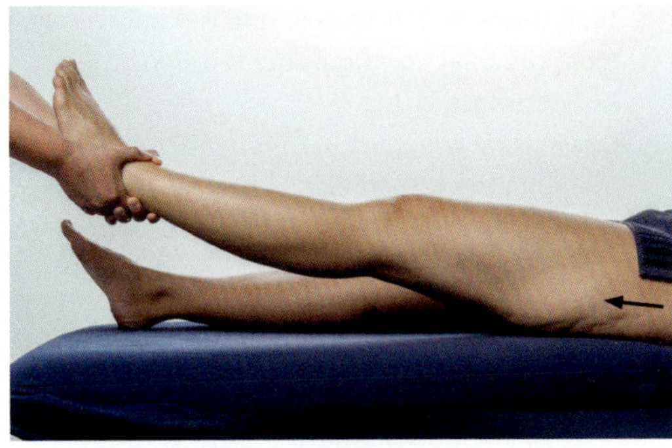

▶ **Abb. 4.58** Ba Shen Fa – Hüfte.

Diese Technik wird eingesetzt, um eine Öffnung im Gelenk in physiologischer Bewegungsrichtung, eine Dehnung im Bereich der Muskulatur und an Sehnen und Bändern zu erzielen. Es wird mit Kraftaufwand ein Zug in Längsrichtung zum Gelenk, zur Muskulatur, zu den Sehnen und Bändern erzeugt und dann in den physiologischen Richtungen bewegt (▶ **Abb. 4.56**, ▶ **Abb. 4.57**, ▶ **Abb. 4.58**).

Wirkung: Lösen von Verklebungen, Öffnen und Mobilisieren von Gelenken

4.4 Spezielle Behandlungstechniken für einzelne Körperregionen

4.4.1 HWS-Techniken

An Xuan – Drücken und Dehnen

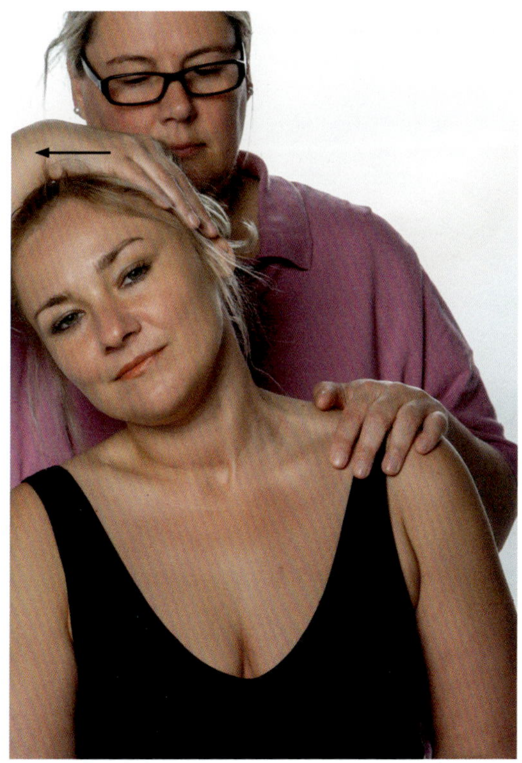

▶ **Abb. 4.59** An Xuan.

Ausdehnen und Drücken von Schulter und Nacken (▶ **Abb. 4.59**).

Technik:

- Der Patient sitzt.
- Der Kopf wird an der Scheitelgegend gehalten und die gleichseitige Schulter mit der Fixationshand gegengehalten.
- Der Kopf wird nach lateral, die Schulter nach unten gedrückt.
- Die Dehnung wird gelöst.
- Der Kopf wird in die Ausgangsstellung zurückgeführt.
- Seitenwechsel

Wirkung: entspannt die Muskulatur, reguliert Qi und Blut, öffnet Gelenke, macht Sehnen geschmeidig

Allgemeine Indikationen: segmentale Dysfunktion HWS, muskuläre Verspannungen

Absolute Kontraindikationen: bei akuten Verletzungen, Knochenfrakturen, Verdacht auf Luxation, bei künstlichen Gelenken, operativ fixierten Knochen

Ba Shen Fa – Extension, Streckung und Dehnung HWS

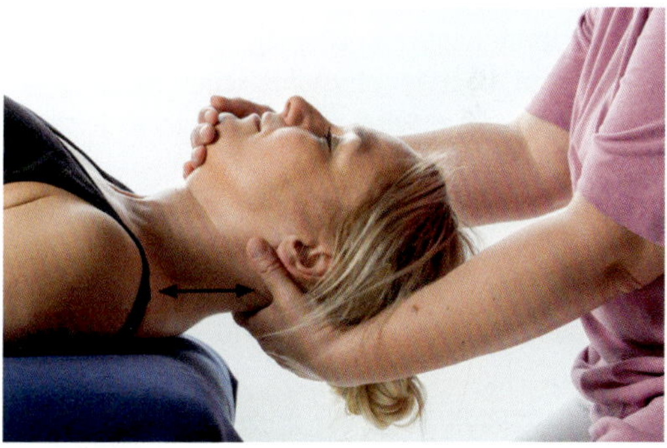

▶ **Abb. 4.60** Ba Shen Fa.

Technik (▶ Abb. 4.60):

- Der Patient liegt in Rückenlage.
- Kopf des Patienten hängt über der Liege, der Kopf wird gestützt und bleibt gerade.
- Eine Hand liegt fixierend an C7, die Mobilisationshand liegt okzipital an.
- Die Mobilisationshand baut einen Längszug nach kranial auf.
- Lösen des Zuges
- Kopf ablegen

Wirkung: Lösen von Blockaden, Lockern von Verspannungen in der Nackenmuskulatur

Allgemeine Indikationen: Dislokation HWS, muskuläre Verspannungen

Absolute Kontraindikationen: bei akuten Verletzungen, Knochenfrakturen, Verdacht auf Luxation, bei künstlichen Gelenken, operativ fixierten Knochen

Variante Ban Fa – Ziehen der HWS

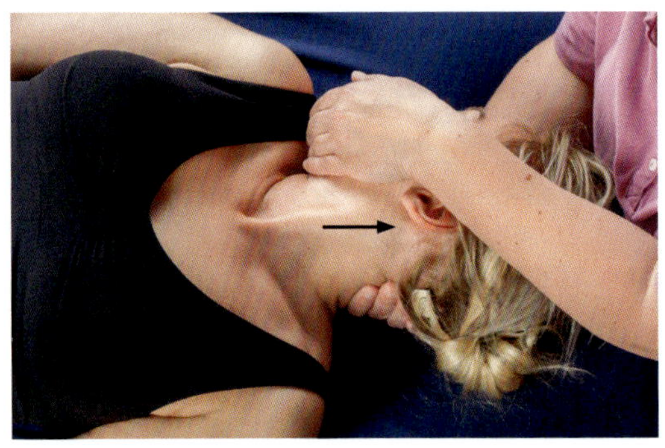

▸ **Abb. 4.61** Variante Ban Fa.

Technik (▸ Abb. 4.61):

- Der Patient liegt in Rückenlage.
- Der Kopf liegt in physiologischer Haltung auf der Liege auf, er wird auf die blockierte Seite rotiert.
- Der M. sternocleidomastoideus sollte in einer geraden Linie sichtbar sein.
- Die Fixationshand des Therapeuten liegt im Okzipitalbereich, die andere Hand liegt locker am Kinn.
- Der Patient atmet nach Anweisung des Therapeuten tief ein, während der Inspiration baut der Therapeut mit der Hand okzipital einen Längszug nach kranial auf, bei der Exspiration wird der Zug gelöst.
- Kopf in die neutrale Stellung zurückführen.

Wirkung: Lösen von Blockaden, Lockern von Verspannungen in der Nackenmuskulatur.

Allgemeine Indikationen: Dislokation HWS, muskuläre Verspannungen, Blockaden der HWS

Absolute Kontraindikationen: bei akuten Verletzungen, Knochenfrakturen, Verdacht auf Luxation, bei künstlichen Gelenken, operativ fixierten Knochen

4.4.2 BWS-Techniken

Ban Fa – Traktion, Ziehen BWS

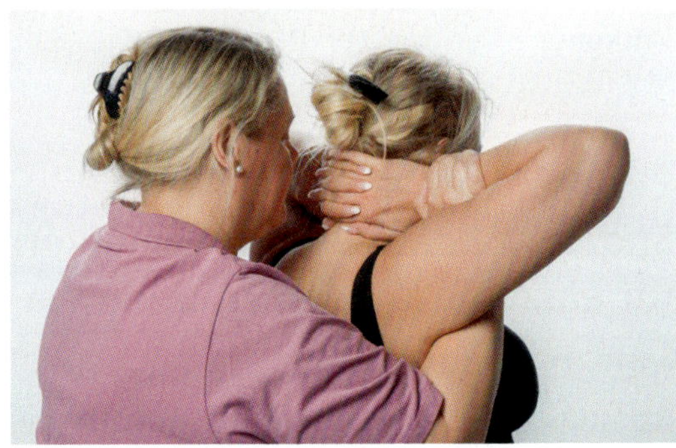

▸ **Abb. 4.62** Ban Fa.

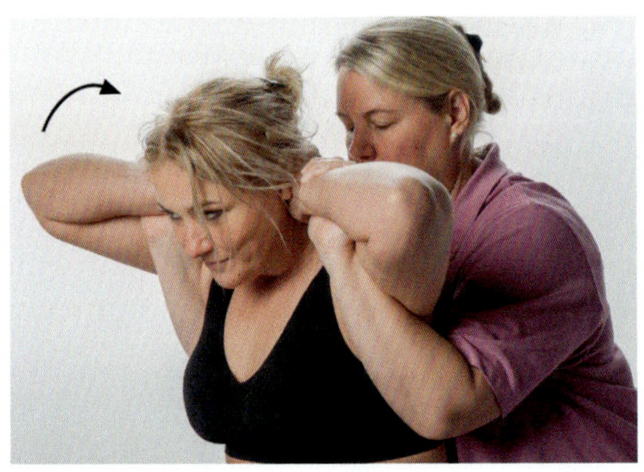

▸ **Abb. 4.63** Ban Fa.

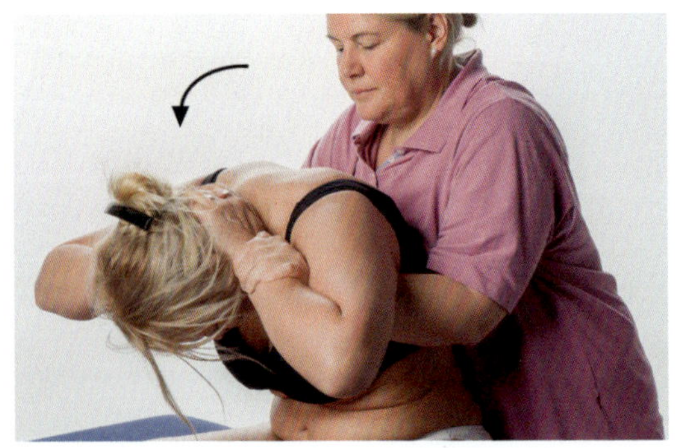

▸ **Abb. 4.64** Ban Fa.

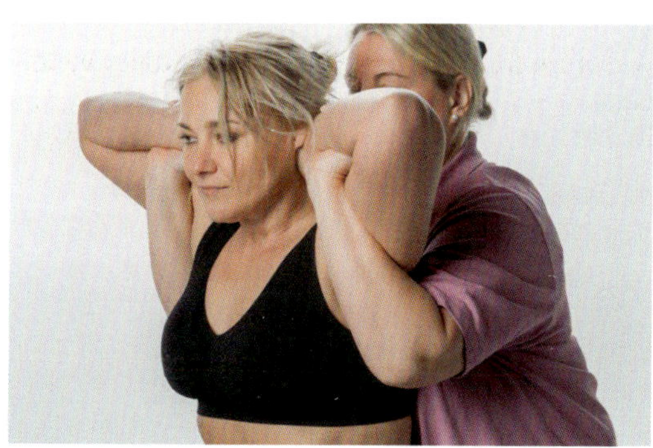

▶ **Abb. 4.65** Ban Fa.

Technik (▶ Abb. 4.62, ▶ Abb. 4.63, ▶ Abb. 4.64, ▶ Abb. 4.65):

- Der Patient sitzt, Gesäß am Rand der Behandlungsliege.
- Der Therapeut steht hinter dem Patienten.
- Der Patient verschränkt die Hände locker im Nacken.
- Der Therapeut greift durch die Arme und fixiert diese mit den Händen.
- Der Therapeut modelliert sich an Patienten und behält während der Ausführung der Technik immer Körperkontakt.
- Patient wird leicht nach vorne geführt. Bei der Inspiration Rückführung und Zug der Wirbelsäule nach axial-kranial, bei der Exspiration Lösen der Position.

Wirkung: Lösen von Blockaden in den Segmenten der BWS

Allgemeine Indikationen: Mobilitätseinschränkungen, Blockierung eines Wirbelgelenks

Absolute Kontraindikationen: bei akuten Verletzungen, Knochenfrakturen, Verdacht auf Luxation, bei künstlichen Gelenken, operativ fixierten Knochen

Ban Fa – Traktion der BWS im Sitzen

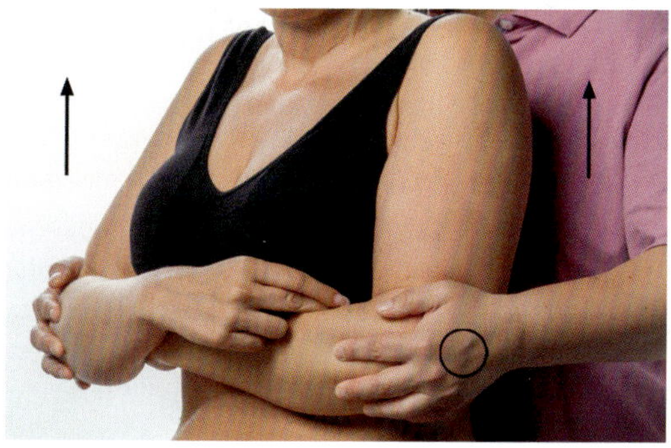

▶ **Abb. 4.66** Ban Fa.

Technik (▶ Abb. 4.66):

- Der Patient sitzt und verschränkt die Arme vor der Brust.
- Der Therapeut steht hinter dem Patienten, modelliert sich an den Patienten und umfasst mit den Händen die Ellenbogen.
- Der Patient lässt sich leicht zurückfallen, Vorspannung aufbauen, Längszug des Rumpfes nach kranial durch Aufrichtbewegung des Therapeuten.

Wirkung: Blockade der mittleren und unteren BWS lösen

Allgemeine Indikationen: Mobilitätseinschränkungen, Wirbelblockaden

Absolute Kontraindikationen: bei akuten Verletzungen, Knochenfrakturen, Gelenkersatz, operativ fixierten Knochen

Ba Shen Fa – BWS – Dehnen mit dem Knie

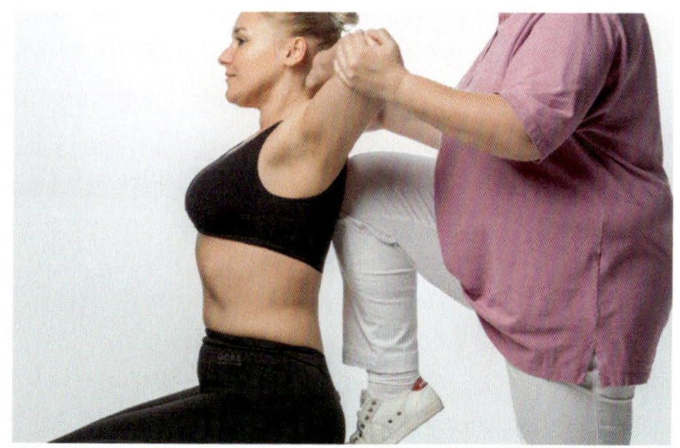

▶ **Abb. 4.67** Ba Shen Fa.

Technik (▶ Abb. 4.67):

- Der Patient sitzt auf einem Hocker, die Arme des Patienten werden hinter dem Kopf verschränkt und die Hände im Okzipitalbereich aufgelegt.
- Der Therapeut steht hinter dem Patienten.
- Die Hände des Therapeuten halten die Ellenbogen des Patienten, bei der Inspiration des Patienten drückt der Therapeut sein Knie punktuell zwischen die Schulterblätter auf die Wirbelsäule und zieht gleichzeitig die Ellenbogen nach hinten. Der Patient atmet aus, die Position wird gelöst.

Wirkung: Dehnen des Thorax, Blockaden lösen, Qi-Fluss wieder herstellen

Allgemeine Indikationen: Mobilitätseinschränkungen, Skoliosen, Wirbelblockaden

Absolute Kontraindikationen: bei akuten Verletzungen, Knochenfrakturen, Verdacht auf Luxation, bei künstlichen Gelenken, operativ fixierten Knochen

Variation Ba Shen Fa

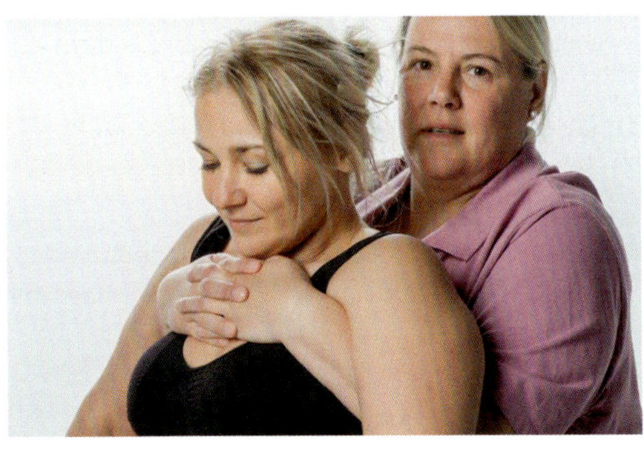

▶ **Abb. 4.68** Variation Ba Shen Fa.

Technik (▶ Abb. 4.68):

- Der Patient sitzt.
- Der Therapeut greift unter den Achseln des Patienten durch und verschränkt seine Hände auf der Brust.
- Der Therapeut steht maximal eng am Patienten und zieht die Wirbelsäule nach kranial.

4.4.3 LWS-Techniken

Ban Fa – LWS – Mobilisation durch Rotation

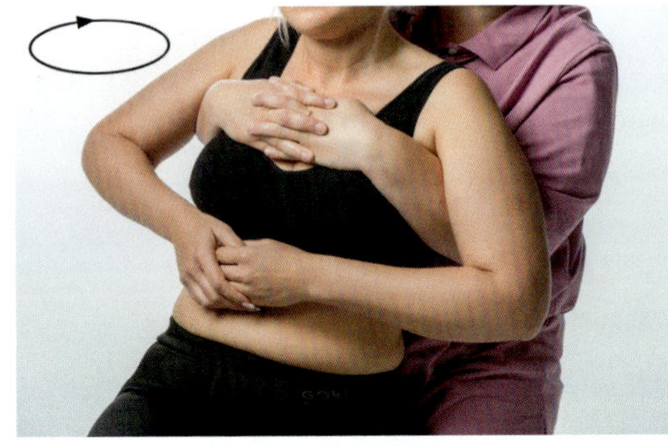

▶ **Abb. 4.69** Ban Fa.

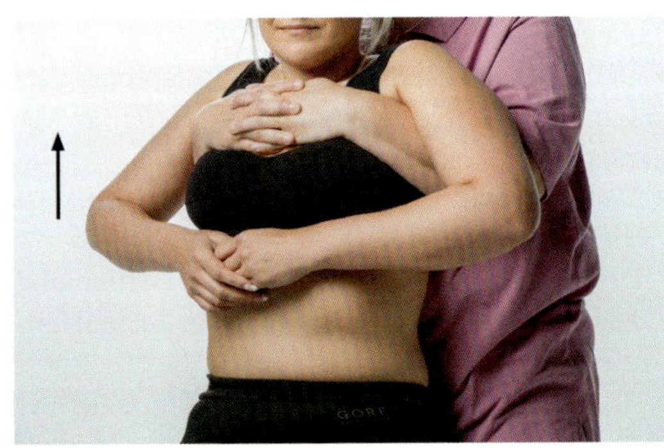

▶ **Abb. 4.70** Ban Fa.

Technik (▶ Abb. 4.69, ▶ Abb. 4.70):

- Der Patient sitzt auf einem Stuhl.
- Der Therapeut greift von hinten um den Thorax des Patienten.
- Die Finger des Therapeuten harken fest ineinander und halten den Patienten.
- Der Patient wird in der Taille rotiert, rechte Seite – linke Seite; dies im Wechsel mehrfach wiederholen.
- Nach der Rotation hebt der Therapeut den Patienten mit einem Längszug des Rumpfes nach axial-kranial durch Aufrichtbewegung des Therapeuten an.

Wirkung: Lockern der Muskulatur, Lösen von Blockaden im LWS-Bereich

Allgemeine Indikationen: Mobilitätseinschränkungen, Skoliosen, Wirbelblockaden

Absolute Kontraindikationen: bei akuten Verletzungen, Knochenfrakturen, Verdacht auf Luxation, bei künstlichen Gelenken, operativ fixierten Knochen

Zhuan – Drehen – Mobilisation der LWS

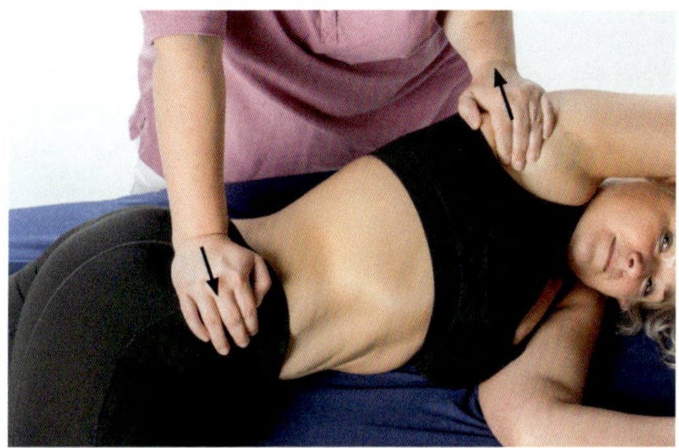

▶ **Abb. 4.71** Zhuan.

Technik (▶ Abb. 4.71):

- Der Patient liegt seitlich auf der schmerzfreien Seite, unteres Bein locker gestreckt, das obere Bein liegt angewinkelt davor.
- Der oben liegende Arm liegt hinter dem Körper.
- Der Therapeut steht hinter dem Patienten.
- Die rechte Hand fixiert die oben liegende Schulter des Patienten, die linke Hand fixiert in Höhe der Spina iliaca anterior superior.
- Dann wird der Patient durch die gegenläufige Bewegung der Hände ca. 2 Minuten geschaukelt.
- Danach folgt ein Impuls, die Schulter wird dabei nach dorsal gezogen, die Hüfte nach ventral geschoben.

! Beachte
Es ist möglich, dass ein knackender Laut entsteht. Nach der Regulation können Schmerzen entstehen.

Wirkung: Lockern der Muskulatur, Lösen von Blockaden im LWS-Bereich

Allgemeine Indikationen: Mobilitätseinschränkung, muskuläre Blockaden, Wirbelblockaden

Absolute Kontraindikationen: bei akuten Verletzungen, Knochenfrakturen, bei künstlichen Gelenken, operativ fixierten Knochen

Ban Fa – Traktion des unteren Rückens

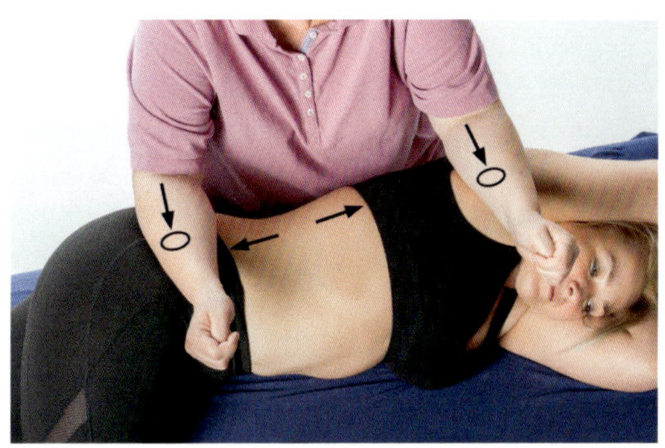

▶ **Abb. 4.72** Ban Fa.

Technik (▶ Abb. 4.72):

- Der Patient liegt auf der Seite.
- Das untere Bein ist gestreckt, das obere angewinkelt.
- Der Therapeut steht hinter dem Patienten.
- Linke Hand fixiert die Schulter und schiebt diese maximal nach kranial.
- Rechter Arm fixiert mit Hand und Unterarm die Hüfte und schiebt diese maximal nach kaudal.
- Unter maximaler Vorspannung wird kräftig in die kraniale und kaudale Richtungen gepresst.
- Spannung lösen.

Wirkung: Lösen von Blockaden der LWS

Allgemeine Indikationen: muskuläre Blockaden, Wirbelblockaden

Absolute Kontraindikationen: bei akuten Verletzungen, Knochenfrakturen, Verdacht auf Luxation, bei künstlichen Gelenken, operativ fixierten Knochen

Ban Fa – Heben LWS

Technik:

- Der Patient liegt in Rückenlage, das Gesäß liegt am Ende der Liege, die Beine hängen über.
- Der Therapeut steht am Ende der Liege.
- Die Beine des Patienten sind im Kniegelenk 90 ° angewinkelt.
- Der Therapeut umfasst beide Unterschenkel. Dann wird ein Zug in Verlängerung des Oberschenkels ausgeführt.
- Eine leichte Vibration verstärkt die Wirkung dieser Technik.

Wirkung: Lösen von Blockaden in der LWS

Allgemeine Indikationen: Wirbelblockaden

Absolute Kontraindikationen: bei akuten Verletzungen, Knochenfrakturen, Verdacht auf Luxation, bei künstlichen Gelenken, operativ fixierten Knochen

Ban Fa – Kippen

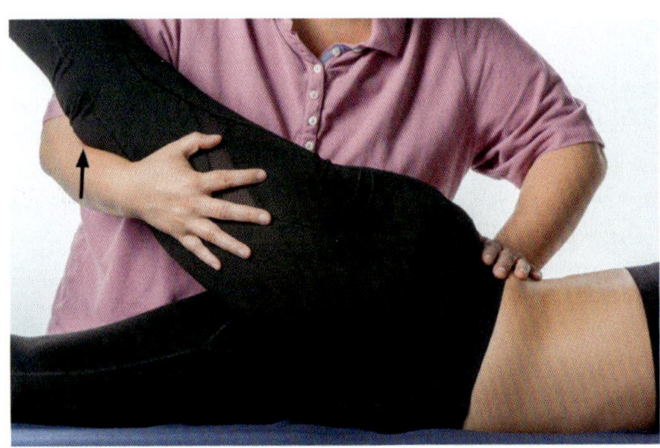

▸ **Abb. 4.73** Ban Fa.

Technik (▸ Abb. 4.73):

- Der Patient liegt auf dem Bauch.
- Der Therapeut legt die linke Hand in Höhe LG 3 auf, die rechte Hand greift den Oberschenkel knapp oberhalb des Kniegelenks.
- Das Bein wird in die Höhe bewegt.
- Die Hand auf dem Kreuzbein drückt nach ventral.
- Die Technik kann auch mit beiden Beinen gleichzeitig durchgeführt werden.

Wirkung: beseitigt Stasen und Blockaden, mobilisiert die Gelenke

Allgemeine Indikationen: muskuläre Blockaden, Wirbelblockaden

Absolute Kontraindikationen: bei akuten Verletzungen, Knochenfrakturen, Verdacht auf Luxation, bei künstlichen Gelenken, operativ fixierten Knochen

Yao Fa – Mobilisation der LWS/im Hüftgelenk

Technik (▸ Abb. 4.53):

- Der Patient liegt in Rückenlage.
- Beide Beine werden aufgestellt, Fersen Richtung Gesäß.
- Der Therapeut stützt die Beine mit dem Unterarm.
- Die freie Hand fixiert die Knie, hebt die Beine leicht an und beginnt mit der Rotation.
- Technik langsam und behutsam ausführen.
- Mit kleiner Rotation beginnen, Rotationsgrad langsam steigern.
- Rotation 15–20-mal wiederholen.

Wirkung: Mobilisation der LWS und Hüfte

Allgemeine Indikationen: muskuläre Blockaden, Gelenkblockaden

Absolute Kontraindikationen: bei akuten Verletzungen, Knochenfrakturen, Verdacht auf Luxation, bei künstlichen Gelenken, operativ fixierten Knochen

Ban Fa – Mobilisation LWS/ISG

Technik:

- Der Patient liegt in Rückenlage.
- Beide Beine werden aufgestellt, Fersen Richtung Gesäß.
- Der Therapeut fixiert mit einer Hand jeweils ein Knie.
- Die Knie werden Richtung Bauch gedrückt.
- Der Druck wird durch den Einsatz des Körpergewichts des Therapeuten verstärkt.

- Druck lösen und den Ablauf erneut ausführen.
- Wiederholung: 3-mal

Wirkung: Mobilisation des unteren Rückens

Allgemeine Indikationen: Mobilitätseinschränkung im unteren Rücken und ISG

Absolute Kontraindikationen: bei akuten Verletzungen, Knochenfrakturen, operativ fixierten Knochen

4.4.4 Mobilisation des Iliosakralgelenks (ISG)

Die folgenden Techniken werden bei einer funktionellen IGS-Blockade eingesetzt.

An Fa des ISG in Bauchlage

Technik (▸ Abb. 4.74):

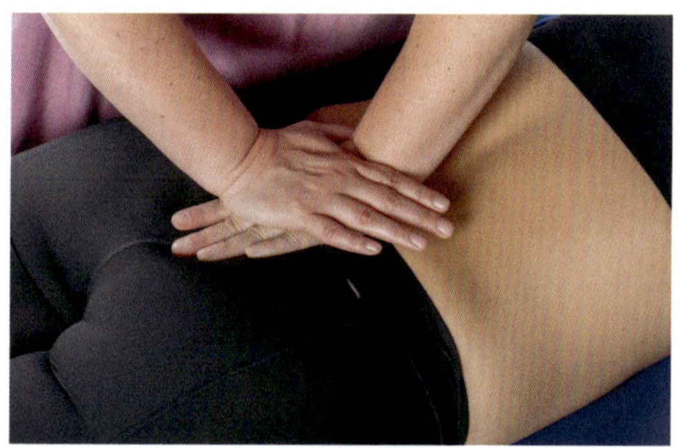

▸ **Abb. 4.74** An Fa des ISG in Bauchlage.

- Der Patient liegt in Bauchlage.
- Hände auf das Sakrum anmodellieren.
- Mit gestreckten Armen auf das Sakrum leicht federnd nach ventral drücken.

Variation der Technik:

- Der Patient liegt in Bauchlage.
- Eine Hand liegt auf dem Sakrum.
- Die andere Hand modelliert sich an den Beckenkamm an.
- Gleichzeitig wird das Sakrum nach ventral und die Beckenschaufel nach lateral gedrückt.

Wirkung: Mobilisation ISG

Allgemeine Indikationen: ISG-Blockaden

Absolute Kontraindikationen: bei akuten Verletzungen, Knochenfrakturen, operativ fixierten Knochen

An Fa des ISG in Rückenlage

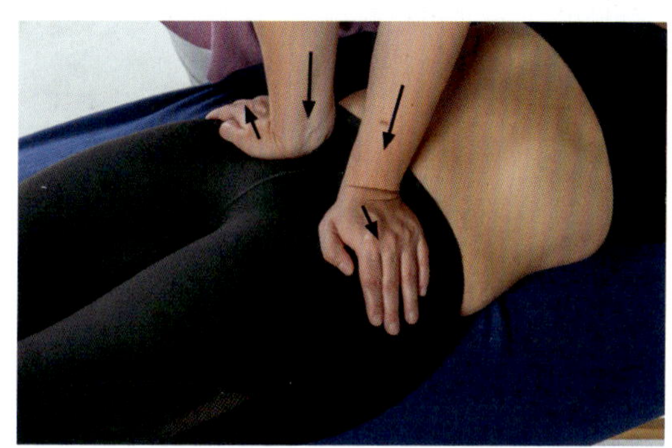

▸ **Abb. 4.75** An Fa des ISG in Rückenlage.

Technik (▸ Abb. 4.75):

- Der Patient liegt auf dem Rücken.
- Der Therapeut steht seitlich der Liege mit Blickrichtung nach kranial.
- Die Hände des Therapeuten modellieren sich an der Crista iliaca.
- Beide Hände bauen einen langsam Druck nach dorsal-lateral auf.

Wirkung: Mobilisation ISG und des unteren Rückens

Allgemeine Indikationen: ISG-Blockaden

Absolute Kontraindikationen: bei akuten Verletzungen, Knochenfrakturen, operativ fixierten Knochen

Ba Shen Fa ISG

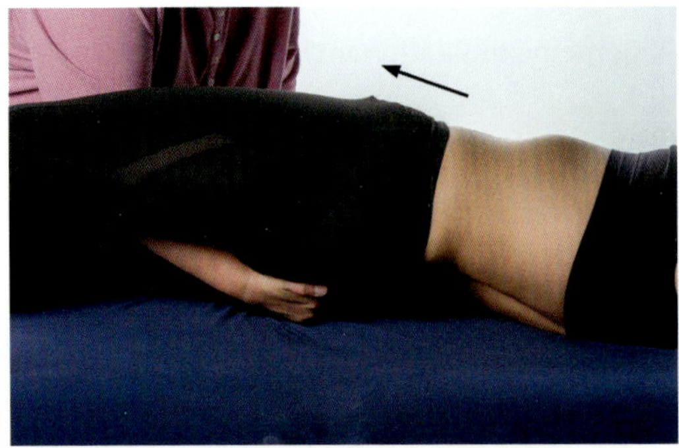

▶ **Abb. 4.76** Ba Shen Fa ISG.

Technik:

- Der Patient liegt in Rückenlage.
- Der Patient stellt Bein auf und hebt das Gesäß an.
- Der Therapeut modelliert seine rechte Hand an das Sakrum an.
- Der Patient legt das Bein ab.
- Der Therapeut zieht das Sakrum nach kaudal ventral.
- Position kurz halten.

Wirkung: Mobilisation des ISG und der unteren LWS

Allgemeine Indikationen: muskuläre Blockaden, Blockaden im ISG

Absolute Kontraindikationen: bei akuten Verletzungen, Knochenfrakturen, Verdacht auf Luxation, bei künstlichen Gelenken, operativ fixierten Knochen

Schaukel-Mobilisation LWS

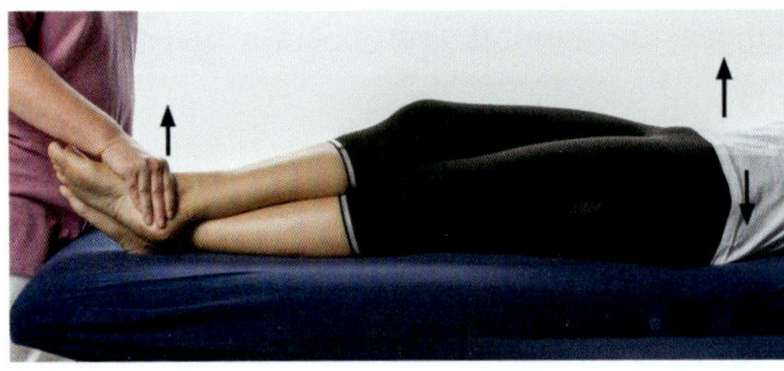

▶ **Abb. 4.77** Schaukel.

Technik (▶ Abb. 4.77):

- Der Patient liegt in Rückenlage, die Beine werden übereinander geschlagen.
- Der Therapeut steht fußseits und greift den oben liegenden Fuß und führt eine schaukelnde Bewegung nach lateral aus und bringt den unteren LWS-Bereich und den Sakralbereich in Schwingung.
- Dauer: 5 Minuten, dann die Position wechseln.

Wirkung: Mobilisation des unteren Rückens

Allgemeine Indikationen: muskuläre Blockaden, Mobilisationseinschränkung in der LWS

Absolute Kontraindikationen: keine

Ba Shen Fa – Dehnen der LWS

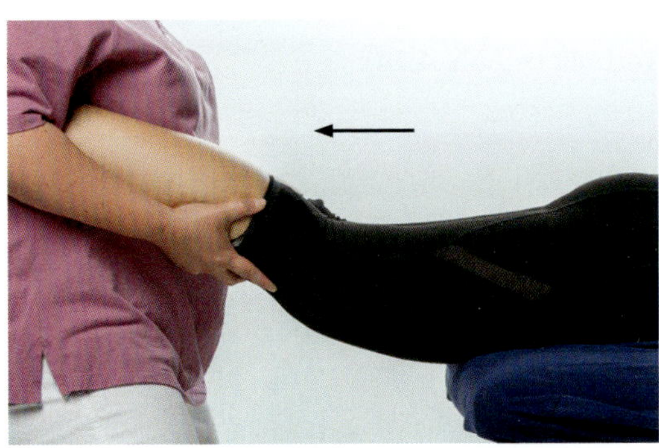

▶ **Abb. 4.78** Ba Shen Fa.

Technik (▶ Abb. 4.78):

- Der Patient liegt in Bauchlage, die Unterschenkel liegen über dem Liegenrand.
- Der Therapeut greift beide Unterschenkel, die Füße des Patienten liegen rechts und links in Taillenhöhe des Therapeuten.
- Der Therapeut baut einen Längszug nach kaudal auf.
- Zug lösen, erneut einen Zug aufbauen.

Wirkung: Mobilisation des unteren Rückens, des Hüftgelenks

Allgemeine Indikationen: Hypomobilität im unteren Rücken, Hüftgelenk, muskuläre Blockaden

Absolute Kontraindikationen: bei akuten Verletzungen, Knochenfrakturen, Verdacht auf Luxation, bei künstlichen Gelenken, operativ fixierten Knochen, Neigung zu Bandrupturen

4.4.5 Techniken zur Behandlung der oberen Extremität

Vorbereitende Techniken sind **Cou Fa** und **Dou Fa**.

Schultergelenk – Schubmobilisation

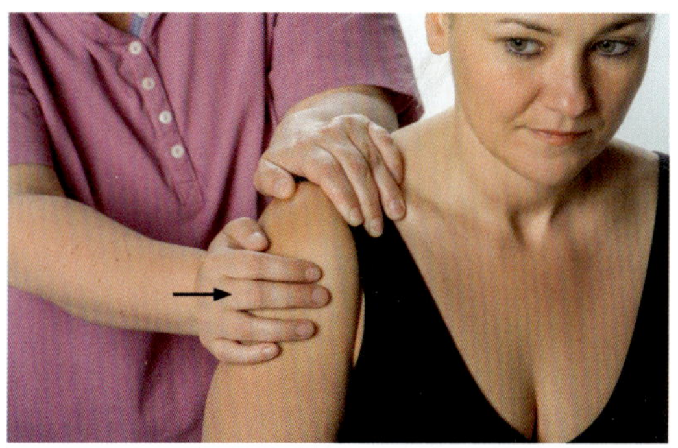

► **Abb. 4.79** Schultergelenk – Schubmobilisation.

Technik (► Abb. 4.79):

- Der Patient sitzt.
- Der Therapeut steht seitlich, eine Hand fixiert das Akromion, die andere Hand liegt am Humeruskopf.
- Schub nach ventral.
- Rhythmische Schubbewegungen, Bewegung nach ventral.
- Gleiche Technik nach dorsal.

Wirkung: Mobilisation des Schultergelenks

Allgemeine Indikationen: Mobilitätseinschränkung des Schultergelenks, muskuläre Blockaden, Gelenkblockaden im Schultergelenk

Absolute Kontraindikationen: bei akuten Verletzungen des Schultergelenks, Knochenfrakturen, Verdacht auf Luxation, bei künstlichen Gelenken, operativ fixierten Knochen, Neigung zu Bandrupturen

Passive Mobilisation des Schultergelenks

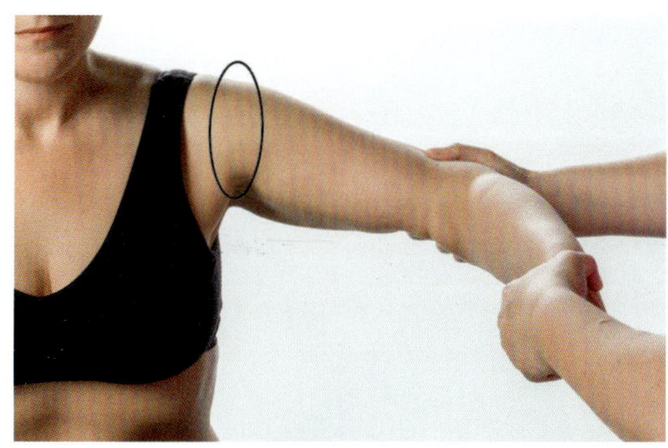

► **Abb. 4.80** Passive Mobilisation.

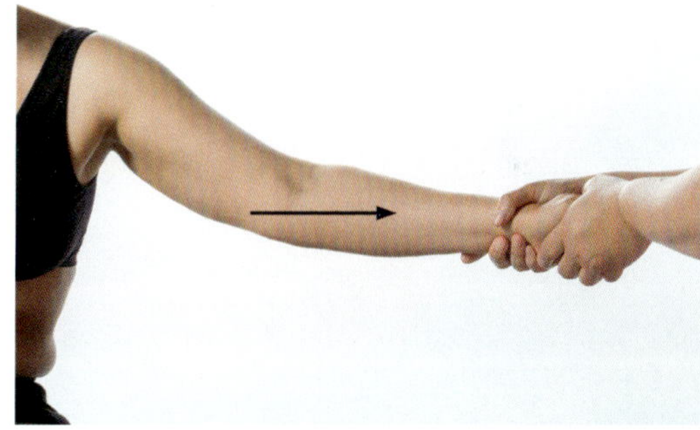

► **Abb. 4.81** Passive Mobilisation.

Technik (► Abb. 4.80, ► Abb. 4.81):

- Der Patient sitzt, der Arm des Patienten ist gestreckt.
- Der Therapeut fixiert die Hand, die andere Hand hält den Unterarm.
- Das Schultergelenk wird rotiert.
- Anschließend wird die Schulter durch Zug nach distal gedehnt.

Ba Shen Fa des Schultergelenks in Rückenlage

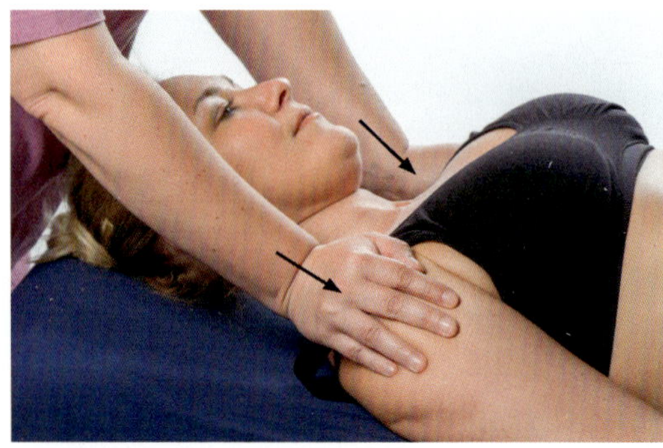

► **Abb. 4.82** Ba Shen Fa nach kaudal.

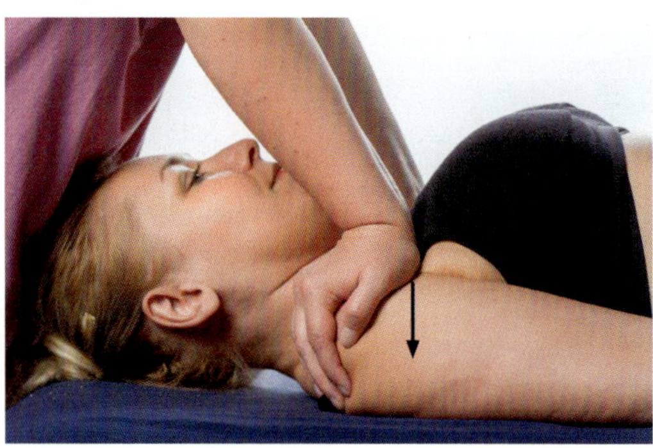

► **Abb. 4.83** Ba Shen Fa nach dorsal.

Technik:
- Der Patient liegt in Rückenlage.
- Der Therapeut steht am Kopfende.
- Die Handflächen werden auf die Schultern gelegt (► **Abb. 4.82**).
- Aufbau einer Dehnung nach kaudal.
- Dehnung lösen.
- Wiederholung: 3-mal.
- Zum Abschluss die Dehnung halten.
- Der Therapeut legt die Handflächen auf die Humerusköpfe (► **Abb. 4.83**).
- Der Therapeut steht über dem Patienten und baut eine Dehnung nach dorsal auf.

Wirkung: Stagnation in der Schulter lösen

Allgemeine Indikationen: Mobilitätseinschränkung des Schultergelenks, muskuläre Blockaden, Gelenkblockaden im Schultergelenk

Absolute Kontraindikationen: bei akuten Verletzungen der Schulter, Knochenfrakturen, Verdacht auf Luxation, Gelenkersatz, operativ fixierten Knochen

4.4.6 Techniken für die Gelenke an Hand und Fuß

Nian Fa – Zwirbeln und Ziehen der kleinen Gelenke

Diese Technik wird angewandt, um die kleinen Finger- und Zehengelenke zu mobilisieren.

Technik:
- Der Therapeut halt die Hand des Patienten und zieht den Finger und gleichzeitig wird der Finger gedreht.
- Der Therapeut klemmt den Patientenfinger zwischen Daumen und Zeigefinger und zwirbelt den Finger des Patienten von distal nach proximal.

Körperareale: Finger und Zehen

Wirkung: Öffnen der Gelenke

Allgemeine Indikationen: Mobilitätseinschränkung in den Gelenken, Dislokation eines Gelenks

Absolute Kontraindikationen: bei akuten Verletzungen, Knochenfrakturen, Verdacht auf Luxation, Gelenkersatz, operativ fixierten Knochen

4.4.7 Techniken zur Mobilisation der Hand- und Fingergelenke

Ba Shen Fa – Dehnen des Handgelenks

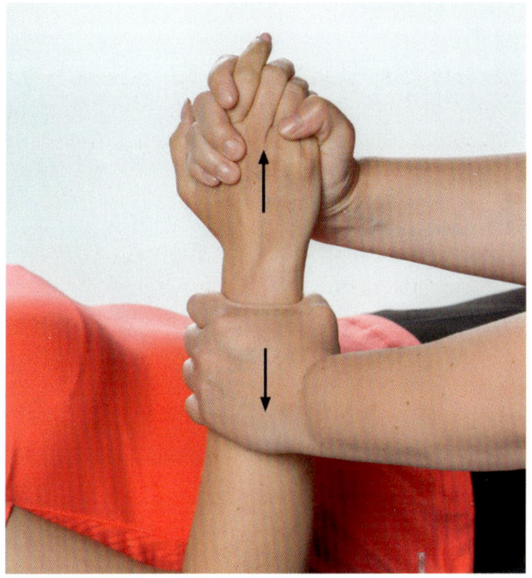

▶ **Abb. 4.84** Ba Shen Fa.

Technik (▶ Abb. 4.84):

- Der Patient liegt auf dem Rücken.
- Der Therapeut fixiert mit der linken Hand den Unterarm des Patienten.
- Die linke Hand (Mobilisationshand) des Therapeuten greift die Hand des Patienten.
- Die Handinnenflächen liegen wie bei einer Begrüßung aufeinander.
- Der Therapeut zieht die Hand nach distal.
- Zug lösen, Hand ablegen.

Wirkung: Öffnen und Mobilisieren des Handgelenks

Ba Shen – Dehnen der Fingergelenke

Technik:

- Der Patient sitzt.
- Der Therapeut fixiert mit der linken Hand das Handgelenk des Patienten.
- Der Therapeut greift mit/zwischen seinem Daumen und Zeigefinger den Finger des Patienten und zieht diesen nach distal.
- Zug lösen.

Wirkung: Öffnen und Mobilisieren der Fingergelenke

Allgemeine Indikationen: Hypomobilität oder Dislokation des Fingergelenks

Absolute Kontraindikationen: bei akuten Verletzungen, Knochenfrakturen, Verdacht auf Luxation, Gelenkersatz, operativ fixierten Knochen

Ban Fa – Traktion der Fingergelenke

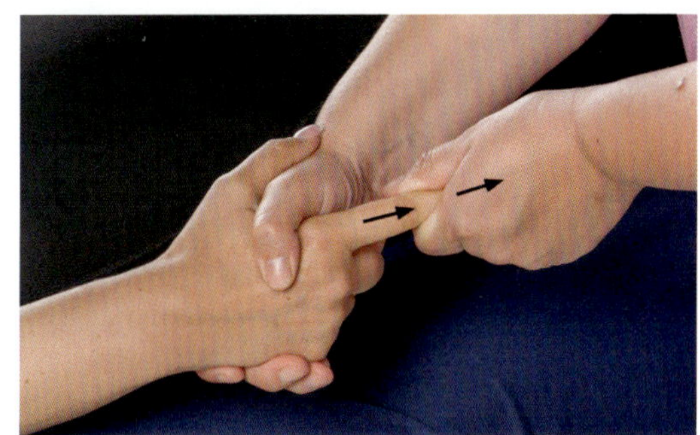

▶ **Abb. 4.85** Ban Fa.

Technik (▶ Abb. 4.85):

- Der Zug am Fingergelenk wird gehalten (Vorspannung).
- Dann wird ein kurzer Zugimpuls nach distal gesetzt.

Wirkung: Mobilisation und Reposition von Gelenkverbindungen

Allgemeine Indikationen: Hypomobilität oder Dislokation des Gelenks

Absolute Kontraindikationen: bei akuter Verletzung des Fingergelenks, Knochenfrakturen, Verdacht auf Luxation, Gelenkersatz, operativ fixierten Knochen

Ban Fa – Traktion am Daumensattelgelenk

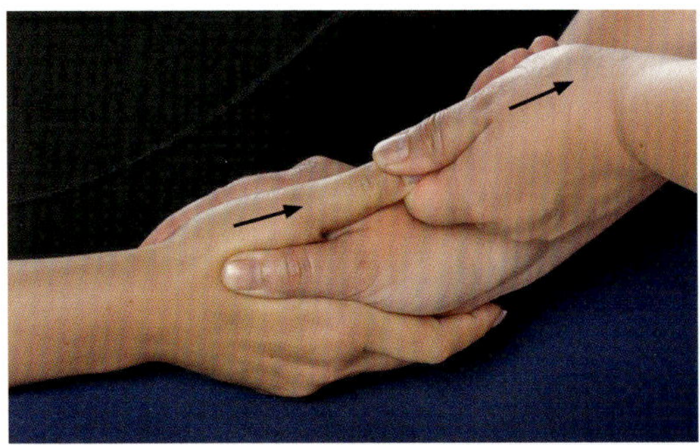

▶ **Abb. 4.86** Ban Fa.

Technik (▶ Abb. 4.86):

- Der Patient sitzt.
- Der Therapeut steht seitlich.
- Die Finger der Fixationshand halten den Bereich des Os trapezium.
- Die Mobilisationshand fixiert den Daumen oberhalb des Sattelgelenks.
- Mit der Mobilisationshand Zug nach distal.

Wirkung: Öffnen eines echten Gelenkes, Mobilisation und Reposition von Gelenkverbindungen

Indikationen: Hypomobilität oder Dislokation eines Gelenks

Absolute Kontraindikationen: bei akuter Verletzung, Knochenfrakturen, Verdacht auf Luxation, Gelenkersatz, operativ fixierten Knochen

4.4.8 Techniken zur Behandlung der unteren Extremität

Qian Yin – Nach-vorne-Ziehen: Mobilisation des M. quadriceps femoris

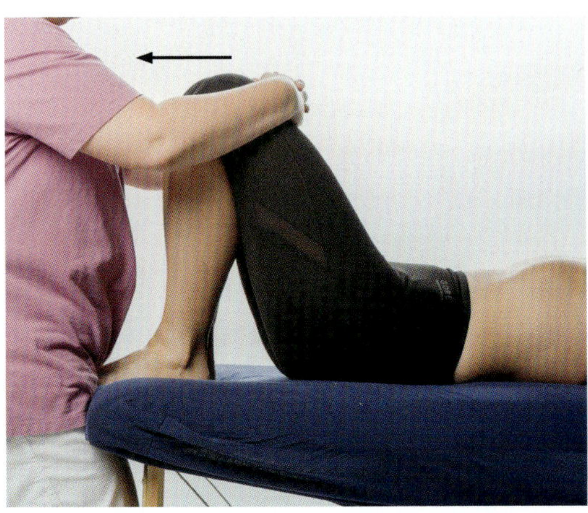

▶ **Abb. 4.87** Qian Yin – Mobilisation des M. quadriceps femoris.

Technik (▶ Abb. 4.87):

- Der Patient liegt auf dem Rücken.
- Knie gebeugt mit aufgesetztem Fuß.
- Fuß wird mit dem Oberschenkel des Therapeuten fixiert.
- Hände umfassen den distalen Oberschenkel (Finger in Finger den Bereich über dem Knie).
- Langsamer Zug Richtung Behandler, 5 Sekunden halten, wieder lösen.
- Wiederholung: 10-mal

Wirkung: Lösen einer muskulären Blockade

Allgemeine Indikationen: Mobilitätseinschränkung des M. quadriceps femoris

Absolute Kontraindikationen: bei akuten Verletzungen

Qian Yin – Nach-vorne-Ziehen: Mobilisation des Knies

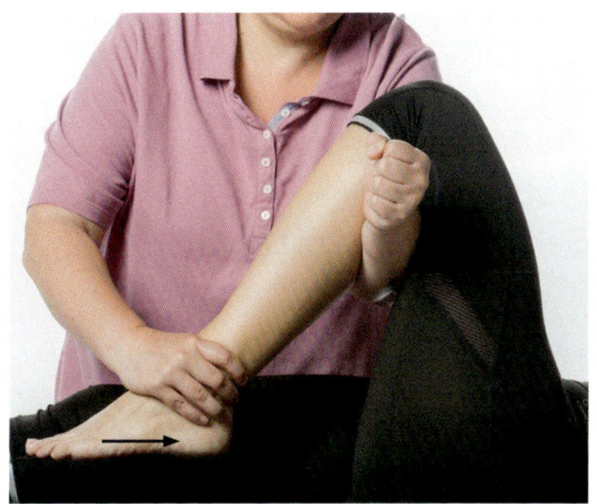

▶ **Abb. 4.88** Qian Yin – Mobilisation des Knies.

Technik (▶ Abb. 4.88):

- Der Patient liegt auf dem Rücken.
- Ein Bein ist gestreckt, das andere Bein ist angewinkelt.
- Der Therapeut legt seinen Unterarm in die Fossa poplitea.
- Der Therapeut greift mit der anderen Hand das Fußgelenk und dehnt das Kniegelenk Richtung Patientengesäß soweit es möglich ist.
- Optimal ist die Berührung der Ferse des Patienten mit dem Gesäß.

Wirkung: Blockaden lösen, Mobilisation des Kniegelenks

Allgemeine Indikationen: Hypomobilität oder Dislokation, Blockade des Gelenkes

Absolute Kontraindikationen: bei akuter Verletzung des Kniegelenks, Knochenfrakturen, Verdacht auf Luxation, Gelenkersatz, operativ fixierten Knochen

Ba Shen Fa – Dehnen des Fußgewölbes

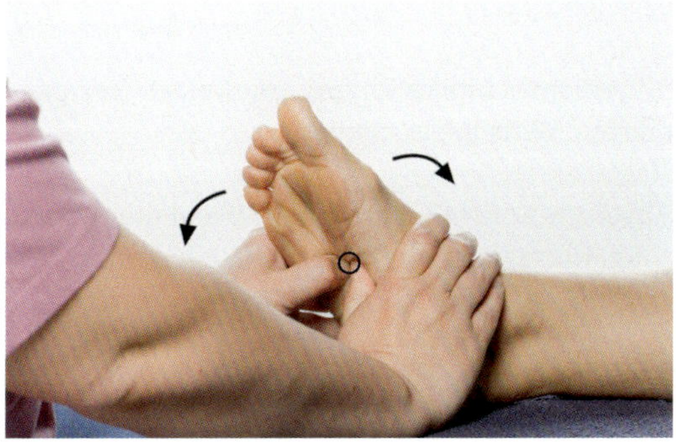

▶ **Abb. 4.89** Ba Shen Fa.

Technik:

- Der Patient liegt auf dem Rücken.
- Der Therapeut sitzt vor dem Patienten.
- Die Daumen liegen plantar in der Mitte Anfang der Os metacarpale.
- Die Daumen pressen die Fußsohle, gleichzeitig dehnen die anderen Finger das Fußgewölbe nach lateral und medial.

Wirkung: Lösen von Verklebungen, Öffnen und Mobilisieren des Fußgewölbes

Allgemeine Indikationen: Hypomobilität im Fußgewölbe

Absolute Kontraindikationen: bei akuter Verletzung, Knochenfraktur, Verdacht auf Luxation, Gelenkersatz, operativ fixierten Knochen

4.4.9 Ganzkörpertechniken

Bei Fa – Festhängen, Aufladen des ganzen Körpers

Technik:

- Patient und Therapeut stehen Rücken an Rücken und haken sich mit den Armen unter.
- Der Therapeut beugt sich nach vorn und lädt den Patienten auf seinen Rücken.
- Der Patient muss frei hängen.
- Der Patient wird geschüttelt oder mehrfach nach oben geschleudert.
- Patient wird auf den Boden zurückgestellt.

Wirkung: Dehnung und Lockerung der Muskulatur, Wirbelsäule wird ausgedehnt, die kleinen Wirbelgelenke werden eingerichtet.

Allgemeine Indikationen: muskuläre Verspannungen, Wirbelblockaden

Absolute Kontraindikationen: bei akuter Verletzung, Knochenfraktur, Osteoporose, Gelenkersatz, operativ fixierten Knochen

Beachte

Bei strenger Indikationsstellung kann diese Technik unterstützend zur Behandlung von Bandscheibenprotrusionen Einsatz finden. Die Kontraindikationen sind zu berücksichtigen.

Es ist zu beachten, dass die Proportionen und das Gewicht des Therapeuten und des Patienten zusammenpassen.

Dehnung des gesamten Körpers mit zwei Therapeuten

Technik:

- Der Patient liegt auf dem Rücken.
- Ein Therapeut steht am Kopfende.
- Der Patient streckt die Arme hinter den Kopf.
- Der Therapeut greift die Handgelenke.
- Der zweite Therapeut steht fußseits.
- Der Therapeut greift die Fußgelenke.
- Beide Therapeuten bauen gleichzeitig langsam eine Dehnung auf, armseits nach kranial, fußseits nach distal.
- Dehnung lösen und anschließend erneut die Dehnung aufbauen.
- Zum Abschluss die Dehnung halten.

Wirkung: Dehnung und Lockerung der Muskulatur und der Gelenke

Allgemeine Indikationen: Mobilitätseinschränkung der Muskulatur und der Wirbelsäule

Kontraindikationen: bei akuten Verletzungen, Knochenfrakturen, Verdacht auf Luxation, Gelenkersatz, operativ fixierten Knochen, Neigung zu Bandrupturen

4.5 Erstellen einer Behandlungsstrategie

Um eine wirksame Behandlung mit Tuina durchzuführen, ist eine genaue Diagnosestellung unerlässlich. Diese Diagnosestellung setzt fundierte Kenntnisse der TCM voraus. Ohne diese ist die Entwicklung einer gezielten Behandlungsstrategie nicht möglich.

4.5.1 Leitfaden für die Vorgehensweise

Schritt 1: Diagnosestellung

Diese beinhaltet das Anamnesegespräch nach den Lehren der TCM sowie Puls- und Zungendiagnose, eine körperliche Inspektion, Palpation und die körperliche Untersuchung. Westliche medizinische Diagnosen und Befunde durch bildgebende Verfahren sind immer zu berücksichtigen. Es kann sich aus dem Befund eine Kontraindikation für die Behandlung mit Tuina ergeben. Nachfolgend finden sich die notwendigen Angaben, die in einem **Anamnesebogen** erhoben werden müssen.

Beispiel für einen Anamnesebogen

Folgende Angaben müssen in einem Anamnesebogen enthalten sein.

Eckdaten und Familienanamnese

Allgemeines

- Name des Patienten/der Patientin
- Alter
- Beruf
- Familienstand
- Kinder

Aktuelle Beschwerden/Symptome

- Welche Beschwerde hat Priorität?
- Operationen: Narben nach Verletzungen oder Unfall?

Liegt eine chronische Erkrankung vor?

- Bluthochdruck
- Schilddrüsenerkrankung
- Diabetes mellitus
- chronische Darmerkrankungen
- Sonstiges

Familienanamnese: Fragen nach familiären Erkrankungen

Ärztliche medizinische Befunde und Diagnosen

Befunde aus bildgebenden Verfahren

Medikamente: Welche Medikamente werden aktuell eingenommen?

- pflanzliche
- homöopathische
- vom Arzt verordnete
- alle anderen eigenverordneten Medikamente

Sind Allergien/Unverträglichkeiten bekannt?

- Heuschnupfen
- Hausstaub
- Laktose
- Histamin
- Gluten
- Fruktose
- Nahrungsmittel
- Hautpflegemittel/Massageöle
- Pflaster

Aktuelle Beschwerden des Bewegungsapparates

- Wirbelsäule
- Gelenke

Kopfschmerz/Migräne

Wo treten Schmerzen auf? Genaue Markierung des Schmerzortes oder Schraffieren der Fläche der Schmerzausstrahlung (▶ Abb. 4.90).

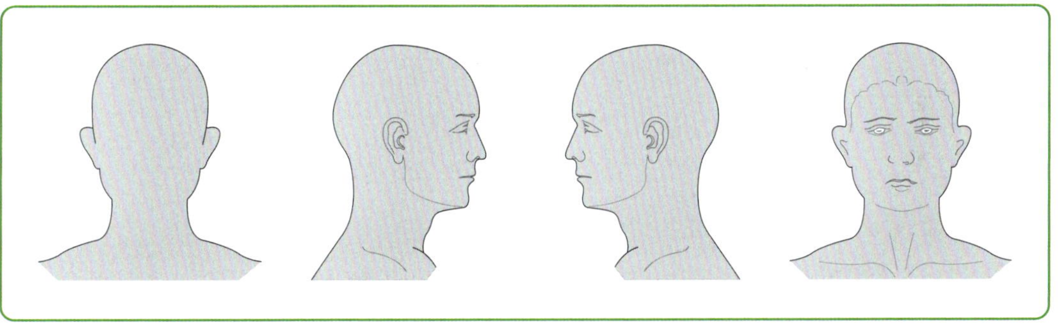

▶ **Abb. 4.90** Kopfabbildungen. (Quelle: Corts M. Diagnoseleitfaden Osteopathie. Stuttgart: Thieme: 2020)

Welche Leitbahn ist betroffen?

- Schmerzen halbseitig/temporal – Gallen-Leitbahn
- Schmerzen im Stirnareal – Magen-Leitbahn
- Schmerzen des Schädeldaches Sagittallinie – Leber-Leitbahn
- Schmerzen im okzipitalen Bereich – Blasen-Leitbahn
- Schmerzen am gesamten Kopf – Nieren-Leitbahn

Schmerzen an anderen Stellen des Körpers
Wo treten Schmerzen auf?

- Genaue Markierung des Schmerzortes oder Schraffieren der Fläche der Schmerzausstrahlung (▸ **Abb. 4.91**).
- Dokumentation der Befunde nach Inspektion und Palpation.

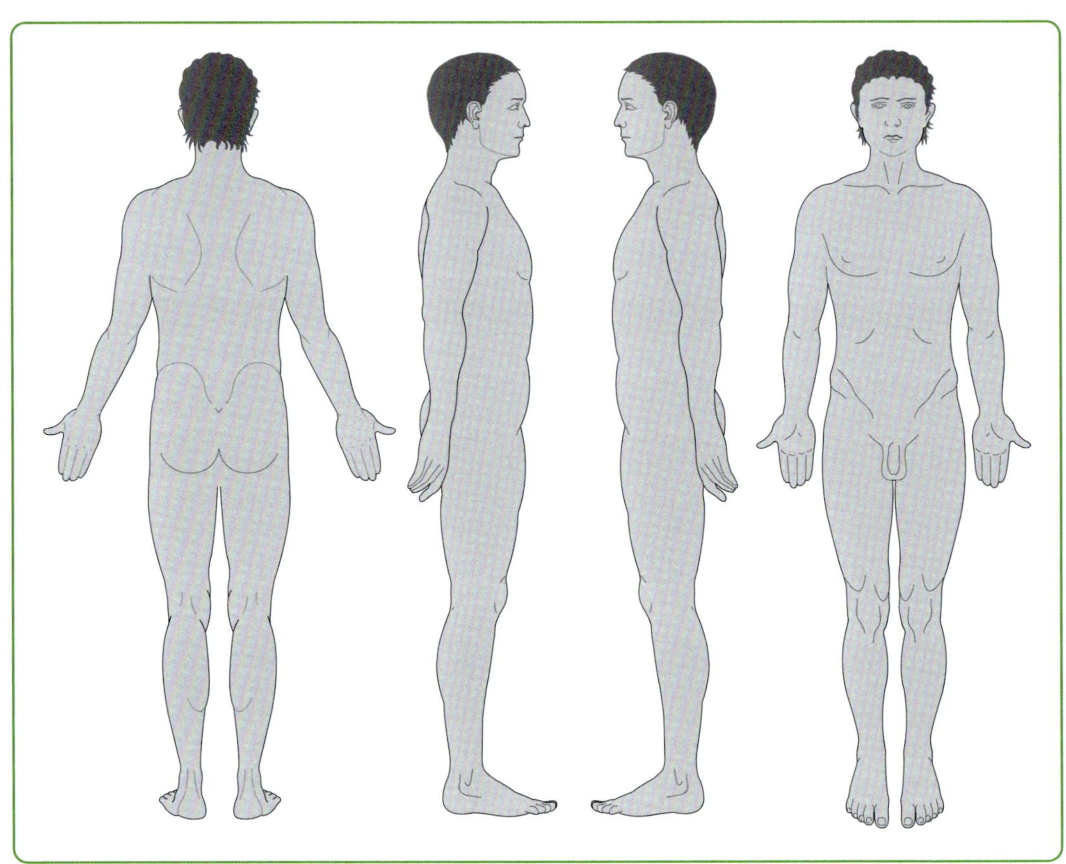

▸ **Abb. 4.91** Körperabbildungen. (Quelle: Corts M. Diagnoseleitfaden Osteopathie. Stuttgart: Thieme: 2020)

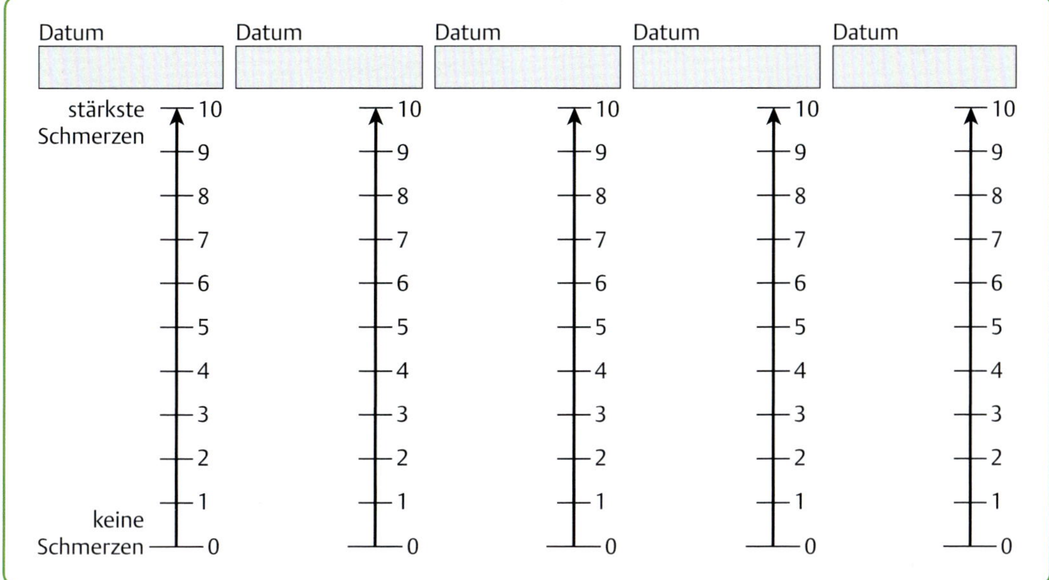

▸ **Abb. 4.92** Schmerzskala. (Quelle: Ploss O. Naturheilkunde bei muskulären und neuromuskulären Erkrankungen. 2. Aufl. Stuttgart: Haug; 2013)

Schmerzskala für den Hauptschmerz: Der Schmerz ist:

- schwach
- mittel
- stark
- sehr stark

Der Schmerz geht auf einer Schmerzskala (▸ **Abb. 4.92**) von schwach (1) bis zu sehr stark (10).

Wann sind die Schmerzen aufgetreten?

Gab es ein auslösendes Ereignis?

Wie oft treten die Schmerzen auf?

- selten
- mehrmals am Tag
- alle paar Tage
- wöchentlich
- ständig

Wie ist das Schmerzempfinden?

- ziehend
- stechend
- klopfend
- drückend
- reißend
- kolikartig
- krampfend
- dumpf
- beengend
- bohrend
- brennend
- lokal
- wandernd

Welche Ereignisse verschlimmern?

- körperliche Belastung
- längeres Stehen
- Sitzen
- Gehen
- Stress
- Kälte
- Wärme
- Nahrungsmittel
- Husten
- Niesen

- Wetterlage
- Menstruation

Welche Ereignisse verbessern?
- Ruhe
- Schlaf
- Bewegung
- Kälte
- Wärme
- Sport
- Schmerzmittel
- Urlaub
- Sonstiges

Andere Symptome zum Schmerz → Körperliche Inspektion, Palpation
- Hautveränderungen
- Schwellungen
- Berührungsempfindlichkeit
- Schweißbildung
- Seh- oder Hörstörungen
- Gangunsicherheit
- Muskelschwäche
- Müdigkeit
- Schwindel
- Bewegungseinschränkung
- Sonstiges

Hitzegefühl
- warme Hände
- warme Füße

Kältegefühl
- kalte Hände
- kalte Füße

Atemwege
- Atembeschwerden
- Schleimbildung, Schleimfarbe

Schlafgewohnheiten
- Schlaflosigkeit
- Normaler Schlaf
- Schlaf mit Unterbrechung, wann?
- Unruhe
- Nachtschweiß
- Herzklopfen

Magen-Darm-Trakt/Ausscheidungsorgane
- Mundgeruch
- Mundgeschmack
- Stuhlgang
  - Neigung zu Obstipation
  - Neigung zu Diarrhoe
- Flüssigkeitsaufnahme
- häufiges Wasserlassen
- Urinfarbe

Ernährung
- Gewicht
- Gab es größere Gewichtsabnahmen oder -zunahmen?
- Appetit
- Heißhunger
- Nahrungsmittelunverträglichkeiten/-intoleranzen
- bevorzugte Geschmackrichtung

Menstruationszyklus
- Zyklusdauer
- Beschwerden
- Farbe des Blutes
- Konsistenz
- PMS
- Ausfluss
- Menopause (seit)
- Libido

Psyche

Die Lebensqualität wird beeinflusst durch
- Stress/ Überarbeitung
- Rastlosigkeit
- Angstgefühle
- Erschöpfung
- Unruhe/Nervosität
- Traurigkeit
- unterschwellige Aggressivität/Reizbarkeit
- Konzentrationsstörungen
- Stimmungsschwankungen
- Antriebslosigkeit

Befinden
- Fragen nach Tagestiefpunkten (z. B. nach einer Mahlzeit)
- Wie ist der allgemeine Leistungslevel?

▶ **Tab. 4.3** Pulsprotokoll Patientenhand rechts.

	Ringfinger Lunge	Zeigefinger Milz/Magen	Mittelfinger Nieren-Yang
Oberflächlich			
Mitte			
Tief			

▶ **Tab. 4.4** Pulsprotokoll Patientenhand links.

	Zeigefinger Herz	Mittelfinger Leber	Ringfinger Nieren-Yin
Oberflächlich			
Mitte			
Tief			

Sonstige Beschwerden

- Stimme
- Sprache
- Schweißbildung
- Geruch

Zungendiagnose

(Siehe ▶ Abb. 3.1)

- Zungenfarbe
- Zahneindrücke
- rote Punkte/blaue Flecken
- Zunge geschwollen
- Zunge trocken
- Zunge feucht
- Zungenbelag
- Geschwüre
- Zunge zittrig/unruhig (Hinweis auf Hypertonie)

Pulsdiagnose

Es folgt die körperliche Untersuchung:

- Inspektion, Palpation nach den Lehren der TCM (▶ Tab. 4.3, ▶ Tab. 4.4)
- Inspektion und Untersuchung nach schulmedizinischem Vorgehen

Schritt 2: Analyse der Konstitution

Aus dem Anamnesegespräch und der Untersuchung lässt sich die Konstitution des Patienten bestimmen. Hieraus ergibt sich die Entscheidung, ob eine Akutbehandlung oder eine konstitutionelle Behandlung erfolgt.

- Was spricht für eine Akutbehandlung?
- Was spricht für eine konstitutionelle Behandlung?
- Es müssen die absoluten und bedingten Kontraindikationen bestimmt werden.

Schritt 3

Durch die Angaben des Patienten und die Untersuchungen werden die zu behandelnden Leitbahnen, die zu behandelnde Körperregionen und Akupunkturpunkte festgelegt.

Schritt 4

Die Diagnose nach der TCM bestimmt das TCM-Behandlungsprinzip: Tong Fa – Bu Fa – Wen Fa Xie Fa – San Fa

Schritt 5

Auswahl der Tuina-Techniken.

Schritt 6

Festlegen des Behandlungsablaufs, der Behandlungsdauer und Behandlungsintensität.

Schritt 7

Aufklärung des Patienten über eventuelle Nebenwirkungen der Behandlung. Eine schriftliche Zustimmung des Patienten beim Einsatz von chiropraktischen Techniken ist ratsam.

Schritt 8

Beurteilung des Behandlungsverlaufs und Terminplanung.

Schritt 9

Festlegung von Folgeterminen. Für den Patienten sind die Zeitplanung und auch die Finanzplanung wichtig.

4.5.2 Anschlusstermin

- Die Nachbefragungen zu der letzten Behandlung sind wichtig. Diese geben Aufschluss, ob die Behandlungsstrategie richtig gewählt ist oder ein Revisionsbedarf besteht.
- Erfassen des aktuellen Zustandes des Patienten.
- Liegt ein akutes Geschehen vor (akuter Infekt, akutes Trauma, Überanstrengung)?
- Die Behandlung wird zum aktuellen Termin an diesen Zustand angepasst.
- Eine Behandlungsfolge umfasst meist etwa 5–10 Termine mit einer Dauer von jeweils 10–60 Minuten.

5 Erstellen einer individuellen Tuina-Behandlungsabfolge

Eine ausgeglichene Behandlung mit Tuina beinhaltet, dass eine sinnvolle Behandlungsreihenfolge eingehalten wird. Der Patient und der Therapeut brauchen eine gewisse Zeit der Adaptation. Bei der Auswahl der Techniken ist es wichtig zu planen, wann welche Technik Anwendung finden soll.

5.1 Phasen der Behandlung

Die Behandlung wird in die folgenden vier Phasen eingeteilt:

1. Beginn der Behandlung. Anpassungszeit, Erwärmen des Körpers, Öffnen der Leitbahnen. Die Techniken werden oberflächlich ausgeführt.

Die bevorzugten Techniken sind: Tui Fa, Rou Fa, Mo Fa, Ma Fa

2. Behandlungsphase. In dieser Phase werden die tieferen Schichten des Körpers stimuliert. Sehnen und Muskulatur entspannen sich. Qi und Blut werden in Fluss gebracht, der Qi-Fluss in den Leitbahnen wird gesteigert. Die Techniken werden kräftiger und tiefer ausgeführt. Das Syndrom wird behandelt.

Die bevorzugte Technik zu Beginn dieser Phase ist Gun Fa als Übergang von Phase 1 zu Phase 2.

Die in Phase 2 angewandten Techniken sind: An Rou Fa, Dian Fa, Ya Fa, Nie Fa, Na Fa, Rou Fa, Yi Zhi Chan, Ning Fa, Tan Bo Fa

3. Phase: Mobilisierung. In dieser Phase werden die Gelenke, wenn es die Behandlungsstrategie erfordert, mobilisiert und reponiert. Die Gelenke, die Sehnen und die Muskulatur sind erwärmt und für diese Phase der Behandlung vorbereitet.

Die angewandten Techniken sind: Dou Fa, Yao Fa, Cou Fa, Ning Fa, Ba Shen Fa, Ban Fa

4. Phase: Behandlungsabschluss. In dieser Phase soll der Patient langsam aus der Behandlung erweckt werden. Die Techniken werden wieder sanfter und oberflächlicher.

Die bevorzugten Techniken sind: Ma Fa, Sao San Fu Fa, Ji Fa, Pai Fa, Ca Fa

! Beachte

Bei der Entwicklung einer Behandlungsstrategie ist es wichtig, die Behandlungstechniken an die Phasen anzupassen und einen entsprechenden Zeitplan zu berücksichtigen.

5.2 Entwicklung einer Behandlungsstrategie

5.2.1 Praktisches Beispiel einer Behandlungsstrategie: Patientin mit Schmerzen und Bewegungseinschränkungen

In Kap. 5.2.1 bis Kap. 5.2.4 wird anhand eines praktischen Beispiels die Behandlungsstrategie vorgestellt.

45-jährige Patientin, 168 cm, 75 kg, medizinische Fachangestellte, verheiratet, zwei Kinder. Die Patientin beschreibt akute, seit zwei Tagen bestehende Schmerzen mit Bewegungseinschränkungen im rechten Schulter-Nacken-Bereich nach einem Besuch einer Sportveranstaltung am Wochenende.

Erste Betrachtung

- Die Patientin ist mittelgroß, hat eine sportliche Erscheinung, kräftige Muskulatur, klare Augen, blasses Aussehen.
- Das Bewegungsmuster der Patientin zeigt eine Schonhaltung in der rechten oberen Körperhälfte.
- Der Händedruck ist zurückhaltend.
- Die Patientin zeigt Bewegungseinschränkungen beim Ablegen der Jacke.

Fragen

- Schmerzdauer – seit wann bestehen die Beschwerden, plötzlicher oder langsamer Beginn
- Schmerzlokalisation – Ausstrahlung, sind mehrere Regionen betroffen
- Schmerzqualität
- Bewegungseinschränkungen
- traumatische Ereignisse
- Schwellungen
- Schmerzmittelverbrauch
- Taubheitsgefühle
- Sport
- schwere körperliche Arbeit

Antworten der Patientin

- Dauer der Beschwerden: Dieser Schmerz ist plötzlich aufgetreten, es gibt jedoch rezidivierende Beschwerden im Schulter-Nacken-Bereich.
- Lokalisation: Schmerzen im Hals-Nacken-Schulter-Bereich rechtsseitig
- Schmerzqualität: dumpf, diffus, krampfartig im Verlauf Gb 20, Gb 21 – Intensität wechselnd
- ähnliche Beschwerden seit zwei Jahren rezidivierend, Häufigkeit zunehmend
- Bewegungseinschränkung in der HWS, Schulterblick nach rechts ist nur eingeschränkt möglich
- Es liegt kein Trauma vor.
- Bewegungseinschränkung bei Retroversion des rechten Armes, Schmerz in der Schulter
- seit einem Tag auch Schmerzausstrahlung in den Arm
- wiederkehrende Missempfindung in der Hand

Medikamente

aktuell keine

Weitere Befunde

- häufige Müdigkeit und körperliche Erschöpfung seit einiger Zeit durch aktuelle berufliche Überlastung
- Windempfindlichkeit (Nacken, Rücken)
- Kältegefühl im Nacken
- kalte Hände und Füße ohne Frieren
- Muskelschmerzen in den Beinen bei Kälte
- Nackenverspannungen
- Sport und Bewegung, Wärme bessert
- **Zunge:** blass, leichte Zahneindrücke, dünner weißer Belag
- **Puls:** oberflächlich gespannt, Leere in der Nierenposition

5.2.2 Körperliche Untersuchung

Durchführung einer allgemeinen Inspektion

Die Patientin steht möglichst unbekleidet (BH und Unterhose wenn es gegeben ist anlassen) in der Stellung der Neutral-Null-Methode:

- Patientin steht barfuß
- Blick und Nase nach vorn gerichtet
- Arme hängend
- Daumen nach vorn
- Füße parallel

Leitfaden für die Vorgehensweise

- Ertasten von Schmerzpunkten Leitbahnbezug
- Ertasten von Strukturen und Schwellungen
- Ertasten der Hauttemperatur
- Ertasten des Muskeltonus
- Ertasten von Myogelosen
- Klopfschmerz auf der Wirbelsäule
- Betrachten der Beckenregion/Höhe der Darmbeinkämme
- Betrachten der Taillenfalten
- Betrachten der Gesäßfalten
- Betrachten der Analfalte
- Betrachten der Kniefalten
- Messung der Beinlänge

Untersuchungsbefund

Dorsale Betrachtung:

- rechte Schulter steht höher
- sonst ohne Befund

Palpation:

- Kälte im Schulter-Nacken-Bereich
- Schmerzpunkte: Dü 13, Gb 21, Gb 20, Di 4, Di 11, Di 15
- Ashi-Punkte im Leitbahnverlauf der TML Di – Druckdolenz C 5–C 6
- Myogelosen in der Pars transversa des M. trapezius

Funktionsanalyse HWS

- **Aktiv und passiv:** Bewegungseinschränkung nach rechts
- **Passiv:** Endgefühl Bewegungsstopp durch Schmerz
- Der **Beinlängentest** ist ohne Befund.

Untersuchung der Schulter

Allgemeines:
- Die Untersuchung erfolgt am stehenden, am sitzenden und auch am liegenden Patienten.
- Einen ersten Überblick über das Bewegungsmuster erhält der Therapeut bei der Ausführung des Nacken-Schürzengriffs. Außenrotation und Abduktion (Nackengriff).
- Innenrotation und Adduktion (Schürzengriff) werden geprüft.

Merke
Das Endgefühl bei der Untersuchung der Gelenke ist bei einem gesunden Menschen immer elastisch.

Endgefühl physiologisch:
- fest-elastischer Stopp bei Kapseln und Bändern
- weich-elastischer Stopp bei den Weichteilen

Endgefühl pathologisch:
- fest-elastischer Stopp: Hinweis auf einen reflektorisch verkürzten Muskel
- fester Stopp: Kapselmuster Bewegungseinschränkung bei der passiven Funktionsuntersuchung eines Gelenkes
- hart-elastischer Stopp: Hinweis auf knöcherne degenerative Gelenkveränderung (Osteophyten)
- zu weiches Endgefühl
- kein Endgefühl: Hinweis auf Hypermobilität, Instabilität
- Bewegungsbegrenzung durch Schmerz

5.2.3 Westliche und TCM-Diagnose

Westliche Diagnose: HWS-Syndrom

TCM Diagnose: Wind-Kälte-Nässe, Qi-Stagnation, Leere

Kontraindikationen: Keine. – Es sind keine Vorerkrankungen des Bewegungsapparates bekannt.

Therapieprinzipien: Wind-Kälte ausleiten, Wärmen, Schmerzen lindern, Stagnation lösen, Qi- und Blutfluss anregen

Punkteauswahl: Di 4, Di 11, Di 15, Dü 9, Dü 13, Dü 14, Dü 15, 3E 3

Leitbahnauswahl: TML Di, TML 3E, TML Dü, Leitbahn Gb

Behandlungstechniken:
- An Rou Fa
- Tui Fa
- Gun Fa
- Nie Na Fa
- Rou Fa
- Ca Fa
- Yao Fa Schultergelenk
- Dou Fa Schultergelenk
- Cou Fa Schultergelenk
- Ba Shen Fa HWS
- Ban Fa HWS

5.2.4 Behandlungsablauf

(Siehe Abbildungen in Kap. 7.3 „Grundbehandlung Nacken")

Lagerung: Die Patientin sitzt. Hilfsmittel: Handtuch
- Tui Fa über der Yin- und Yang-Seite der Handgelenke → Öffnen der Leitbahnen
- gleichzeitig beidseitig An Rou Fa Gb 20 mit dem Daumen → Leitbahn durchgängig machen (Hauptpunkt bei Wind-Erkrankungen)
- gleichzeitig beidseitig An Rou Fa Gb 21 mit dem Daumen → Leitbahn durchgängig machen, Qi-Fluss regulierend
- An Rou Fa von Bl 10 beidseitig mit dem Zangengriff Ende HWS → Leitbahn durchgängig machen, Muskeln lockern (Windpunkt)
- An Rou Fa Dü 13 mit dem Daumen
- An Rou Fa an Di 4 mit dem Daumen

- An Rou an Di 11 mit dem Daumen
- An Rou Fa an Di 15 mit dem Daumen
- Tui Fa mit den Schwertfingern → von Gb 20 über Gb 21
- Seite wechseln

Den vorherigen Ablauf am anderen Arm durchführen.

- Mo Fa mit 2 Fingern → im Verlauf des M. sternocleidomastoideus
- An Rou Fa mit dem Zangengriff → entlang der Halsmuskulatur
- Mo Fa → gesamte Nacken-Schulter-Partie
- Gun Fa der gesamten Nackenmuskulatur – 1 Minute auf jeder Seite
- Nie Na Fa des M. trapezius – Handtuch auflegen
- Rou Fa → der gesamten Nacken-Schulter-Partie bis zum M. deltoideus
- Nie Na Fa Gb 21

Lagerung ändern: Die Patientin liegt in Rückenlage.

- Ba Shen Fa an der HWS
- Ba Shen Fa – seitliches Dehnen der Nackenmuskulatur in Richtung Schulterhöhe
- Ban Fa HWS

Lagerung ändern: Die Patientin sitzt.

Abschluss Pai Fa → gesamtes Schulter-Nacken-Areal

Gesamtdauer der Behandlung: 25–30 Minuten

Behandlungsdauer: 3-mal pro Woche, bis zur Beschwerdebesserung.

Sonstige Maßnahmen: Anleitung der Patientin zur Selbstmassage und Dehnungsübungen der HWS.

Praxis

Allgemeine Regeln für die Behandlung

Für die Behandlung von Erkrankungen gibt es Auswahlmöglichkeiten von wirksamen Akupunkturpunkten. Es ist wichtig, sich auf die wesentlichen Punkte zu beschränken.
Bei der Auswahl ist immer die Behandlungszeit zu berücksichtigen. Pro Akupunkturpunkt wird eine Behandlungszeit von 1–5 Minuten angezeigt. Es empfiehlt sich, nicht mehr als 6 Punkte pro Behandlung und mehr Hauptpunkte als Nebenpunkte auszuwählen.

5.2.5 Allgemeine Funktionsanalyse

- Seitenvergleichend aktiv/passiv
- Qualität des Endgefühls überprüfen (passiv)
- Hypomobilität eines Gelenkes
- hart bei knöchernen Veränderungen
- unelastisch bei Blockaden und muskulären Verspannungen
- Überprüfung der Beinlängen

Merke

Gelenkbeweglichkeit

- **Hypomobilität bedeutet eine Abnahme der physiologischen Beweglichkeit.**
- **Hypermobilität bedeutet eine Zunahme der physiologischen Beweglichkeit.**
- **Instabilität bedeutet die Zunahme einer unphysiologischen Beweglichkeit.**

5.2.6 Abfolge auf einen Blick

- TCM-Diagnose
- Diagnose nach westlicher Medizin
- Kontraindikationen
- Therapieprinzipien
- Punkteauswahl
- Leitbahnauswahl
- Behandlungstechniken
- Behandlungsstrategie
- Behandlungsablauf

6 Konstitutionstypen

In der Chinesischen Medizin gibt es entsprechend den Fünf Wandlungsphasen eine Einteilung in Konstitutionstypen. Die chinesischen Konstitutionstypen erkennt man an der physischen Erscheinung, den Vorlieben und Neigungen, den Charaktereigenschaften, am Verhalten und an den psychischen Reaktionen eines Menschen. Bei vielen Menschen findet man neben ihren dominierenden Wandlungsphasen eine Schwäche einer oder mehrerer Wandlungsphasen.

Aus dem Erkennen des Konstitutionstypus und dessen Einbeziehung in die chinesische Diagnostik bekommt man ein breiteres diagnostisches Spektrum und kann dadurch die Wirksamkeit einer Therapie verstärken. Als erste Beurteilung kann man Patienten verschiedenen Typen zuordnen.

6.1 Yang-Typ

Eigenschaften: Yang-(Fülle-)Typ

Das Verhalten ist eher extrovertiert. Der Yang-Typ handelt schnell, hektisch, ist leicht zu begeistern, ist sehr aktiv, hat ein sicheres Auftreten, ist kraftvoll und redet viel.

Emotionen: Neigung zu Zorn, Aggression, Begierde, Eifersucht

Aussehen: rotes Gesicht, angespannte Muskeln

Schlaf: braucht wenig Schlaf, liegt ausgestreckt und ohne Decke im Bett

Stimme: laut, voll

Schwitzen: eher viel und schnell

Libido: viel

Krankheiten: Neigung zu akuten Krankheiten, fiebert leicht, Neigung zu Hypertonie

Klima: Abneigung gegen Wärme, Vorliebe für kaltes Wetter

Ernährung: bevorzugt Fleisch, Alkohol, gebratene, gegrillte, fettige, scharfe Speisen

Stuhl: hart, trocken

Harn: wenig, dunkel, riechend

Menstruation: kürzerer Zyklus, längere Blutung, viel Blut

Zunge: roter Zungenkörper, gelber Belag, wenig Speichel

Puls: voll, stark, oberflächlich, schnell

6.2 Yin-Typ

Eigenschaften: Yin-(Leere-)Typ

Das Verhalten ist eher introvertiert. Der Yin-Typ handelt langsam, bedacht, ohne Schwung, desinteressiert, ist schwer zu begeistern, passiv, hat ein sehr unsicheres Auftreten, redet wenig, ist morgens wenig zu motivieren.

Emotionen: Neigung zu Sorgen, Trauer, Angst, Depression, Grübeln

Aussehen: blasses Gesicht, schlaffe Muskulatur

Schlaf: braucht viel Schlaf, liegt eingerollt und zugedeckt im Bett

Stimme: leise, leer

Schwitzen: eher wenig, nur bei Anstrengung

Libido: wenig

Krankheiten: Neigung zu chronischen Krankheiten, Neigung zu Hypotonie

Klima: Abneigung gegen kaltes Wetter, friert leicht, Vorliebe für warmes Wetter

Ernährung: bevorzugt Gemüse, Rohkost, Milchprodukte, isst langsam

Stuhl: weich, breiig

Harn: viel, hell, geruchlos

Menstruation: längerer Zyklus, kurze Blutung, wenig Blut

Zunge: blasser Zungenkörper mit Zahnabdrücken, weißer Belag, viel Speichel

Puls: leer, schwach, tief, langsam

6.3 Chinesische Konstitutionstypen

6.3.1 Konstitution Holz

Diese Menschen sind energiegeladen, haben viel Antriebskraft, sind immer aktiv in Bewegung. Dieser Typus ist athletisch gebaut mit ausgeprägten Muskeln und Sehnen, er hat ein markantes, kieferbetontes Gesicht mit buschigen Augenbrauen. Der Holz-Typus zeichnet sich durch einen starken Bewegungsdrang aus, er treibt intensiv Sport, ist emotional und leidenschaftlich, hat viel Vitalität und möchte alles in Bewegung halten. Mit einer gefestigten Lebenseinstellung dominiert dieser oft andere Menschen.

Das konstitutionelle Problem ist die Stagnation, Emotionen werden nicht ausgelebt und gehalten. Frustration, aber auch Zorn und Wut sind häufig die Folge.

Bei Störungen treten typische Probleme auf: Herz-Kreislauf-Probleme, Störungen der Nerven, Muskeln und Sehnen, wandernde Schmerzen, Interkostalneuralgien, Verspannungen, Kiefergelenkprobleme, unregelmäßige Menstruation, Anfälligkeit für Migräne, Bindehautentzündungen.

Übermäßige Leber-Yang-Aktivität führt zu Erschöpfung, Müdigkeit bzw. Burn-out, ein typisches Störungsmuster für Leber-Konstitutionstypen. (▶ **Tab. 6.1**)

6.3.2 Konstitution Feuer

Dieser Typus ist lebendig, mit leuchtend funkelnden Augen und mit einer anziehenden Ausstrahlung. Charakteristisch ist ein hohes Maß an Toleranz; er ist mitfühlend, herzlich und liebevoll. Die Lebhaftigkeit kann zu übermäßiger Schnelligkeit führen. Probleme kommen durch übermäßige Begeisterung, die zu stark beschleunigt und zu Übererregbarkeit führt. Eine Neigung zu fanatischer Überreaktion ist erkennbar. Traumatische Ereignisse führen zu emotionalem Rückzug. Bei einer Störung sind Neigungen zu psychischen Erkrankungen feststellbar. (▶ **Tab. 6.1**)

6.3.3 Konstitution Erde

Diese Menschen sind robust und gut genährt. Sie genießen gutes Essen, kochen gerne, sind gastlich, gerne in Gemeinschaft, freundlich und gute Zuhörer. Das Gesicht und der Körper dieses Typus sind eher rundlich und weich.

Bei Störungen treten typische Probleme auf: Gewichtszunahme, Verdauungsstörungen, Probleme der Flüssigkeits- und Lymphzirkulation, Organsenkungen, Varizenbildung, Stoffwechselstörungen, Appetitlosigkeit, Heißhunger auf Süßes, Blähungen, Neigung zu blauen Flecken, Sichsorgen und Grübeln. (▶ **Tab. 6.1**)

6.3.4 Konstitution Metall

Diese Menschen sind zartgliedrig, dünn, haben feine Gesichtszüge, hier vor allem eine feinere Nase, eher dünnere Knochen und eine trockenere, ebenfalls dünne Haut; es sind eher schlankere und etwas größere Personen.

Dieser Typus ist sensibel, strebt nach Präzision, Perfektion, Anerkennung und kann schlecht mit Kritik anderer umgehen. Die Wahrnehmung und das analytischen Denken sind hoch entwickelt.

Die Sensibilität wird nicht als positive Qualität wahrgenommen, sondern als Verletzlichkeit. Zurückhaltung und die Distanz wahren sind charakteristisch. Distanz und Rückzug sind erkennbare Reaktionsmuster. Der Metall-Typ neigt zur Traurigkeit und hat eine kritische Lebenseinstellung.

Bei Störungen treten typische Probleme auf: Atemwegserkrankungen, Hauterkrankungen, Infektanfälligkeit, Steifheit. (▶ **Tab. 6.1**)

► **Tab. 6.1** Chinesische Konstitutionstypen.

	Holz	Feuer	Erde	Metall	Wasser
Charakteristik	• kräftige Muskulatur • dynamisch • energievoll • sportlich • voller Spannung • aggressiv	• lebenslustig • lebendig, aktiv • mitfühlend • leuchtende Augen	• rundlich, weich • gut genährt • Genießer • gemütlich • sich um andere sorgen • freundlich • nachdenklich	• zartgliedrig, dünn • in sich gekehrt • schüchtern • sensibel • liebt Genauigkeit	• groß, breitschultrig • ruhig, gelassen • willensstark • traditionsbewusst
Pathologische Veränderung	• Schmerzen • Verspannungen • Aggressionspotenzial	• ständiges Reden • Fanatismus • steht nicht mehr mit beiden Beinen auf der Erde • Neigung zu psychischen Störungen	• Adipositas • Schwerfälligkeit, auch im Denken • Ödeme • Schwäche des Bindegewebes	• Asthma • Bronchitis • Hauterkrankungen	• Arthrose • Steifigkeit • Impotenz

6.3.5 Konstitution Wasser

Dieser Typus ist groß, breitschultrig, hat ein breites Becken, große Knochen, ein kräftiges Kinn und eine kräftige Konstitution. Der Wasser-Typus hat ein starkes Ich, ist ruhig, bedächtig und willensstark. Typisch ist die Langsamkeit. Anonymität und Privatsphäre sind ihm ganz besonders wichtig.

Bei Störungen treten häufig Probleme des Wachstums und der Entwicklung auf sowie Krankheiten des zentralen Nervensystems, Krankheiten der Wirbelsäule, der Knochen und Zähne, Störungen des Gehörs. Angst kann den Wasser-Typus lähmen. (► **Tab. 6.1**)

! Beachte

Es ist zu beachten, dass Konstitutionen durch aktuelle oder chronische Erkrankungen überlagert werden können und diese dann nicht klar zu erkennen sind.

6.4 Konstitutionelle Massage

Diese Form der Massage dient dazu, den Patienten in seiner Konstitution zu stärken und zu stützen. Viele Krankheitsmuster entstehen, weil der Patient seinen Lebensrhythmus, seine Ernährung und viele andere Faktoren entgegen seiner Konstitution angepasst hat. Oftmals ist nach einer Akutbehandlung eine längere konstitutionelle Behandlung mit Tuina erforderlich.

In der täglichen Praxis finden die hier beschriebenen Behandlungen Anwendung.

6.4.1 Allgemeine Behandlung bei Qi-Schwäche

Indikationen: Schwäche nach Krankheit, ältere Menschen, Blutschwäche

Behandlungsprinzip: Bu Fa tonisieren

Akupunkturpunkte: Bl 20, Bl 21, Bl 17, Bl 23, KG 6, KG 4, KG 12, KG 20, Mi 3, Mi 6, Mi 10, Ma 36, Ni 1, Ni 3, Ni 7

Behandlung

Patient liegt in Bauchlage

- Nie Fa → Hautröllchen von kranial nach kaudal
- Ji Fa → LG Vogelpicken
- Mo Fa mit den Fingerbeeren auf dem LG
- An Rou Fa der Rücken-Shu-Punkte
- Rou Fa → ganzer Rücken
- Rou Fa Kreuzbein unterer Rücken
- Dian Rou Fa Bl 23
- Ca Fa Kreuzbein

Patient in die Rückenlage umlagern

- An Fa PK 6 (je 1 Minute halten)
- LG 20 aktivieren, leicht reiben
- Tui Fa → KG 20 bis KG 4
- Yin Yang Mo Fa Bauchmassage mit Puder
- Gua Fa Rippenbögen ausstreichen
- Mo Fa Fu Kreisen auf dem Bauch
- KG 6 An Rou Fa
- KG 4 / KG 6 halten, vorher anregen (1 Minute halten)

Zu den Beinen wechseln

- Mo Fa sanft gesamtes Bein
- Yin-Yang-Streichungen
- An Rou Fa Ma 36 Mi 10
- Mo Fa MP 6 → MP 9
- Yao Fa Zehen

6.4.2 Leber-Qi-Stagnation (Gan Qi Yu Jie)

Ursachen: Eine Leber-Qi-Stagnation macht sich vor allem durch emotionale Ereignisse in Reizbarkeit, Depression, Wut, unterdrücktem Zorn, Frustration, Stimmungslabilität bemerkbar. Ein wesentlicher Auslöser ist Stress. Dies führt zu einem Druckgefühl im Bereich der Rippen oder des rechten Oberbauches. Bei Frauen kann es häufig zu Spannungsgefühl in der Brust sowie im Unterbauch während oder kurz vor der Menstruation in Form von Dysmenorrhö oder PMS kommen. Häufig schädigt das stagnierte Leber-Qi auch die Organe Milz und Magen. Es entstehen zusätzlich Beschwerden im gastrointestinalen System.

Zunge: oft ohne Befund, gerollte Zungenränder

Puls: gespannt, drahtig

Symptome:

- Stimmungsschwankungen
- Völlegefühl
- Spannung in Thorax und Abdomen
- Schluckauf
- Globusgefühl
- schmerzhafte Dysmenorrhö/PMS
- Obstipation im Wechsel mit Diarrhö

Akupunkturpunkte: Le 3, Le 5, Le 14, Gb 34, 3E 6, Bl 18, Bl 36, Pe 6

Behandlungsprinzip: Leber entspannen, Qi und Blut in Fluss bringen, Harmonisieren

Behandlung – Leber-Qi-Stagnation

Patient liegt in Bauchlage

- Tui Fa Gb 21 bis Bl 36 – 2 Minuten (▶ **Abb. 6.1**, ▶ **Abb. 6.2**)
- Gun Fa Gb 21 bis Bl 36 – 2 Minuten (▶ **Abb. 6.3**, ▶ **Abb. 6.4**)
- Gua Fa der Interkostalmuskulatur – 12-mal wiederholen (▶ **Abb. 6.5**)
- Dian An Rou Bl 17 (▶ **Abb. 6.6**)

Patient in die Rücklage umlagern

- Xie Tui Fa über dem Rippenbogen – 12-mal wiederholen (▶ **Abb. 6.7**)
- Nie Na Fa entlang des Kostalraumes (▶ **Abb. 6.8**, ▶ **Abb. 6.9**)
- Dian Rou Fa der Akupunkturpunkte
- Abschluss im Sitzen
- Patient hebt die Arme etwas an
- Pai Fa entlang der Axillarlinie (▶ **Abb. 6.10**)

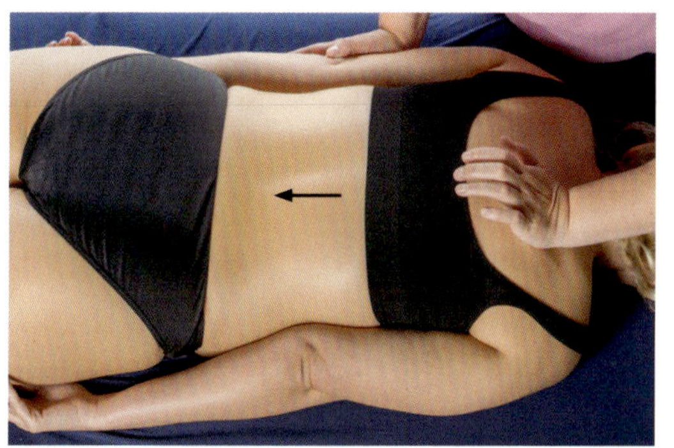

▶ **Abb. 6.1** Konstitutionelle Massage – Leber-Qi-Stagnation.

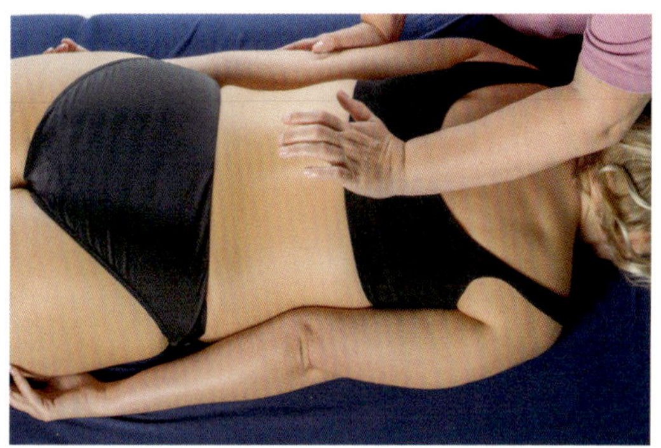

▶ **Abb. 6.2**

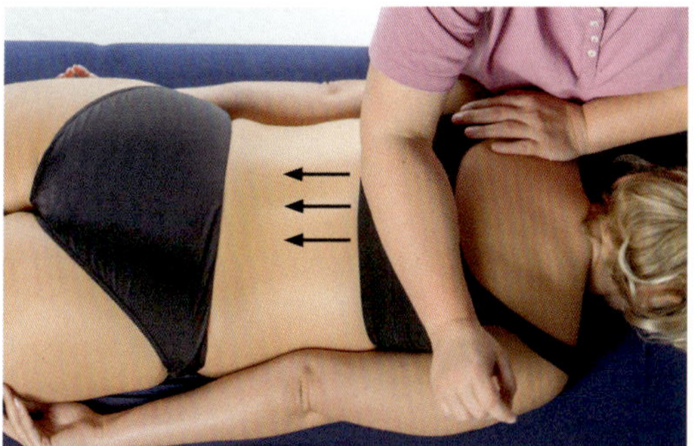

▶ **Abb. 6.3**

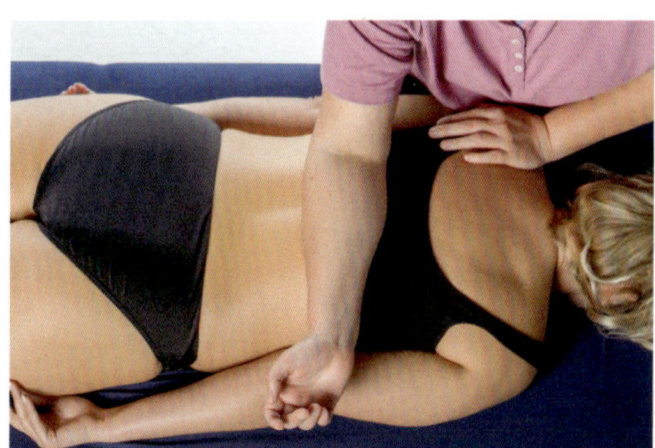

▶ **Abb. 6.4**

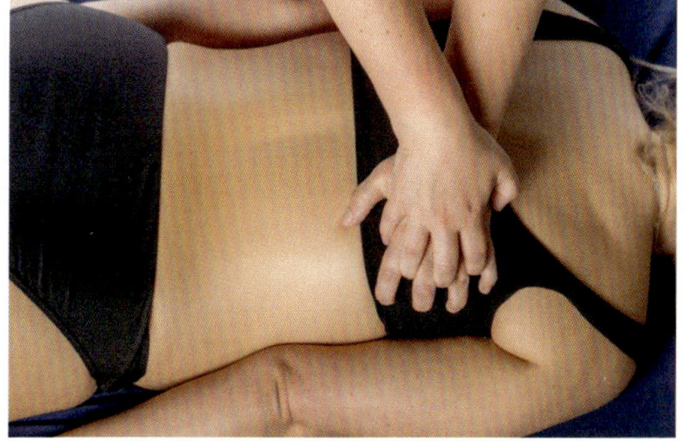

▶ **Abb. 6.5**

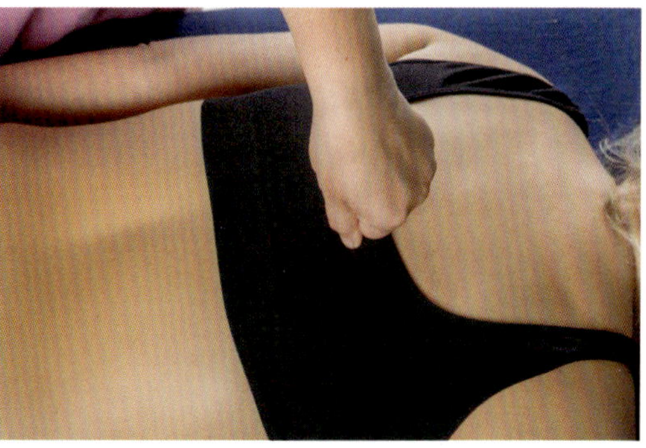

▶ **Abb. 6.6**

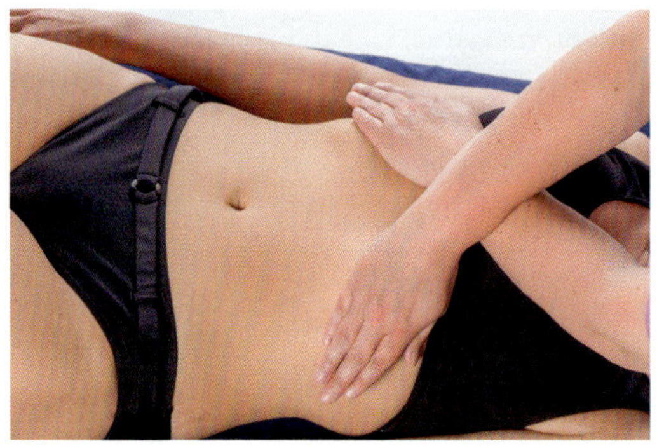

▸ **Abb. 6.7**

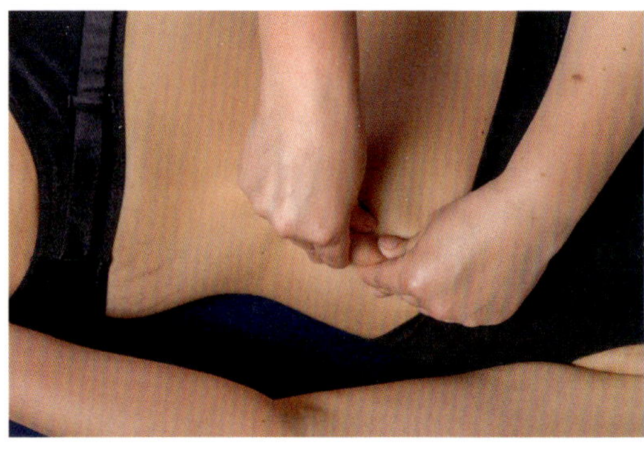

▸ **Abb. 6.8**

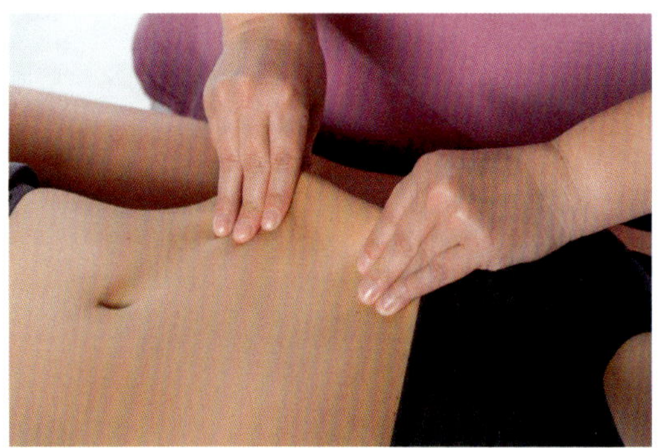

▸ **Abb. 6.9**

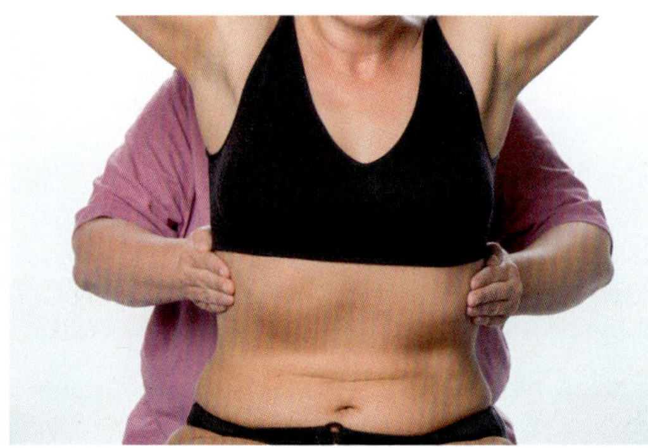

▸ **Abb. 6.10**

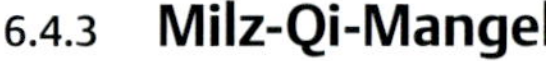

6.4.3 Milz-Qi-Mangel

Ursachen: Bei einem Milz-Qi-Mangel kommt es typischerweise zu einem Appetitmangel, Verdauungsbeschwerden, meist in Form von breiig-weichen Stühlen bis hin zu Diarrhö, jedoch auch zur Obstipation. Es kann zu Blähungen kommen sowie zu einem Völle- und Druckgefühl im Bauch, häufig nach dem Essen. Es können Ödeme durch die Feuchtigkeitsretention und Muskelschwäche der Extremitäten entstehen. Zeichen des allgemeinen Qi-Mangels sind Schwäche, Müdigkeit und eine blassgelbe, fahle Gesichtsfarbe.

Zunge: blass, geschwollen, Zahneindrücke

Puls: leer, schwach

! Merke
Bei länger bestehendem Qi-Mangel entsteht Feuchtigkeit/Nässe!

Westliche Krankheitsbilder:
- chronische Gastritis
- Diarrhö
- Malabsorption
- Malassimilation
- Anämie
- Erschöpfungssyndrom

Behandlungsprinzip: Milz stärken, Feuchtigkeit ausleiten, Tonisieren

Akupunkturpunkte: Mi 6, Mi 9, Ma 36, Bl 20, Bl 21, KG 12, Bl 23

Behandlung

Patient liegt in Bauchlage
- Tui Fa gesamter Rücken – 5 Minuten
- Mo Fa gesamter Rücken – 2 Minuten
- Gun Fa gesamter Rücken – 5 Minuten

- An Rou Fa parallel mit den Daumen Bl 20, Bl 21, Bl 23 – je 1 Minute

Patient liegt in Rückenlage
- Tai Chi Mo Fa auf dem Abdomen
- Zhen Fa KG 6, KG 9, KG 10, KG 12
- Tui Fa an den unteren Extremitäten
- An Rou Fa Mi 9, Mi 10, Ma 36
- Ying-Yang-Streichungen an den Beinen

Ergänzende Behandlung:
- Moxabehandlung an den genannten Akupunkturpunkten
- Ernährungsumstellung

6.4.4 Nieren-Yang-Mangel

Ursachen: Chronische Erkrankungen können nach längerem Bestehen zu einer Nieren-Yang-Schwäche führen. Die Ansammlung von Nässe aufgrund einer Milz-Schwäche führt nach längerer Zeit zu einer Beeinträchtigung der Niere, indem sie die Bewegung der Flüssigkeiten behindert und daher zu einem Yang-Mangel führt.

Symptome:
- Abneigung gegen Kälte
- innere Kälte
- Kälte im Rücken-/Lendenbereich
- kalte Knie
- Schmerzen im Rücken, die sich durch Wärme bessern
- Impotenz
- Polyurie
- Palpitationen
- Ödeme der unteren Extremitäten
- Diarrhö
- Zyklusstörungen
- Depressionen, Antriebsschwäche

Zunge: blass, geschwollen

Puls: leer

Behandlungsprinzip: Tonisieren des Nieren-Yang, Bu Fa, Wen Fa

Akupunkturpunkte: Bl 23, KG 4, LG 4, LG 6, Ni 3, Ni 7, Bl 52, Bl 53, Mi 6

Behandlung

Patient liegt in Bauchlage
- Tui Fa gesamter Rücken
- Mo Fa gesamte Wirbelsäule
- Mo Fa im LWS-Bereich von Crista iliaca zur Wirbelsäule
- Dian An Rou Fa Bl 23 und Bl 57
- Ca Fa über dem Os sacrum

Patient in die Rückenlage umlagern
- Tui Fa KG 2 bis KG 8
- Mo Fa im unteren Abdomen
- Dian An Rou Fa KG 6 und KG 4
- An Rou Fa Mi 6
- Der Therapeut legt seine linke Hand mit dem Areal seines Akupunkturpunktes Pe 8 auf den Bauch und die rechte Hand mit dem Areal seines Akupunkturpunktes Pe 8 dorsal im Sakralbereich auf. Diese Position wird bis zu 5 Minuten gehalten. Der Therapeut richtet seine Achtsamkeit auf den Qi-Fluss zwischen seinen Akupunkturpunkten Pe 8.
- Yin-Yang-Streichung an den unteren Extremitäten
- Tui Fa mit der Handkante Ni 1, Ni 3

Zusätzliche Behandlung und ergänzende Maßnahmen:
- regelmäßige Moxabehandlung im Bereich des unteren Rückens
- Umstellung der Ernährung – wärmende, nierenstärkende Lebensmittel sind sinnvoll
- Chinesische Phytotherapie

6.4.5 Nieren-Yin-Mangel

Ursachen: Überarbeitung, Stress, Verbrauch von Flüssigkeit, wenig Schlaf, Blutverlust, emotionale Belastungen oder stetige Medikamenteneinnahme können für den Nieren-Yin-Mangel verantwortlich sein.

Symptome:
- Hitzegefühl
- Leistungsschwäche
- nächtliches Schwitzen
- Patienten wirken ausgezehrt
- Wärme verschlechtert die Symptome
- Obstipation

- dunkler Urin
- Durst
- Hitze der fünf Flächen
- Hyperaktivität

Zunge: rot, ohne Belag, eher trocken

Puls: schnell, schwach

Akupunkturpunkte: Ni 3, Ni 6, KG 4, Bl 23, Mi 6

Therapieprinzip: Nieren-Yin stärken, Bu Fa tonisieren

Behandlung

Patient liegt in Bauchlage
- Tui Fa gesamter Rücken
- Mo Fa gesamte Wirbelsäule
- Dian An Rou Fa Bl 23 und Bl 57
- Ca Fa über dem Os sacrum

Patient in die Rückenlage umlagern
- Tui Fa KG 2 bis KG 8
- Mo Fa im unteren Abdomen
- Dian An Rou Fa KG 6 und KG 4
- An Rou Fa Mi 6
- Tui Fa mit der Handkante Ni 1 bis Ni 3

Zusätzliche Behandlung und ergänzende Maßnahmen:
- für ausreichend Schlaf sorgen
- regelmäßiges Praktizieren von Entspannungstechniken

6.4.6 Blut-Stase durch Schwäche

Behandlungsziel:
- Stase auflösen
- Konstitution stärken

Akupunkturpunkte-Auswahl: Le 3, Bl 20, Bl 17, Bl 23, KG 4, KG 6, Mi 10, Ma 36, Ni 3

Behandlung

Patient in Bauchlage
- Nie Fa – Hautröllchen von kranial nach kaudal
- Vogelpicktechnik entlang Du Mai
- Mo Fa auf Du Mai
- An Rou Fa drücken – Kneten der Rücken-Shu-Punkte
- Rou Fa am Kreuzbein
- An Fa Ni 3
- Ji Fa Rücken – leicht beklopfen

Patient in die Rückenlage drehen
- Du Mai 20 leicht reiben
- Bauchmassage mit Puder – Bauch öffnen, Magenzone massieren, Rippenbögen ausstreichen
- Mo Fa – kreisend streichen auf dem Bauch
- KG massieren
- KG 6 reiben, halten
- An Fa drücken KG 4 / KG 6 halten, vorher anregen (1 Minute halten)

Zu den Beinen gehen
- Mo Fa – Bein öffnen
- Yin-Yang-Streichungen an den Unterschenkeln
- Tui Fa – Innenseite nach proximal, Außenseite nach distal schieben
- An Fa – Ma 36 / Mi 10 halten
- zum Abschluss Zehen massieren – Rou Fa und Yao Fa

Therapiedauer:
- mindestens einmal pro Woche
- 10 Behandlungen insgesamt
- Behandlungsdauer pro Sitzung nicht länger als 40 Minuten

7 Standard-Behandlungsmodule der einzelnen Körperareale

In diesem Kapitel werden allgemeine Behandlungsmodule einzelner Körperbereiche beschrieben. Diese Module können als Einzelbehandlung durchgeführt werden oder als Ganzkörperbehandlung miteinander kombiniert werden. Die Module können richtungsweisend für Anfänger sein.

Beachte

- **Der Pfeil → in den Beschreibungen gibt die Behandlungsrichtung an.**
- **Die Behandlungszeit muss jeweils entsprechend angepasst werden.**

7.1 Grundbehandlung Kopf

Vorbereitung:

- Der Therapeut steht oder sitzt am Kopfende.
- Hilfsmittel: bei Bedarf wenig Sesam-Massageöl oder Puder

Behandlung in Rückenlage:

- Hände auf die Wangen des Gesichtes auflegen, Fu-Fa-Kontakt aufnehmen (▶ **Abb. 7.1**)
- Fen Tui Fa auf der Stirn – 10-mal wiederholen (▶ **Abb. 7.2**)
- An Rou Fa mit dem Daumen auf Bl 1, kurz halten
- mit dem Daumen zur nasalen Seite der Augenbrauen gehen, Tui Fa – Brauen ausstreichen (▶ **Abb. 7.3**)
- Nie Fa der Augenbrauen von → nasal nach temporal (▶ **Abb. 7.4**)
- Mittelfinger auf Punkt Yin Tang auflegen – An Rou Fa – 30 Sekunden
- mit beiden Mittelfingern beidseitig → zum Punkt Tai Yang wechseln (▶ **Abb. 7.5**)
- An Rou Fa mit beiden Mittelfingern – 30 Sekunden
- gesamte Gesichtsmuskulatur mit Tui Fa massieren, an der Stirn beginnen (▶ **Abb. 7.6**)
- mit Tui Fa mit beiden Daumen die Nasolabialfalte ausstreichen – 10-mal wiederholen (▶ **Abb. 7.7**)
- An Rou Fa mit beiden Mittelfingern am Punkt Di 20
- An Rou Fa mit beiden Mittelfingern am Punkt Ma 3
- Rou Fa auf der gesamten Kaumuskulatur (▶ **Abb. 7.8**, ▶ **Abb. 7.9**)
- Ji Fa – Schädeldach klopfen – 36-mal wiederholen (▶ **Abb. 7.10**)
- An Fa – beide Hände zu Adlerflügeln formen, alle Finger, Daumen ausgenommen, auf den Kopf auflegen und den gesamten Kopfbereich von → frontal über basal nach okzipital mit den Fingern punktuell pressen (▶ **Abb. 7.11**)
- Gua Fa – Finger spreizen, von → frontal nach okzipital über die Kopfhaut Haare kämmen – 5-mal wiederholen (▶ **Abb. 7.12**)
- von → frontal nach okzipital Haare im Wurzelbereich greifen – Na Fa – und leicht sanft von der Kopfhaut abziehen (▶ **Abb. 7.13**)
- Na Fa der Nackenmuskulatur im Zangengriff von → Gb 20 bis zum Prominens – 12-mal wiederholen

Behandlung im Sitzen: (▶ Abb. 7.14, ▶ Abb. 7.15, ▶ Abb. 7.16)

- Punkt Gb 21 Mitte der Schulterhöhe Na Fa, linke Seite: Punkt mit der rechten Hand, dann 12-mal Nie Fa, Seiten wechseln
- Sao San Fu als Abschluss

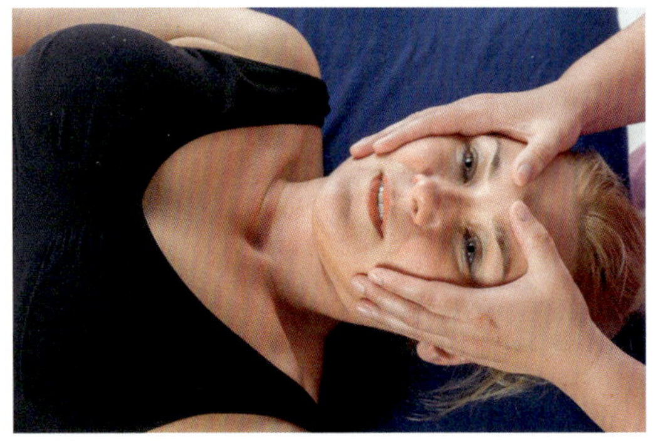

► **Abb. 7.1** Grundbehandlung Kopf.

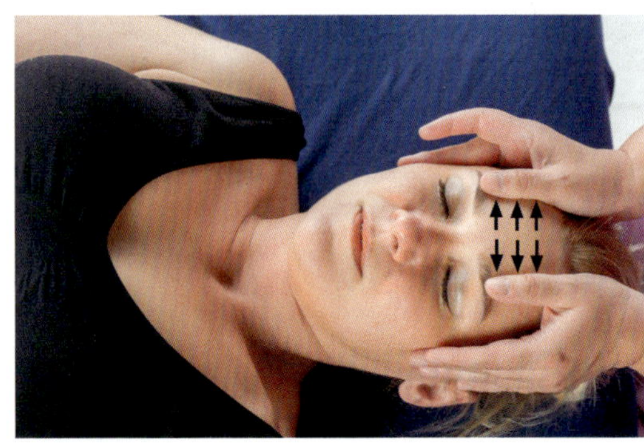

► **Abb. 7.2**

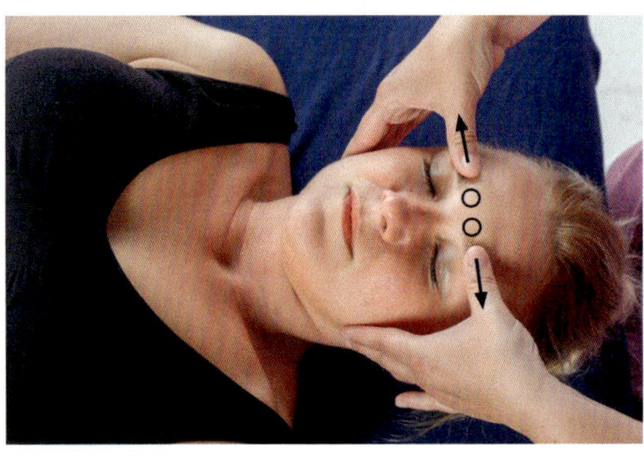

► **Abb. 7.3**

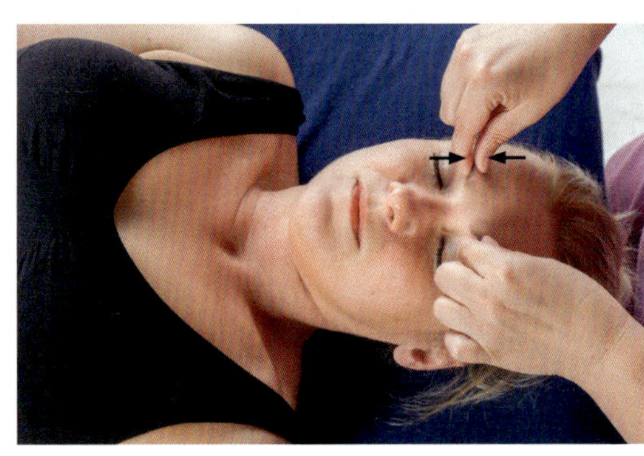

► **Abb. 7.4**

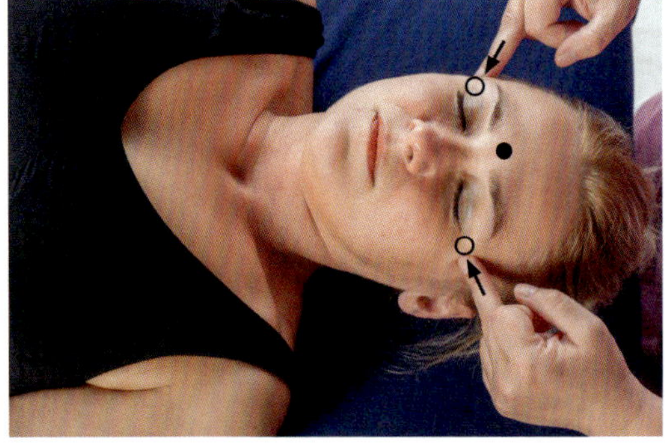

► **Abb. 7.5**

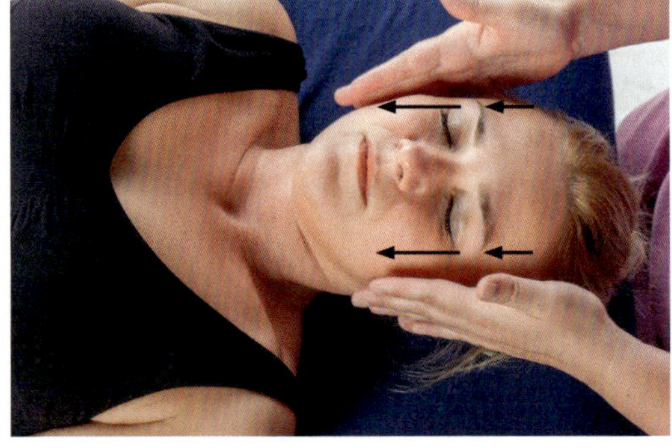

► **Abb. 7.6**

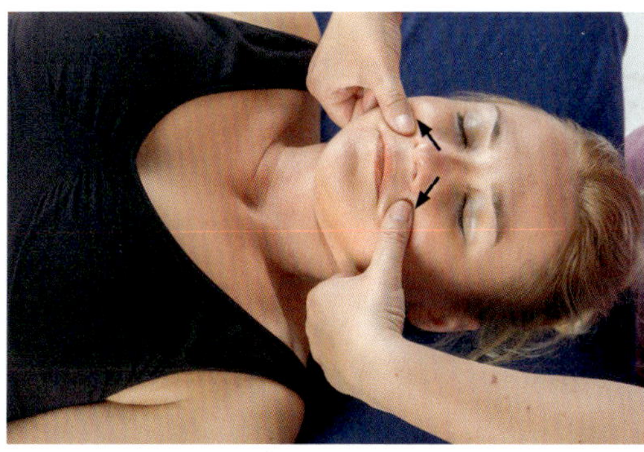

► **Abb. 7.7**

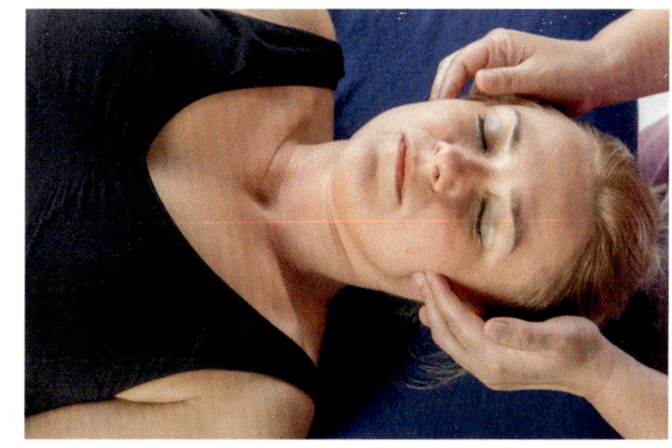

► **Abb. 7.8**

► **Abb. 7.9**

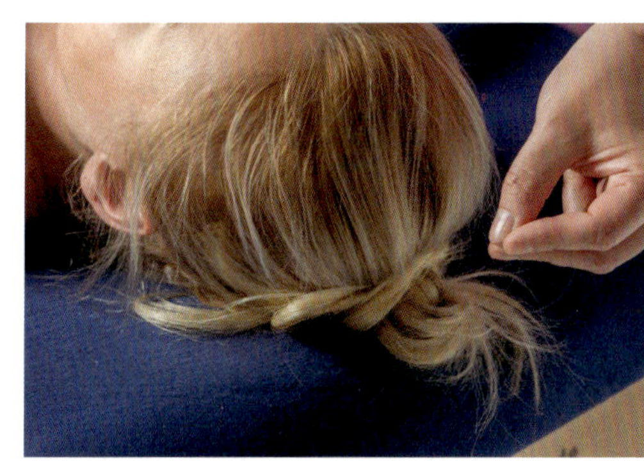

► **Abb. 7.10**

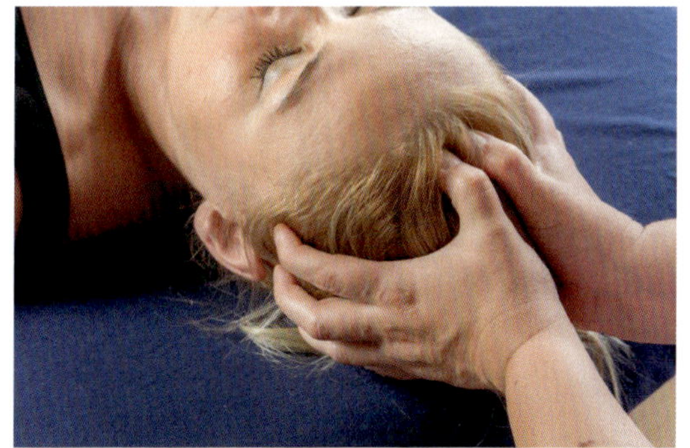

► **Abb. 7.11**

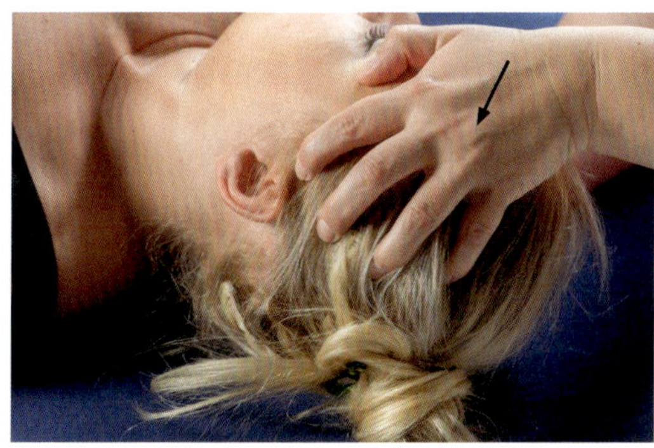

► **Abb. 7.12**

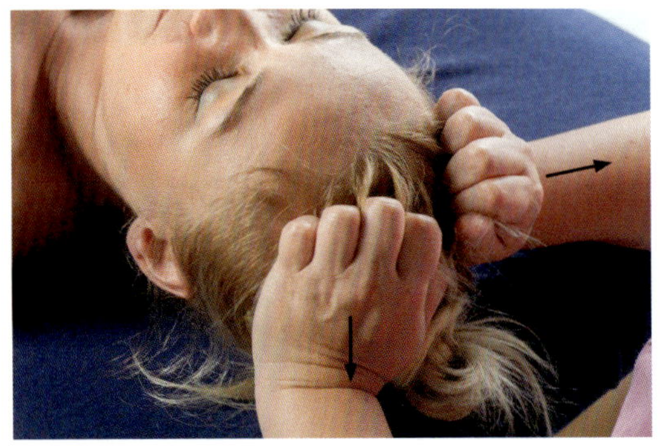

▶ Abb. 7.13

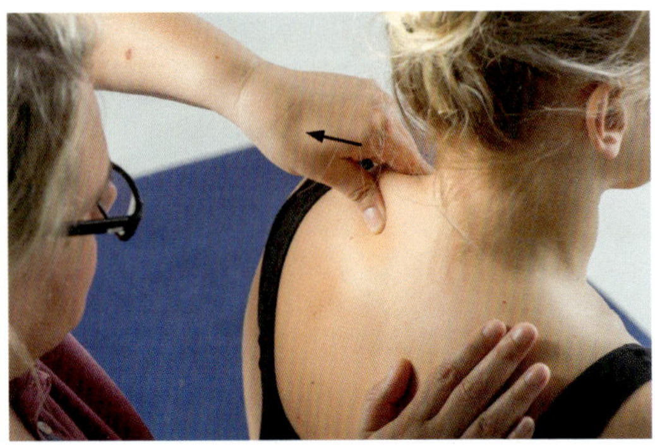

▶ Abb. 7.14

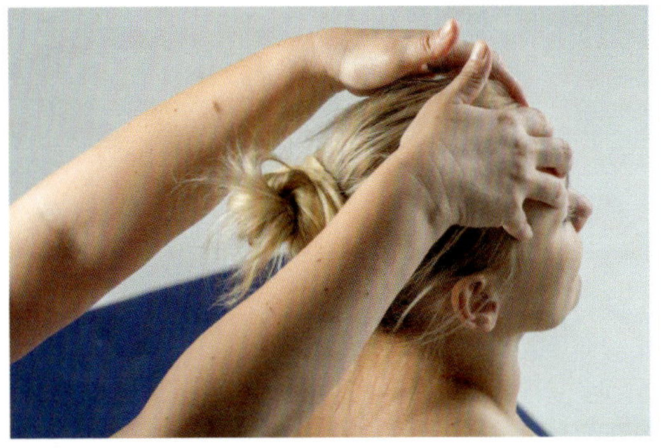

▶ Abb. 7.15

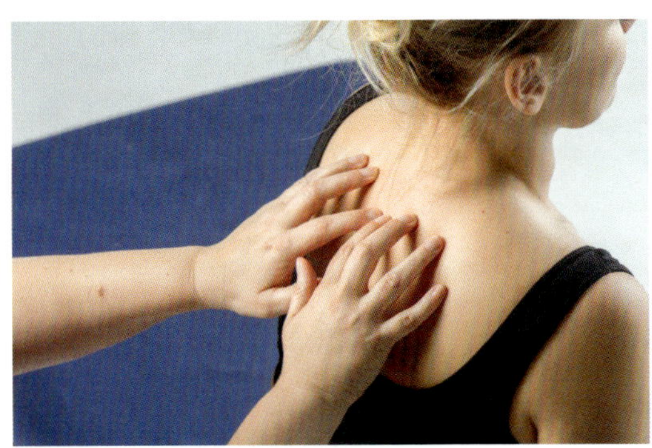

▶ Abb. 7.16

7.2 Grundbehandlung Gesicht

Vorbereitung: Der Therapeut steht oder sitzt am Kopfende.

Behandlung in Rückenlage:

- Ca Fa – Therapeut reibt seine Hände warm
- Hände auf das Gesicht legen (▶ Abb. 7.17, ▶ Abb. 7.18)
- Tui Fa (12-mal), Hände im Gesicht → gradlinig schieben (▶ Abb. 7.19)
- Nie Na Fa der Augenbrauen, mit Daumen und Zeigefinger eine Hautrolle ziehen, die ganze Augenbraue durcharbeiten – 3-mal wiederholen (▶ Abb. 7.20)
- Fu Fa → Augenbrauen nasal nach temporal ausstreichen – 3-mal wiederholen (▶ Abb. 7.21)
- Bl 2 mit den Daumen kneten – 36-mal wiederholen
- An Rou Fa an Akupunkturpunkt Yin Tang
- An Rou Fa an Akupunkturpunkt Tai Yang
- Ca Fa – gegenläufig die Nasolabialfalte reiben mit dem Zeigefinger (▶ Abb. 7.22)
- Di 20 – An Rou Fa
- Ma 3 – An Rou Fa
- Ohrspitzen mit Daumen und Zeigefinger greifen (Na Fa) und sanft nach lateral ziehen – 3-mal wiederholen (▶ Abb. 7.23)
- Ji Dian Fa – Schädeldach klopfen – 12-mal wiederholen
- Na Fa – Kopfhaut greifen von → frontal über basal nach okzipital – 3-mal wiederholen, immer frontal beginnen (▶ Abb. 7.24)
- Gua Fa – Finger spreizen, von frontal nach okzipital und frontal nach temporal über die Kopfhaut, Haare kämmen – 3-mal wiederholen
- Nackenmuskulatur Na Fa im Zangengriff von → Gb 20 bis zum Prominens – 12-mal wiederholen
- Ca Fa (Therapeutenhände), zum Abschluss Hände auf das Gesicht auflegen, halten (▶ Abb. 7.25)

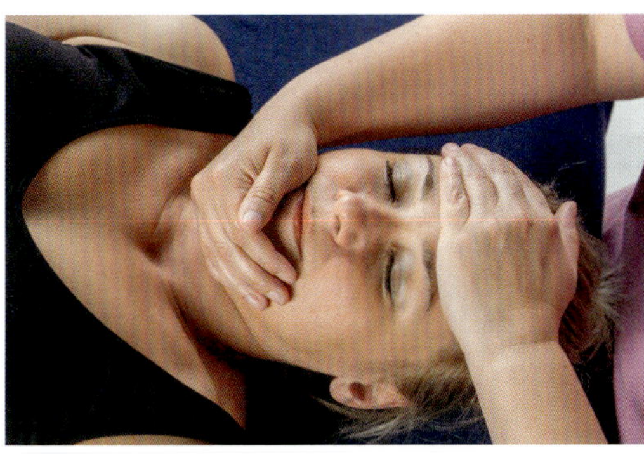

▸ **Abb. 7.17** Grundbehandlung Gesicht.

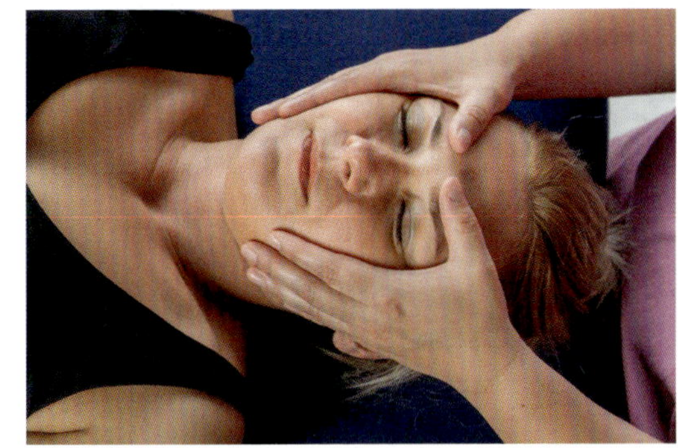

▸ **Abb. 7.18**

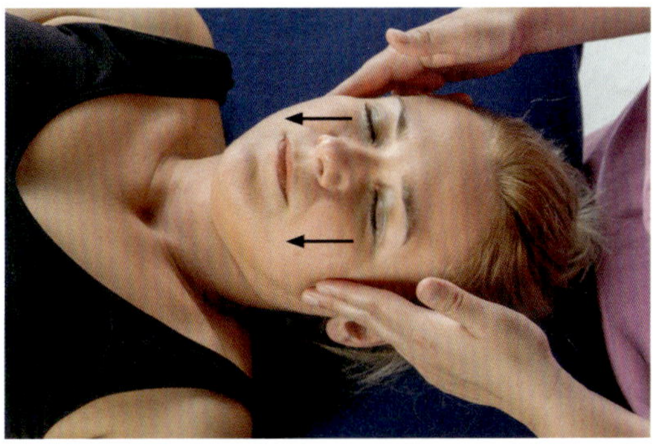

▸ **Abb. 7.19**

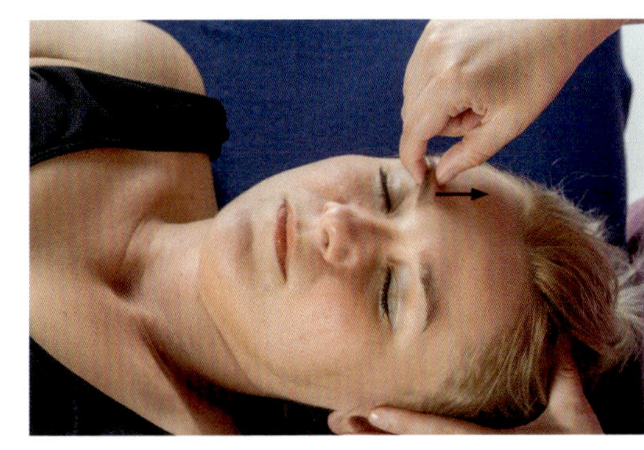

▸ **Abb. 7.20**

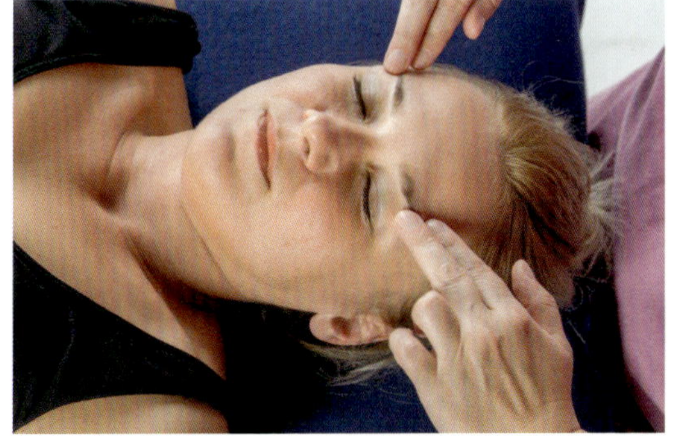

▸ **Abb. 7.21**

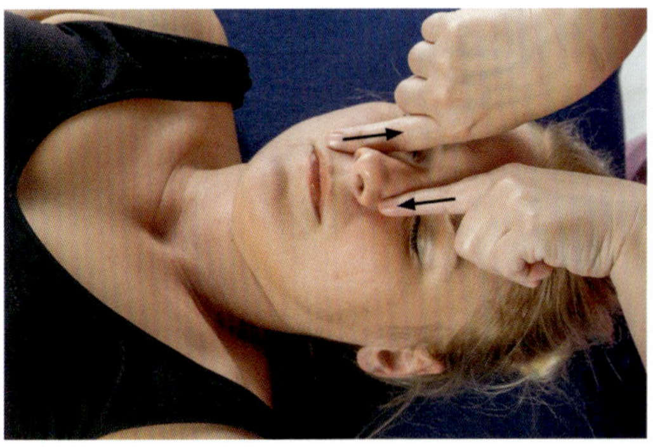

▸ **Abb. 7.22**

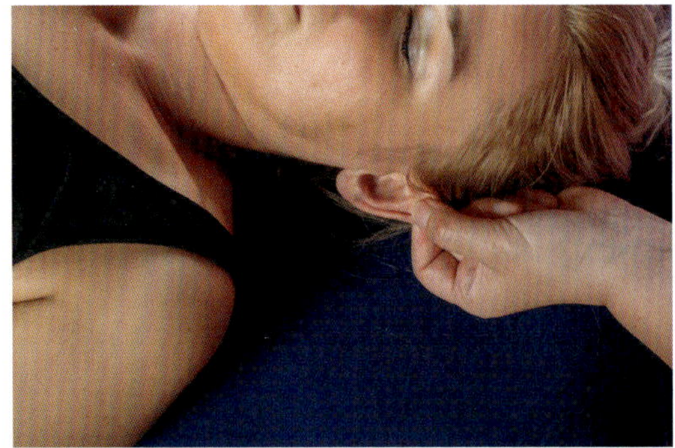

► Abb. 7.23

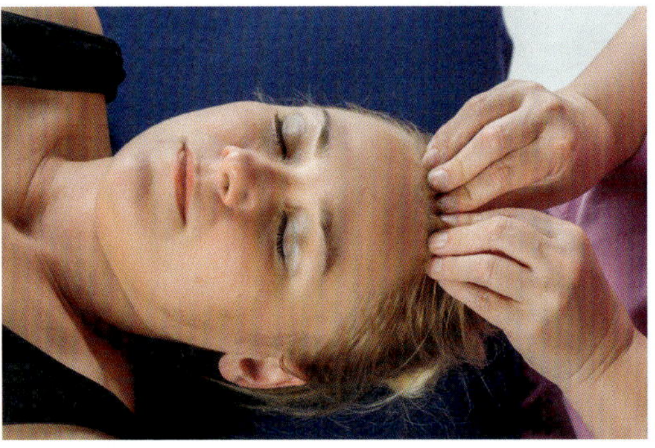

► Abb. 7.24

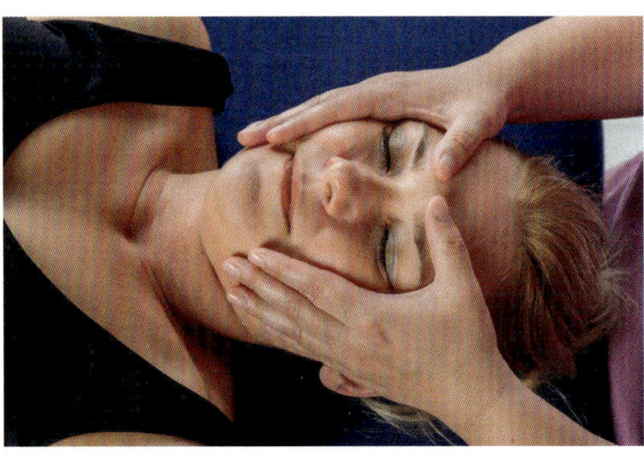

► Abb. 7.25

7.3

Grundbehandlung Nacken

Dieses Modul kann zur Vorbereitung einer Traktionsbehandlung der HWS durchgeführt oder in eine Ganzkörperbehandlung eingefügt werden. Die Behandlungszeit muss entsprechend angepasst werden.

Vorbereitung: Hilfsmittel: Handtuch

Behandlung im Sitzen:

- An Rou Fa an Di 4 mit dem Daumen (► **Abb. 7.26**)
- An Rou an Di 11 mit dem Daumen (► **Abb. 7.27**)
- An Rou Fa an D 15 mit dem Daumen (► **Abb. 7.28**)
- Tui Fa mit den Schwertfingern → von Gb 20 über Gb 21 (► **Abb. 7.29**, ► **Abb. 7.30**)
- Seite wechseln und den vorherigen Ablauf am anderen Arm durchführen
- gleichzeitig beidseitig An Rou Fa Gb 20 mit dem Daumen (► **Abb. 7.31**)
- Mo Fa mit 2 Fingern → im Verlauf des M. sternocleidomastoideus (► **Abb. 7.32**)
- Ni Na Fa mit dem Zangengriff → entlang der Halsmuskulatur (► **Abb. 7.33**)
- An Rou Fa des Punktes Bl 10 beidseitig (► **Abb. 7.34**)
- Mo Fa → gesamte Nacken-Schulter-Partie (► **Abb. 7.35**)
- An Rou Fa Dü 13 (► **Abb. 7.36**)
- Gun Fa der gesamten Nackenmuskulatur – 1 Minute auf jeder Seite (► **Abb. 7.37**)
- Nie Na Fa des M. trapezius (bei empfindlichen Patienten Handtuch auflegen) (► **Abb. 7.38**)
- Rou Fa → der gesamten Nacken-Schulter-Partie bis zum M. deltoideus (► **Abb. 7.39**)
- Nie Na Fa Gb 21 (► **Abb. 7.40**)

Behandlung in Rückenlage:

- Ba Shen Fa an der HWS (► **Abb. 7.41**)
- Ba Shen Fa – seitliches Dehnen der Nackenmuskulatur in Richtung Schulterhöhe (► **Abb. 7.42**)
- Abschluss Pai Fa → gesamtes Schulter-Nacken-Areal (► **Abb. 7.43**)

Gesamtdauer der Behandlung: 15–20 Minuten

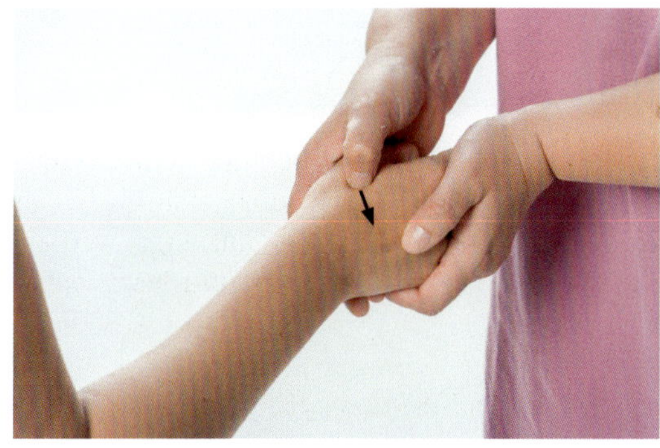

▶ **Abb. 7.26** Grundbehandlung Nacken.

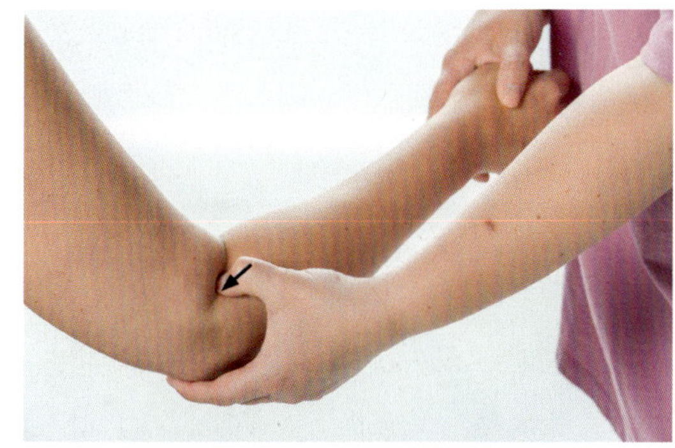

▶ **Abb. 7.27**

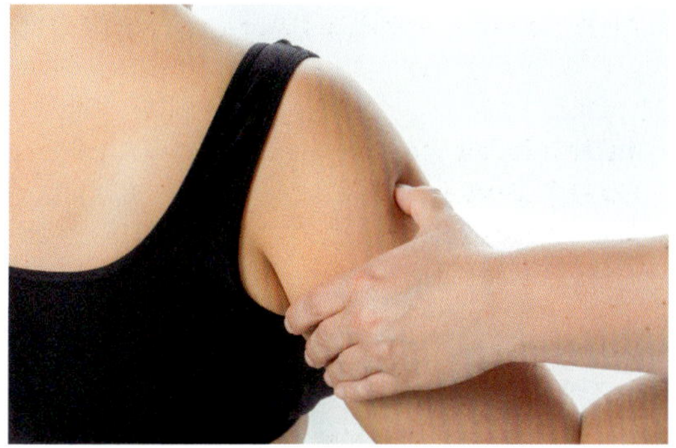

▶ **Abb. 7.28**

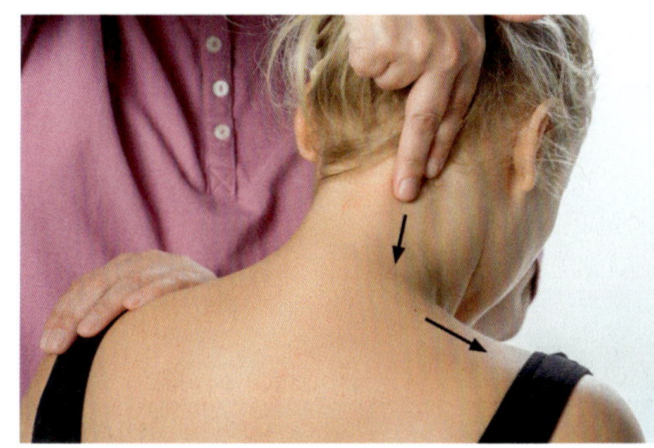

▶ **Abb. 7.29**

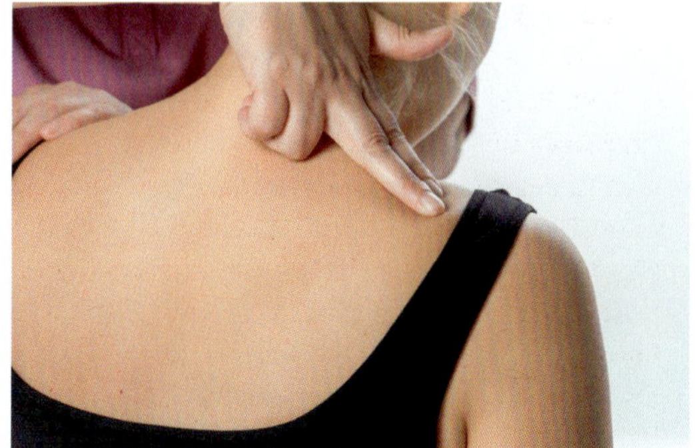

▶ **Abb. 7.30**

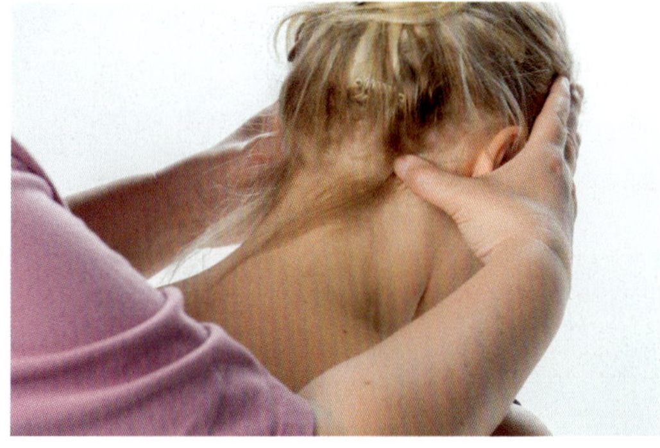

▶ **Abb. 7.31**

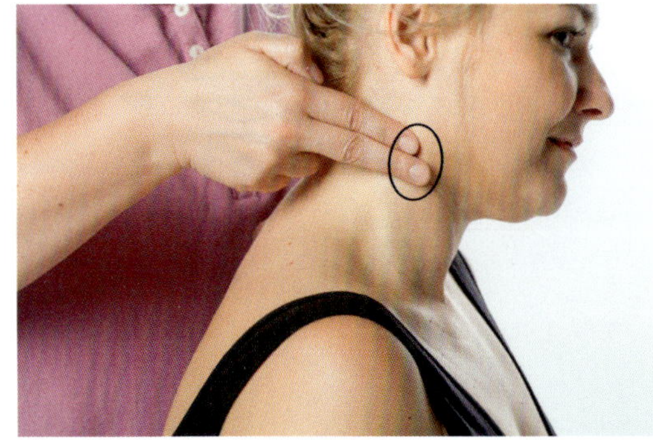

► **Abb. 7.32**

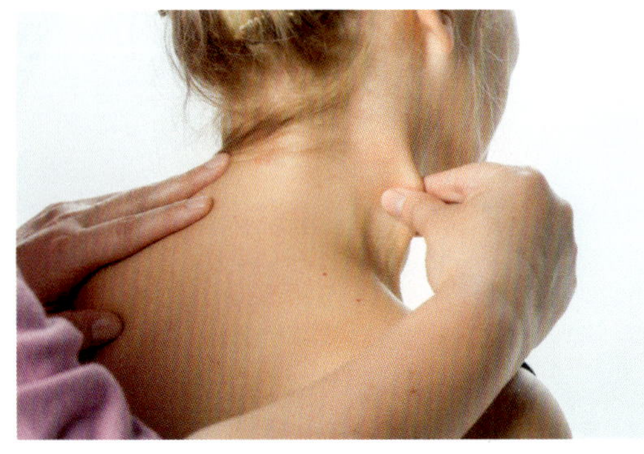

► **Abb. 7.33**

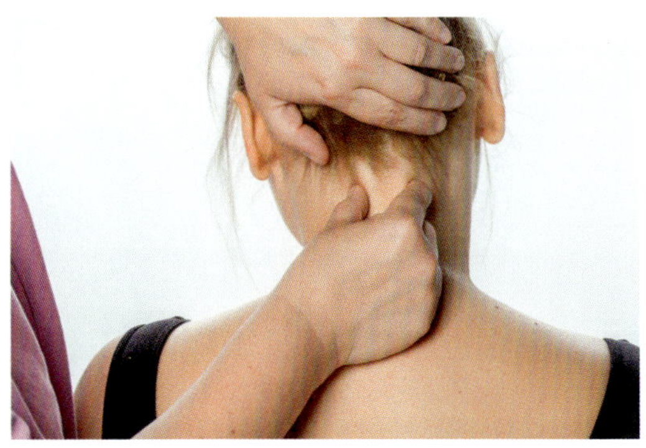

► **Abb. 7.34**

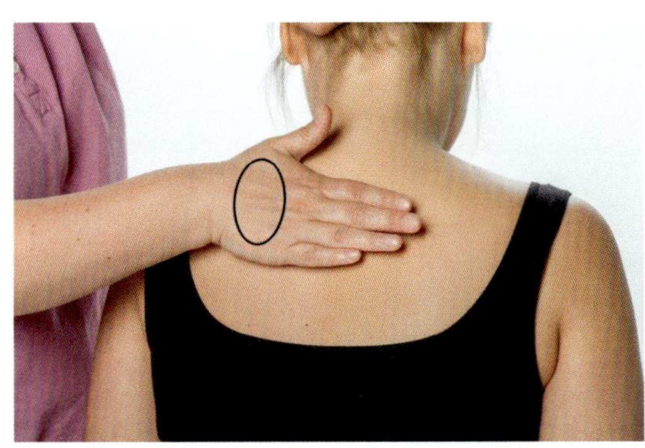

► **Abb. 7.35**

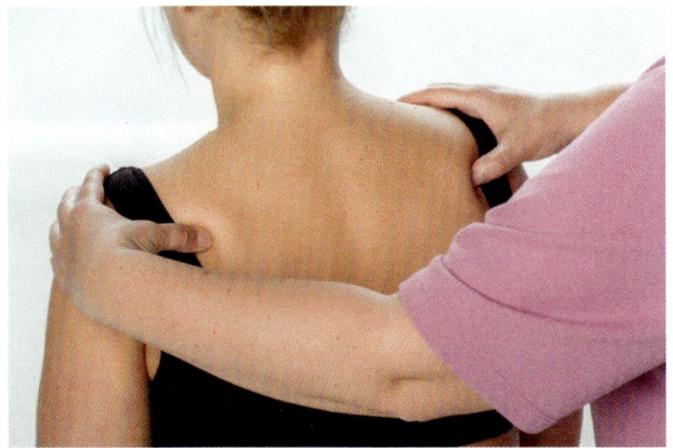

► **Abb. 7.36**

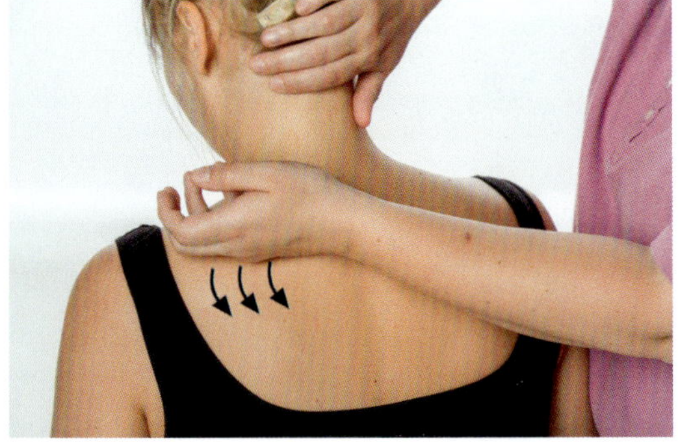

► **Abb. 7.37**

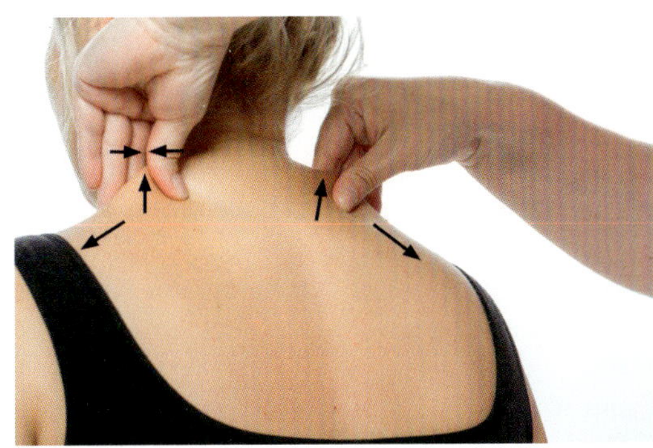

► **Abb. 7.38**

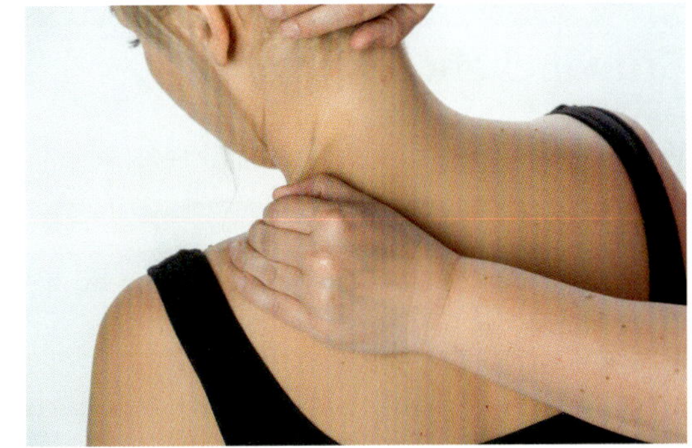

► **Abb. 7.39**

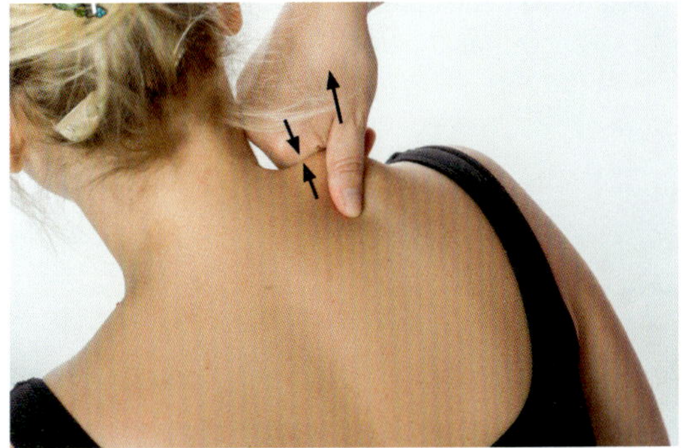

► **Abb. 7.40**

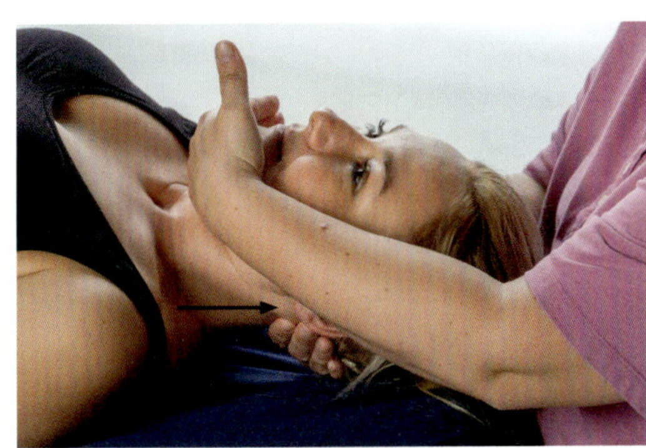

► **Abb. 7.41**

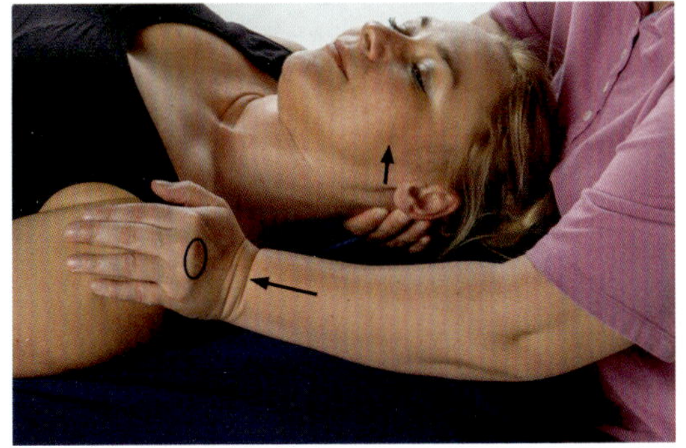

► **Abb. 7.42**

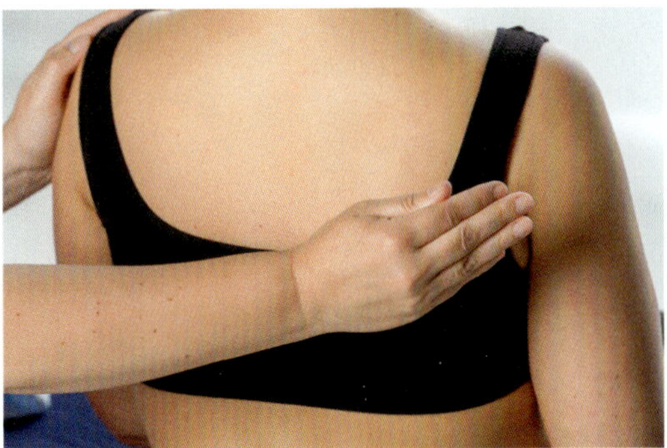

► **Abb. 7.43**

7.4 Grundbehandlung Thorax

Vorbereitung: Hilfsmittel: Puder oder Massageöl

Behandlung im Liegen:

- Tui Fa mit dem Schwertfinger → KG 22 bis KG 12
- Mo Fa → KG 22 bis KG 12 (▸ **Abb. 7.44**)
- An Rou Fa Ni 27 (▸ **Abb. 7.45**)
- Fen Tui der Interkostalräume parallel mit beiden Daumen medial → lateral (▸ **Abb. 7.46**)

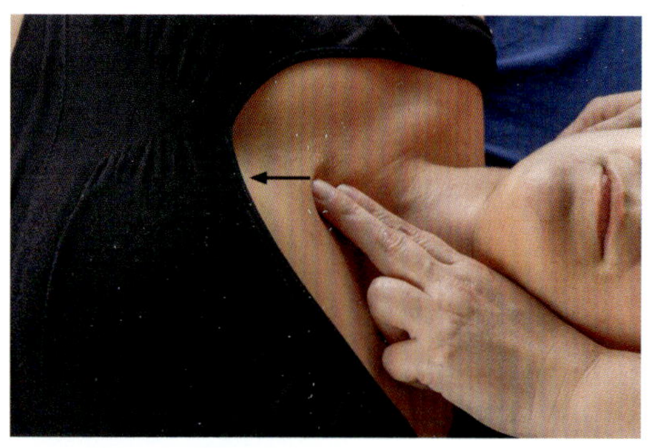

▸ **Abb. 7.44** Grundbehandlung Thorax.

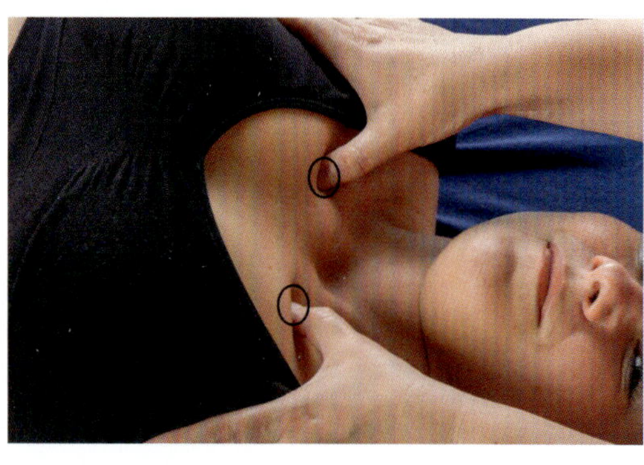

▸ **Abb. 7.45**

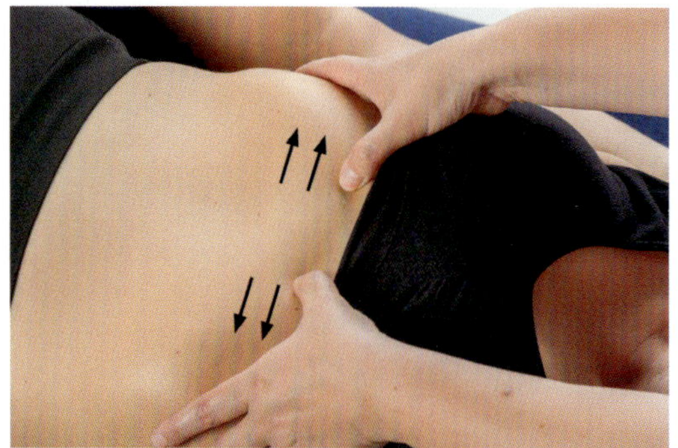

▸ **Abb. 7.46**

Thorax dehnen:

- Der Patient legt beide Hände in den Okzipitalbereich (▸ **Abb. 7.47**).
- Der Therapeut steht hinter dem Patienten.
- Der Therapeut verschränkt die Arme auf der Brust des Patienten.
- Der Therapeut rotiert den Rumpf des Patienten in alle Richtungen.
- Haltung lösen.
- Der Therapeut greift die Ellenbogen mit den Händen.
- Er drückt sein Knie medial zwischen die Schulterblätter und zieht die Arme des Patienten bei Inspiration nach dorsal. (▸ **Abb. 7.48**)
- Ji Fa thorakal und dorsal (▸ **Abb. 7.49**, ▸ **Abb. 7.50**)

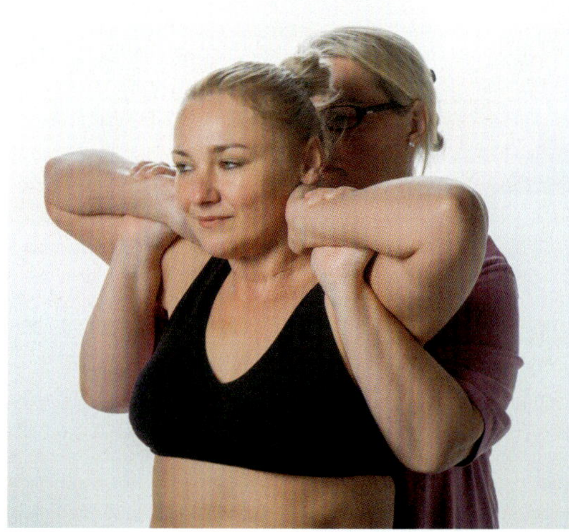

▸ **Abb. 7.47**

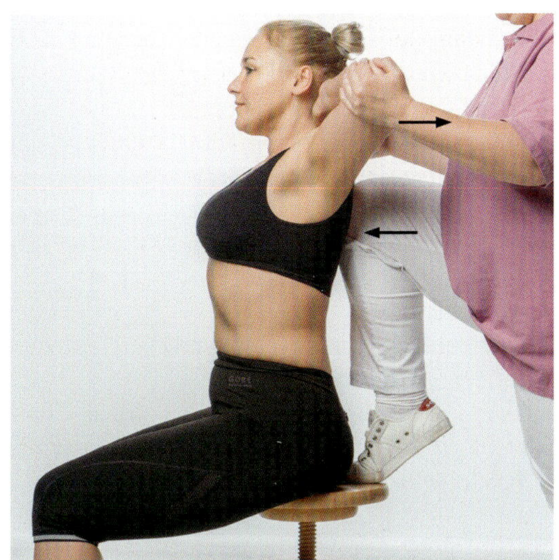

▶ **Abb. 7.48**

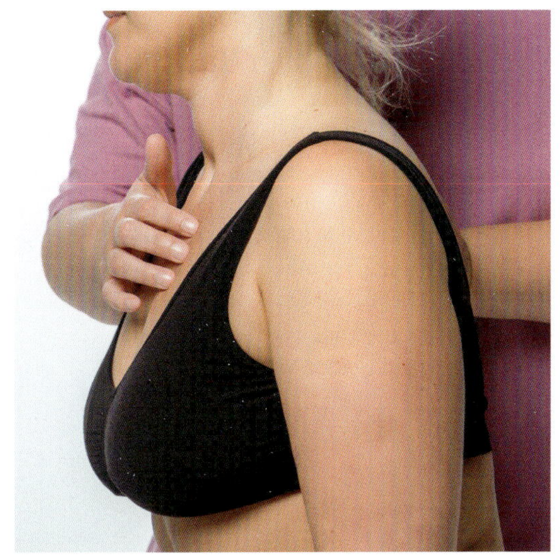

▶ **Abb. 7.49**

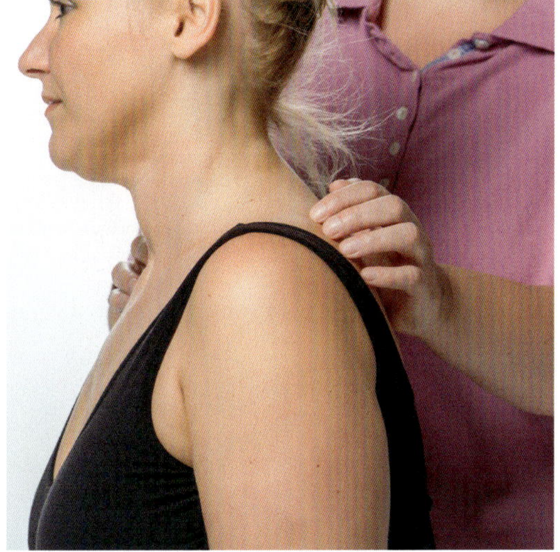

▶ **Abb. 7.50**

7.5 Grundbehandlung Bauch

Vorbereitung: Hilfsmittel: Puder oder Massageöl

Behandlung in Rückenlage:

- An Rou KG 15 (Luo-Punkt des KG, verteilt das Qi nach abdominal) (▶ **Abb. 7.51**)
- Mo Fa (Kreisen) auf dem gesamten Abdomen → im Verlauf des Kolons (▶ **Abb. 7.52**)
- Fen Tui Fa mit beiden Händen (▶ **Abb. 7.53**)
- Xie Tui Fa mit beiden Händen (▶ **Abb. 7.54**)
- Gua Fa der Rippenbögen (▶ **Abb. 7.55**)
- Yin Yang Mo Fa – Yin-Yang-Zeichen auf dem Bauch streichen (▶ **Abb. 7.56**)
- oder Tai Chi Mo Fa
- Rou Fa auf dem KG (▶ **Abb. 7.57**)
- Na Fa Bauchfalte (▶ **Abb. 7.58**, ▶ **Abb. 7.59**)
- He Tui Fa – Hände schieben nach medial (▶ **Abb. 7.60**)
- An Rou Fa KG 4 (▶ **Abb. 7.61**)
- An Rou Fa KG 6
- oder Zhi Zhen Fa KG 6 (▶ **Abb. 7.62**)

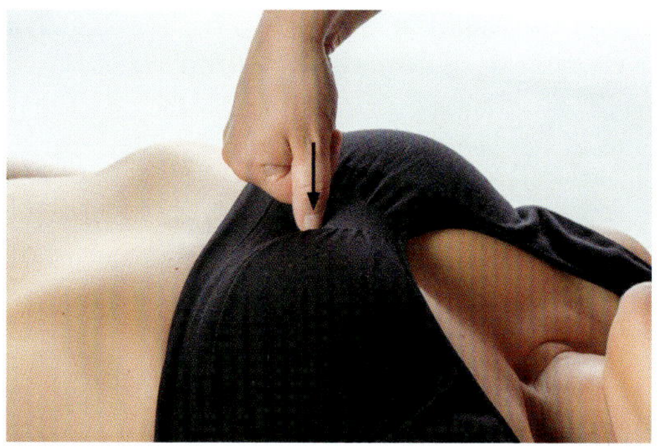

▶ **Abb. 7.51** Grundbehandlung Bauch.

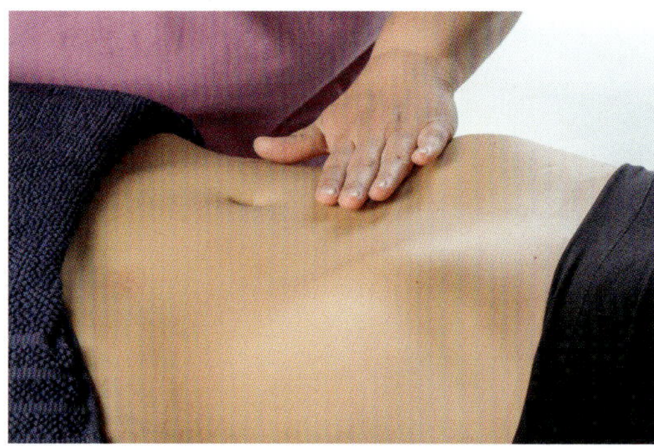

▶ **Abb. 7.52**

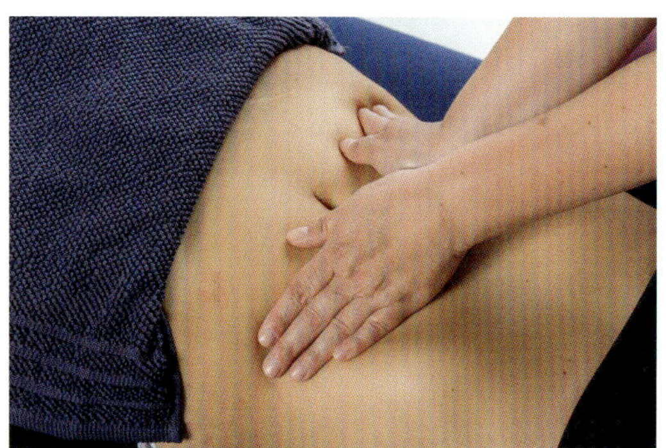

▶ **Abb. 7.53**

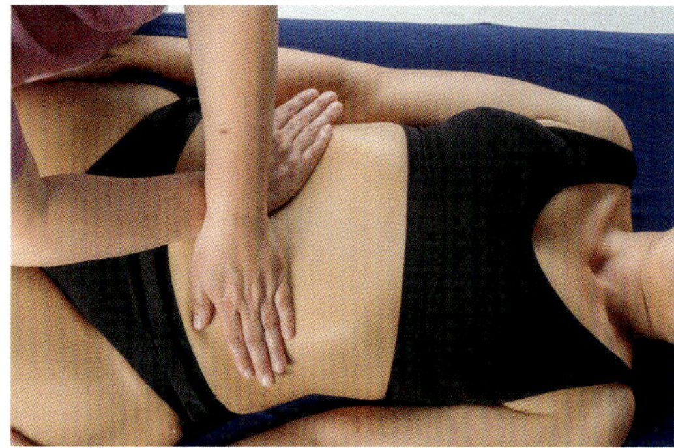

▶ **Abb. 7.54**

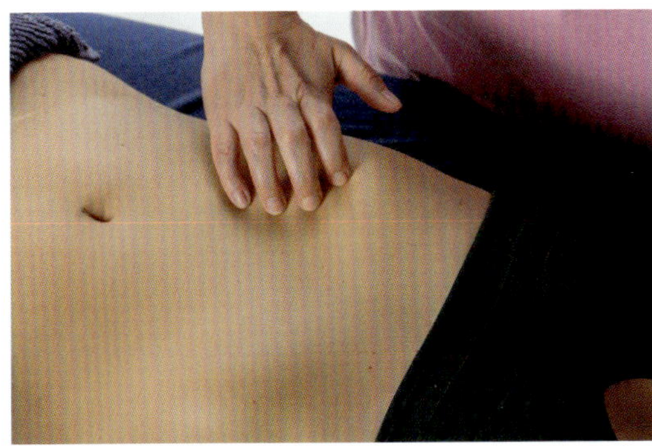

► Abb. 7.55

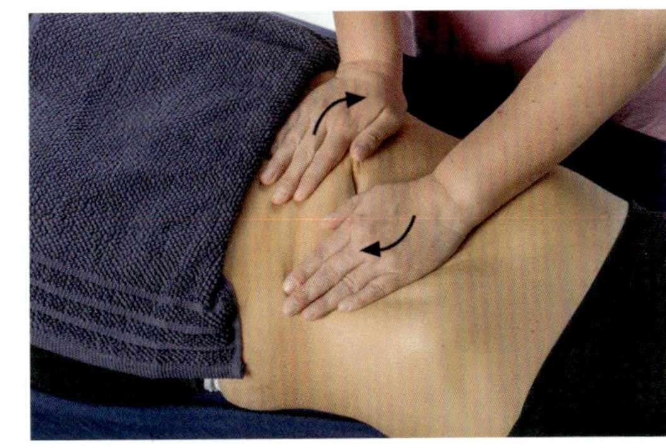

► Abb. 7.56

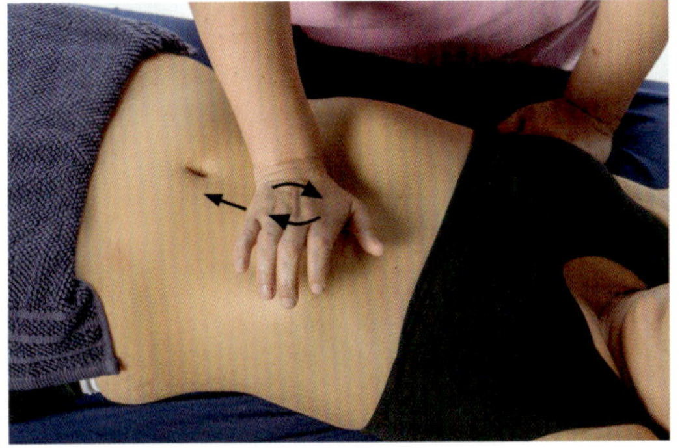

► Abb. 7.57

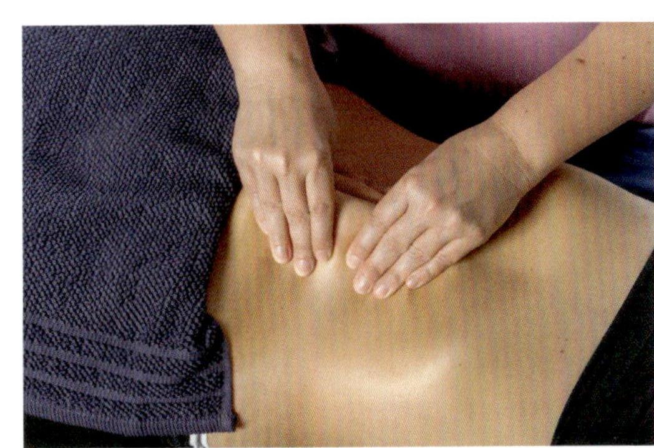

► Abb. 7.58

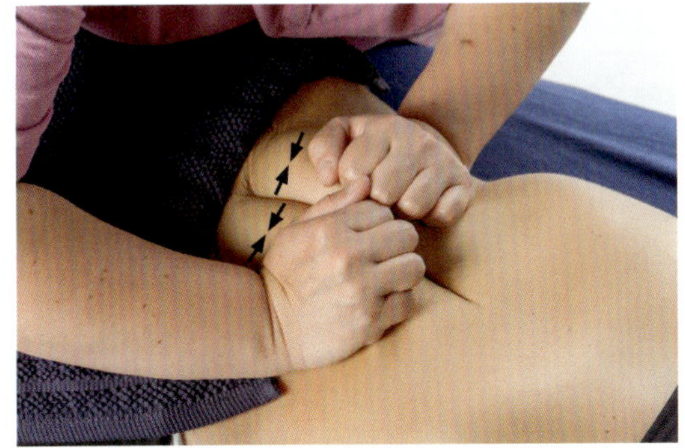

► Abb. 7.59

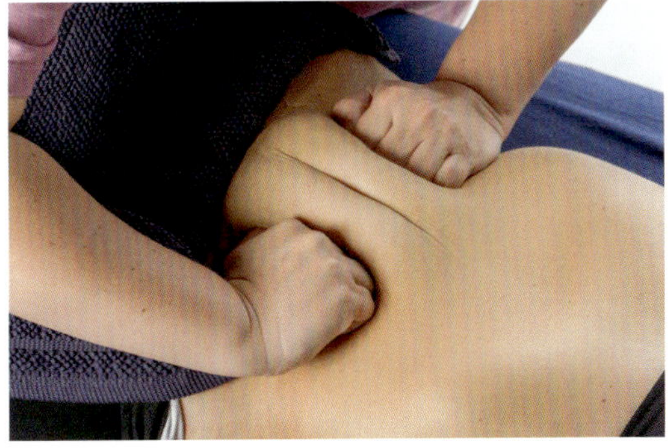

► Abb. 7.60

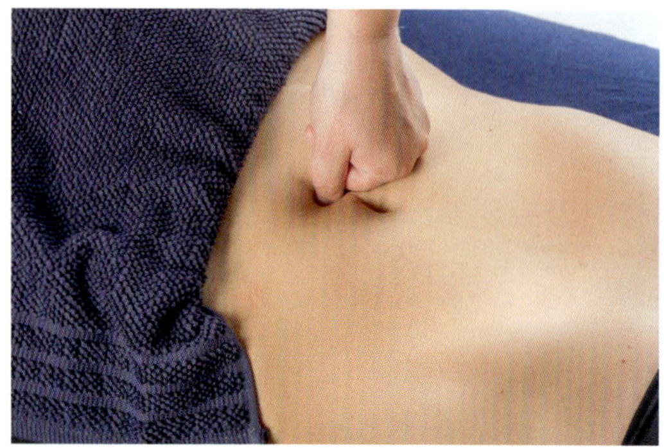

▶ **Abb. 7.61**

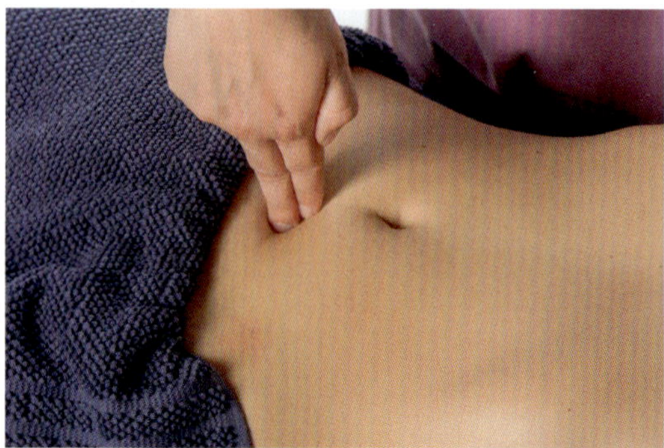

▶ **Abb. 7.62**

7.6

Grundbehandlung Arme

Vorbereitung: Hilfsmittel: Puder oder Massageöl

Behandlung in Rückenlage:

- Tui Fa über das Handgelenk Yang-Seite (▶ **Abb. 7.63**)
- Tui Fa über das Handgelenk Yin-Seite
- Yao Fa Handgelenk (▶ **Abb. 7.64**, ▶ **Abb. 7.65**, ▶ **Abb. 7.66**)
- Nian Fa der Fingergelenke, am Daumen beginnend (▶ **Abb. 7.67**, ▶ **Abb. 7.68**, ▶ **Abb. 7.69**)
- Tui Fa Yang-Seite des Armes von → an der Hand beginnend distal nach proximal bis Gb 20 (▶ **Abb. 7.70**)
- Tui Fa Yin-Seite des Armes von → proximal nach distal über die Handinnenfläche (▶ **Abb. 7.71**)
- Nie Fa Yang-Seite des Armes von → distal nach proximal (▶ **Abb. 7.72**)
- Nie Fa Yin Seite → von proximal nach distal
- An Rou Fa Di 4 → Di 6 → Di 11 → Di 15 (▶ **Abb. 7.73**)
- An Rou Fa Pe 8 → Pe 6 → Pe 3 (▶ **Abb. 7.74**)
- Yao Fa Schultergelenk (▶ **Abb. 7.75**)
- Cou Fa Schultergelenk/Humeruskopf (▶ **Abb. 7.76**)
- Dou Fa Schultergelenk mit kleiner Amplitude
- zum anderen Arm wechseln (▶ **Abb. 7.77**)

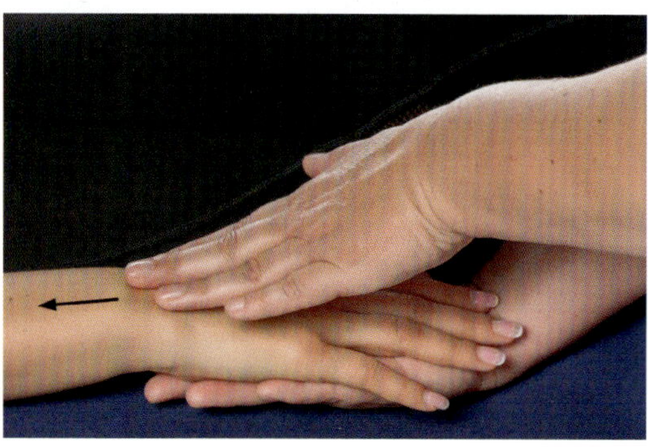

▶ **Abb. 7.63** Grundbehandlung Arme.

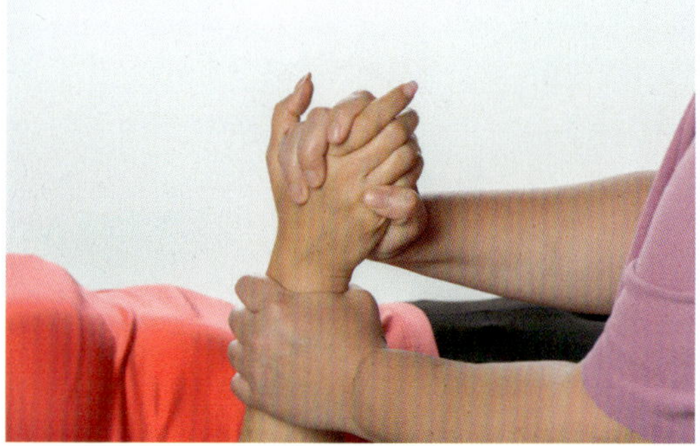

▶ **Abb. 7.64**

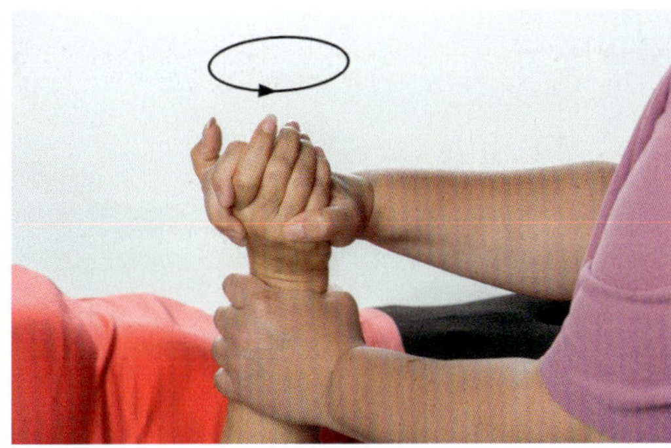

► **Abb. 7.65**

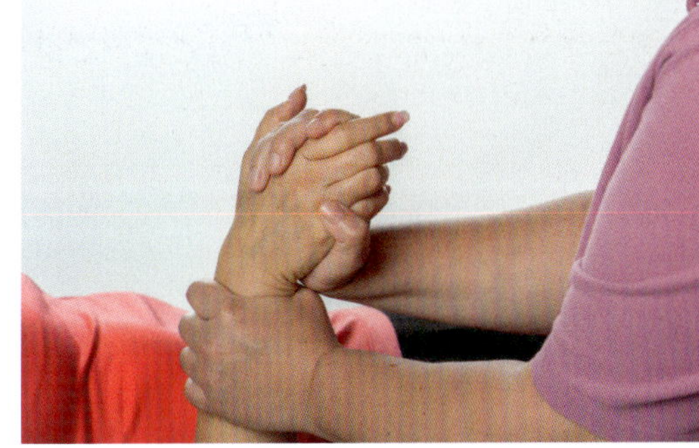

► **Abb. 7.66**

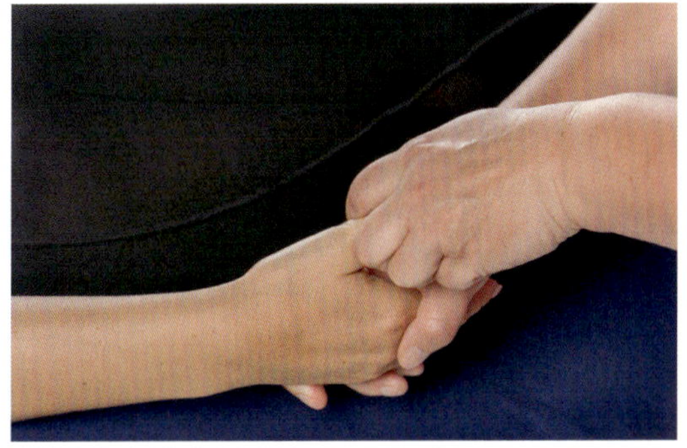

► **Abb. 7.67**

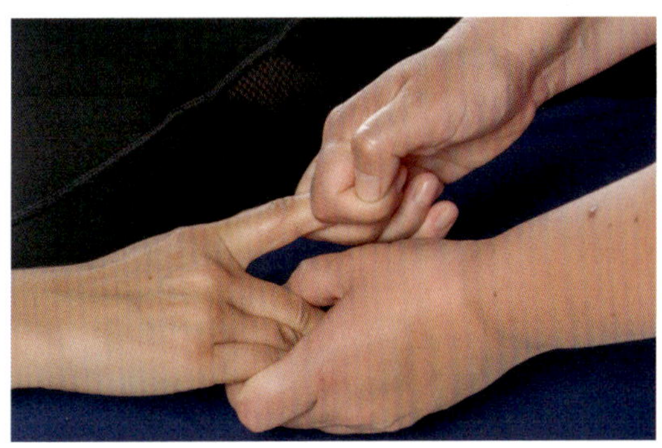

► **Abb. 7.68**

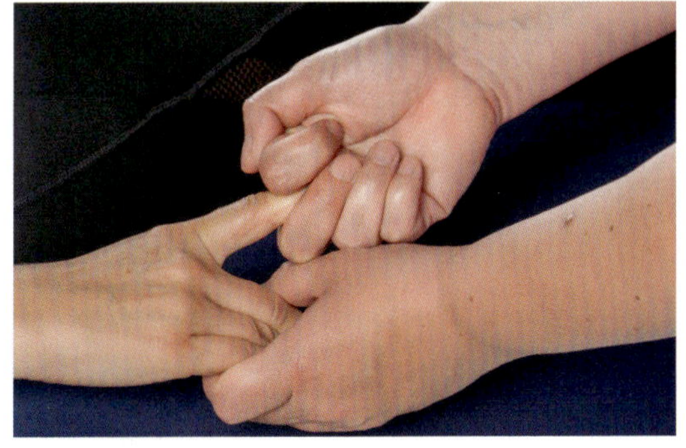

► **Abb. 7.69**

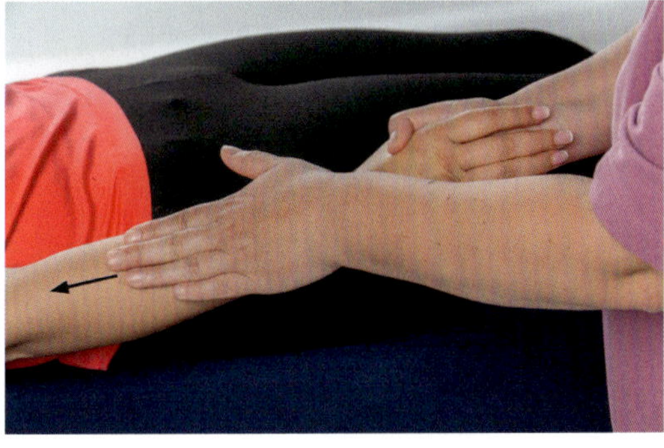

► **Abb. 7.70**

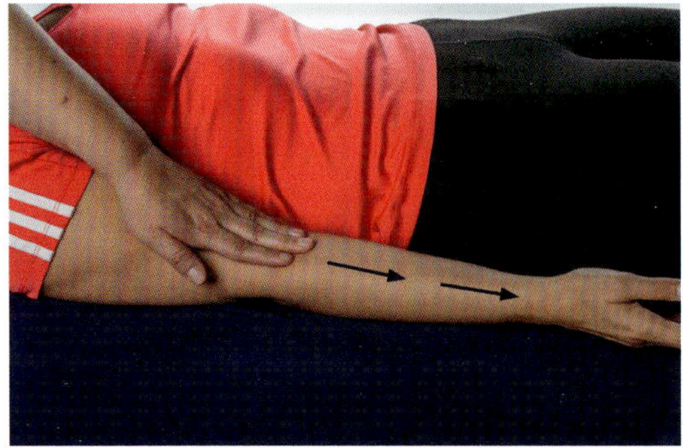

► **Abb. 7.71**

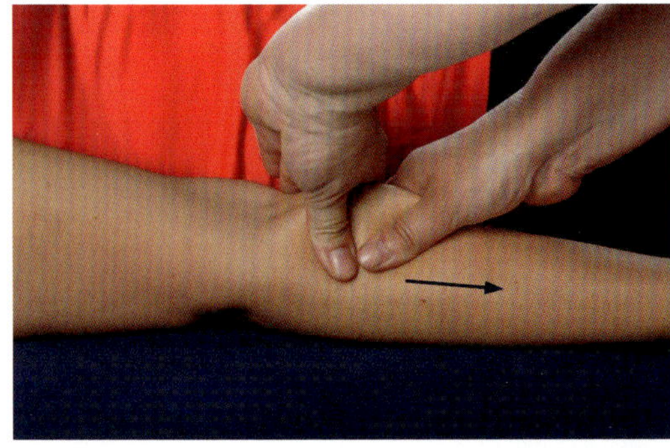

► **Abb. 7.72**

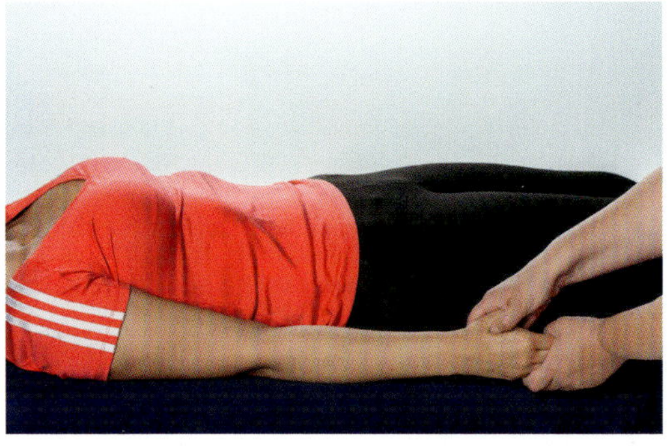

► **Abb. 7.73**

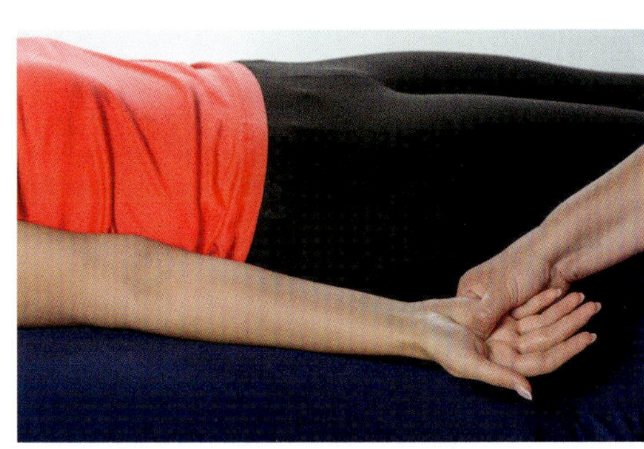

► **Abb. 7.74**

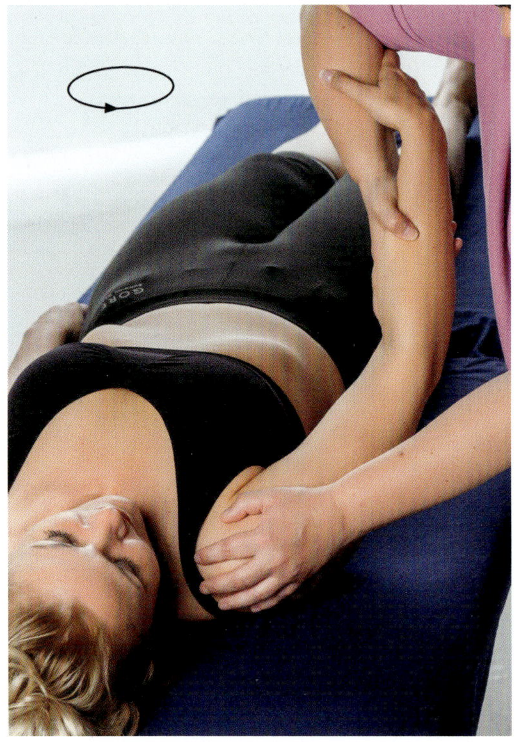

► **Abb. 7.75**

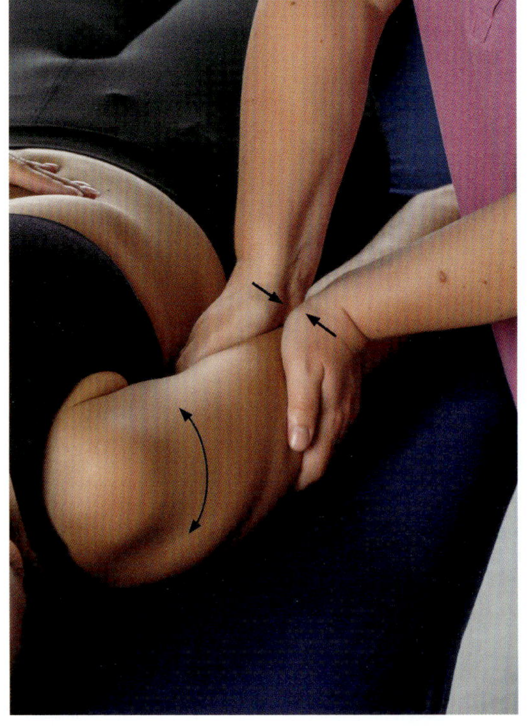

► **Abb. 7.76**

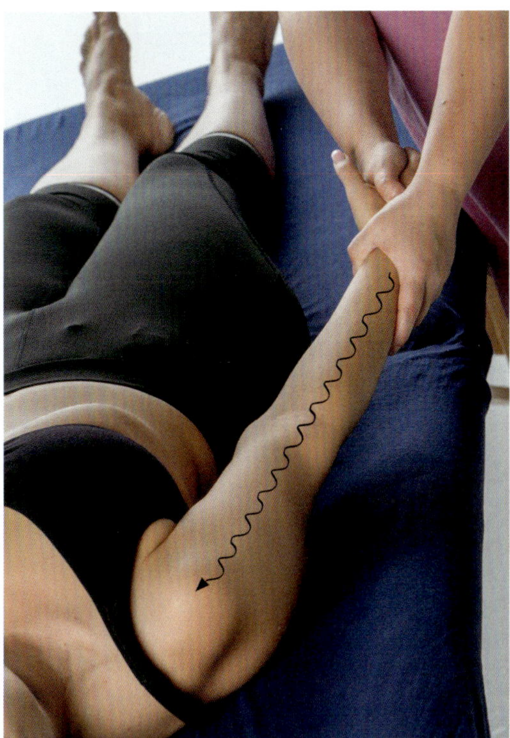

▶ Abb. 7.77

7.7 Grundbehandlung Rücken

Vorbereitung: Hilfsmittel: Puder oder Massageöl

Behandlung in Bauchlage:

- Fu Fa gesamter Rücken von → kranial nach kaudal über die Glutealregion – 1-mal wiederholen (▶ **Abb. 7.78**)
- Tui Fa gesamter Rücken von → Gb 21 nach kaudal über die Glutealregion bis zu den Füßen – 3-mal wiederholen (▶ **Abb. 7.79**, ▶ **Abb. 7.80**)
- Fen Tui Fa gleichzeitig im Thoraxareal – 3-mal wiederholen (▶ **Abb. 7.81**)
- eine Rückenseite abdecken
- Mo Fa ab → Gb 21 nach kaudal über die Glutealregion, erst die rechte Seite, dann die linke Seite behandeln – 3-mal wiederholen (▶ **Abb. 7.82**)
- Gun Fa von Gb 21 → nach kaudal über die Glutealregion, erst die rechte Seite, dann die linke Seite behandeln – 2 Minuten pro Seite (▶ **Abb. 7.83**)
- An Rou Fa der Rücken-Shu-Punkte → kaudal – 3-mal (beide Seiten gleichzeitig behandeln) (▶ **Abb. 7.84**)
- Rou Fa im Bereich des gesamten Rückenstreckers, erst die rechte Seite, dann die linke Seite behandeln – 1-mal pro Seite (Myogelosen sind lokal länger zu behandeln) (▶ **Abb. 7.85**)
- Bo Yun Fa im Areal der LWS (▶ **Abb. 7.86**)
- Nie Na Fa beidseitig von → kranial nach kaudal – 3-mal wiederholen (▶ **Abb. 7.87**, ▶ **Abb. 7.88**)
- Ca Fa im Kreuzbeinareal bis eine starke Wärmeentwicklung zu spüren ist (▶ **Abb. 7.89**)
- Pai Fa gesamter Rücken über die Glutealregion – 1-mal wiederholen (▶ **Abb. 7.90**)
- Abschluss im Sitzen: Sao San Fu Fa
- Gesamtdauer: 20–30 Minuten

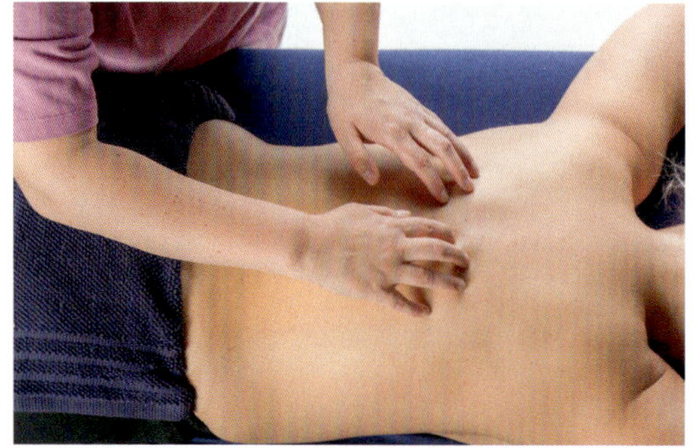

► **Abb. 7.78** Grundbehandlung Rücken.

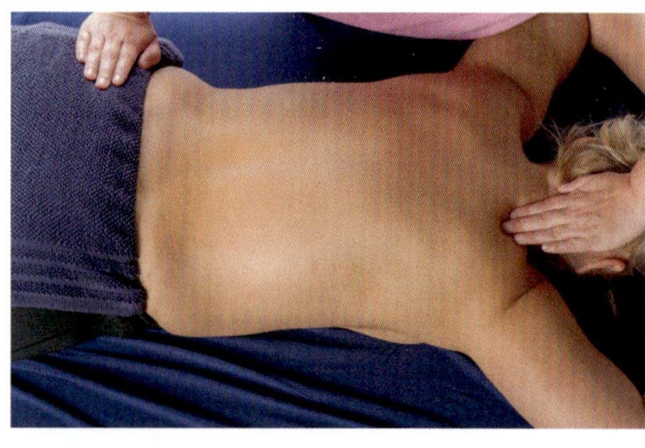

► **Abb. 7.79**

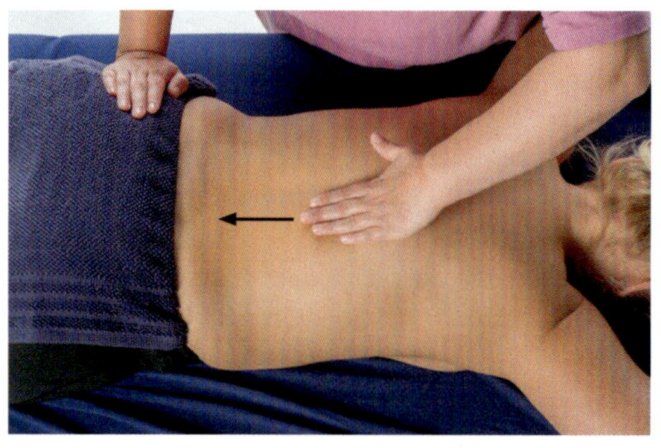

► **Abb. 7.80**

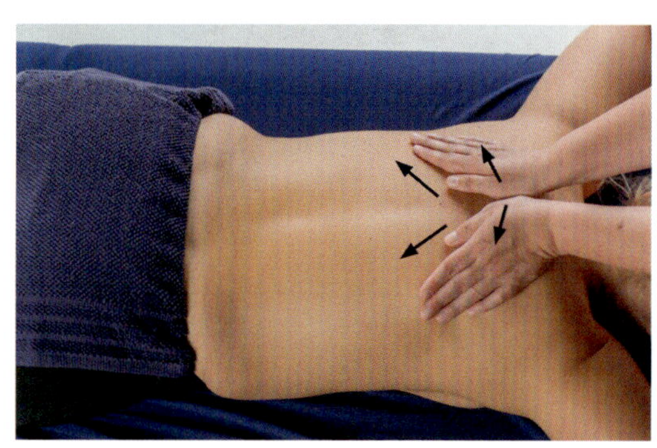

► **Abb. 7.81**

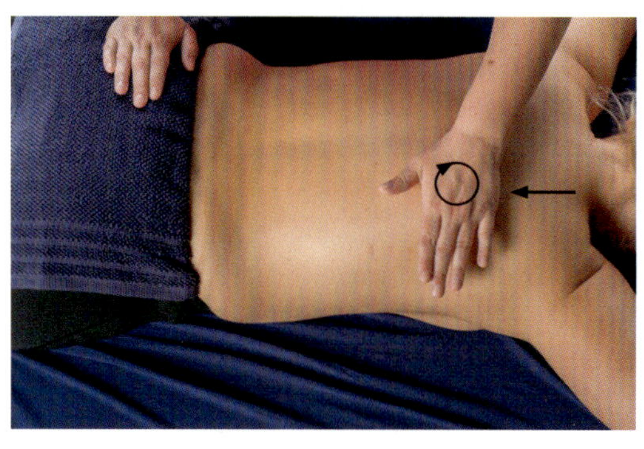

► **Abb. 7.82**

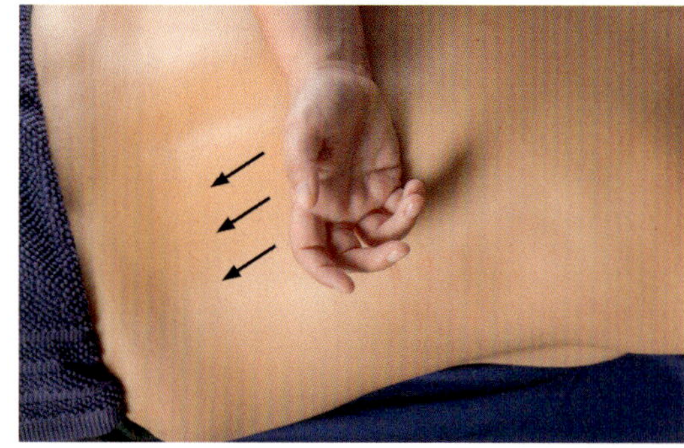

► **Abb. 7.83**

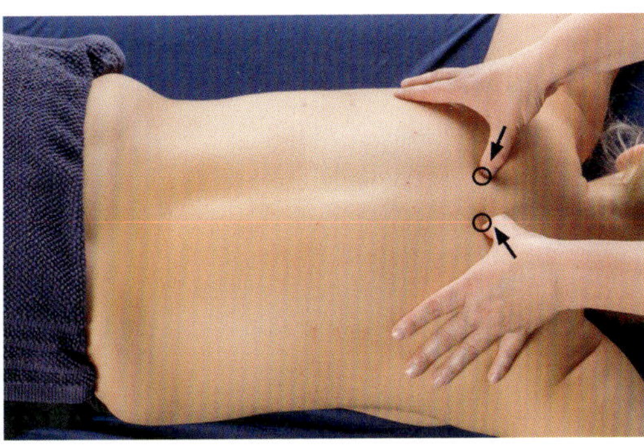

▶ **Abb. 7.84**

▶ **Abb. 7.85**

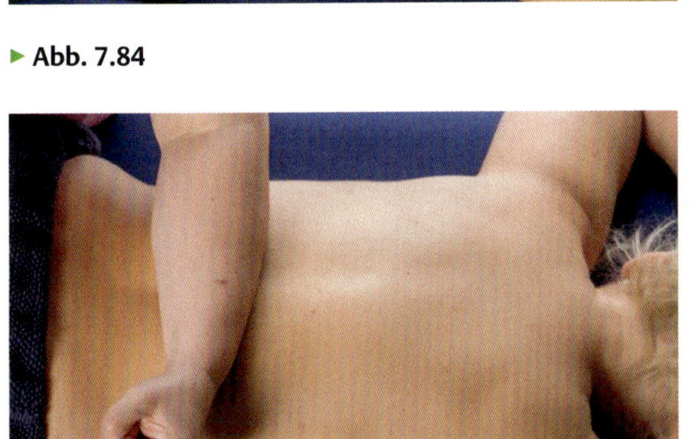

▶ **Abb. 7.86**

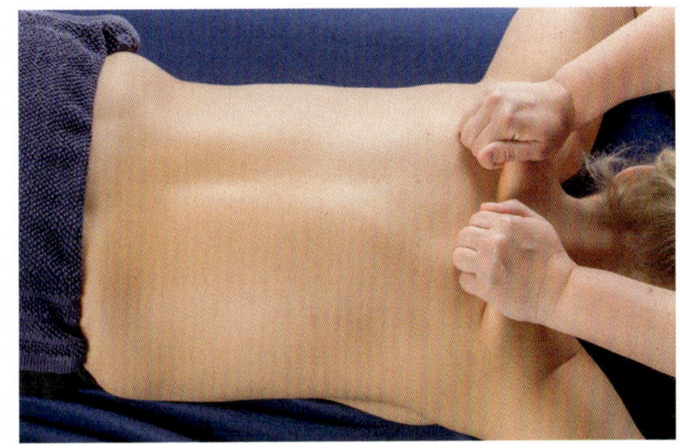

▶ **Abb. 7.87**

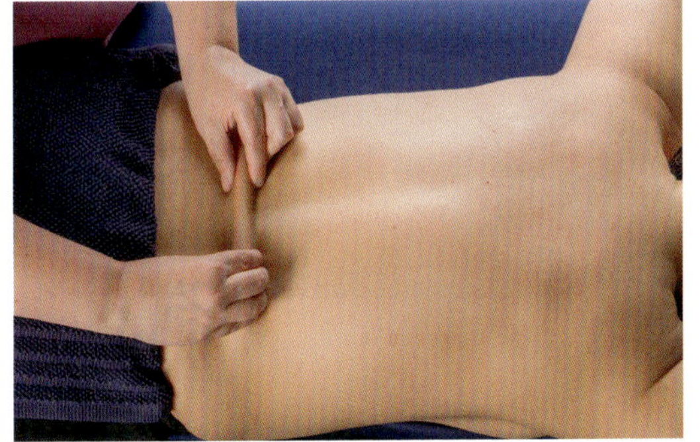

▶ **Abb. 7.88**

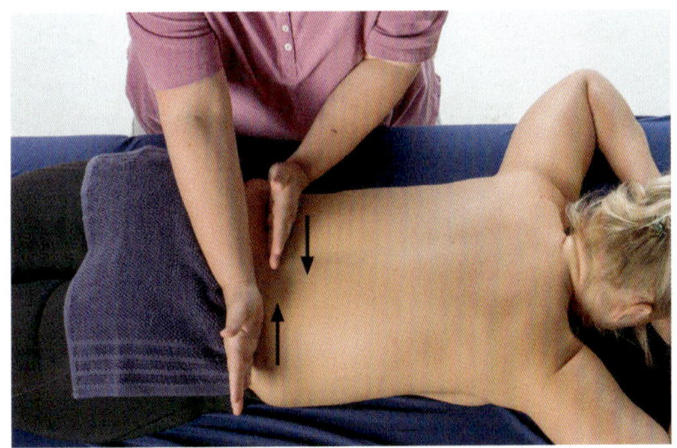

▶ **Abb. 7.89**

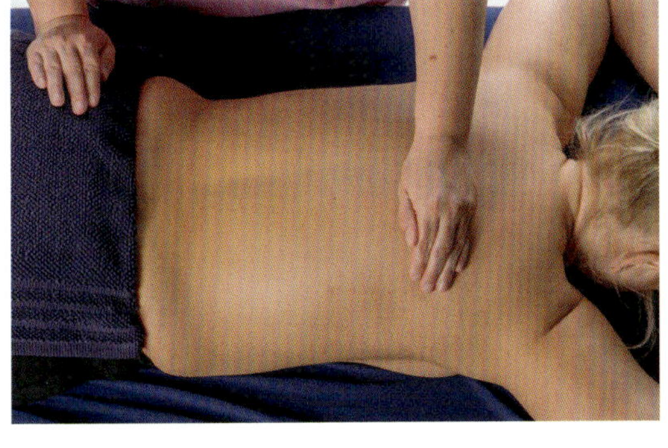

▶ **Abb. 7.90**

7.8 Grundbehandlung Beine

Behandlung in Rückenlage:

- Tui Fa → über das Sprunggelenk (▶ **Abb. 7.91**)
- Yao Fa des Fußgelenks (▶ **Abb. 7.92**)
- Cou Fa des Fußes (▶ **Abb. 7.93**)
- Nian Fa der Zehen → an der Großzehe beginnend von Grundgelenk → Endgelenk (▶ **Abb. 7.94**)
- Ban Fa Fuß – an den Fersen halten und ziehen (▶ **Abb. 7.95**)
- Zehen plantar halten und den Fuß nach dorsal dehnen (▶ **Abb. 7.96**)
- Tui Fa von → distal nach proximal im Verlauf der tendinomuskulären Leitbahn der Milz (▶ **Abb. 7.97**)
- Tui Fa von → distal nach proximal im Verlauf der tendinomuskulären Leitbahn der Gallenblase bis → zum Vernetzungsabzweig Sakrum (▶ **Abb. 7.98**)
- An Fa mit aufeinandergelegten Handflächen vom Ma 41 → nach proximal, Knie nicht aussparen (▶ **Abb. 7.99**, ▶ **Abb. 7.100**)
- An Rou Fa Ma 41 → Le 3 → Mi 6 → Mi 9 → Mi 10 → Ma 36 → Gb 34 → Gb 31 (▶ **Abb. 7.101**)
- Nie Na Fa mit beiden Händen vom Fußgelenk nach proximal zur Hüftregion (▶ **Abb. 7.102**)
- Yao Fa des Kniegelenks mit angewinkeltem Knie (▶ **Abb. 7.103**)
- Cou Fa des Oberschenkels – Bein anwinkeln und mit beiden Händen den Oberschenkel fassen
- Dou Fa mit kleiner Amplitude (▶ **Abb. 7.104**)
- Ban Fa Bein (▶ **Abb. 7.105**)
- Yin-Yang-Streichung am Unterschenkel (▶ **Abb. 7.106**)
- Bein wechseln

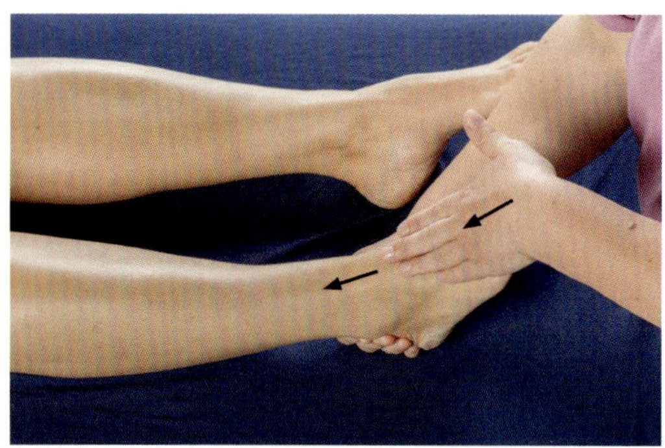

▶ **Abb. 7.91** Grundbehandlung Beine.

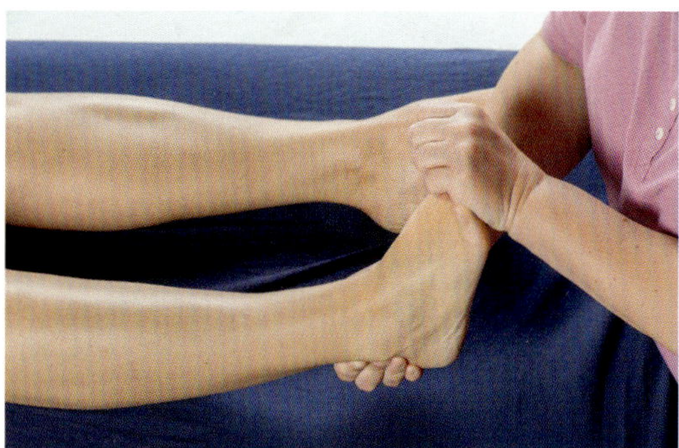

▶ **Abb. 7.92**

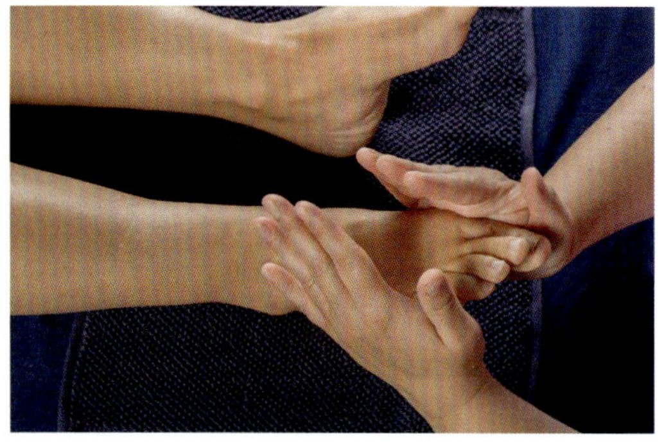

▶ **Abb. 7.93**

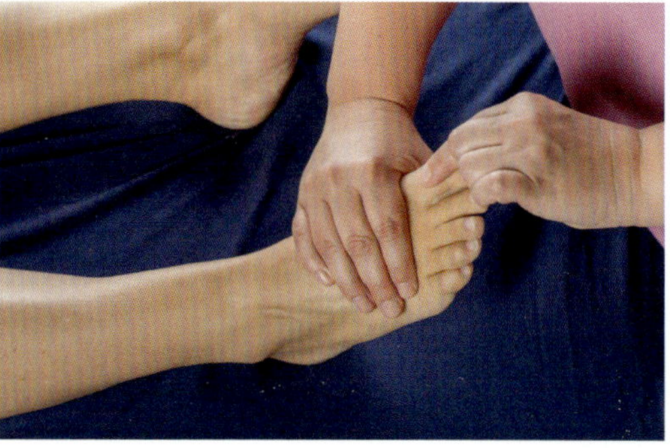

▶ **Abb. 7.94**

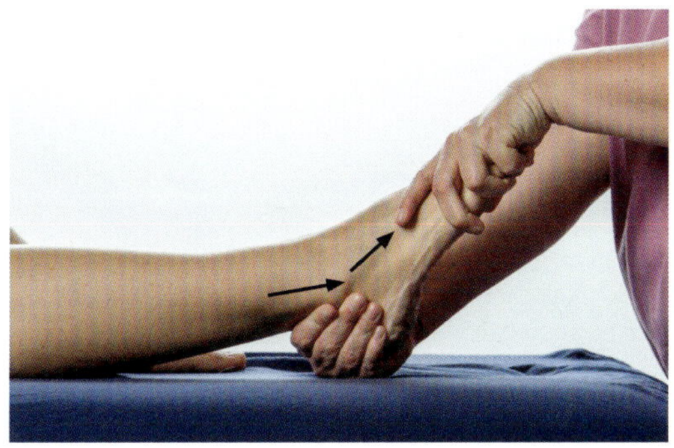

▶ **Abb. 7.95**

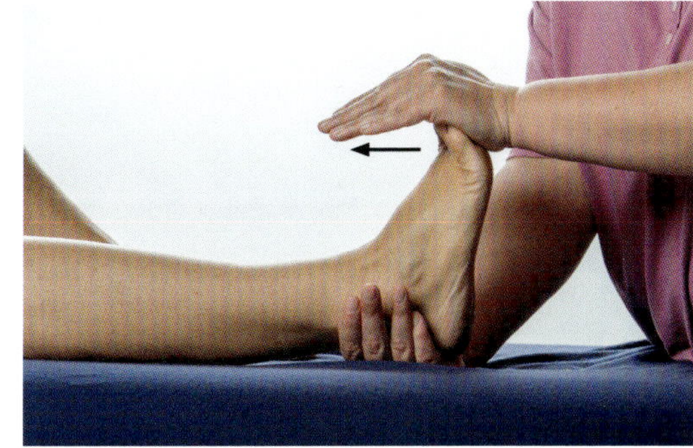

▶ **Abb. 7.96**

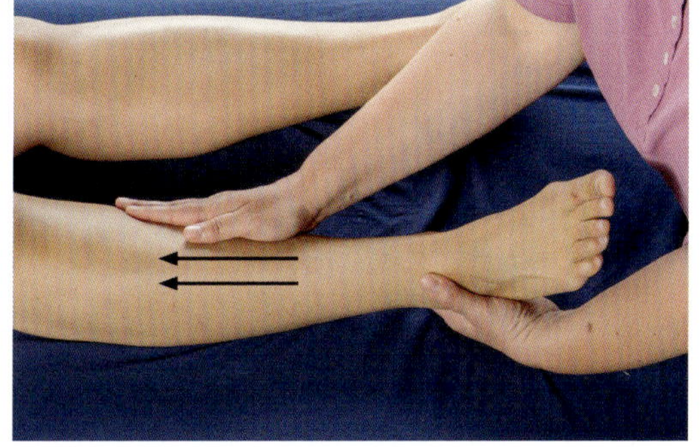

▶ **Abb. 7.97**

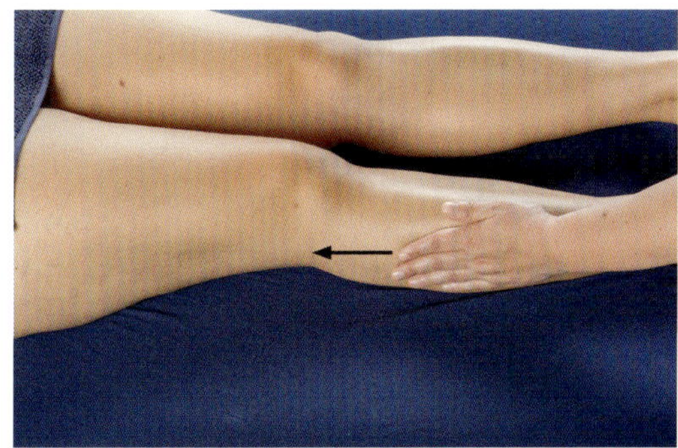

▶ **Abb. 7.98**

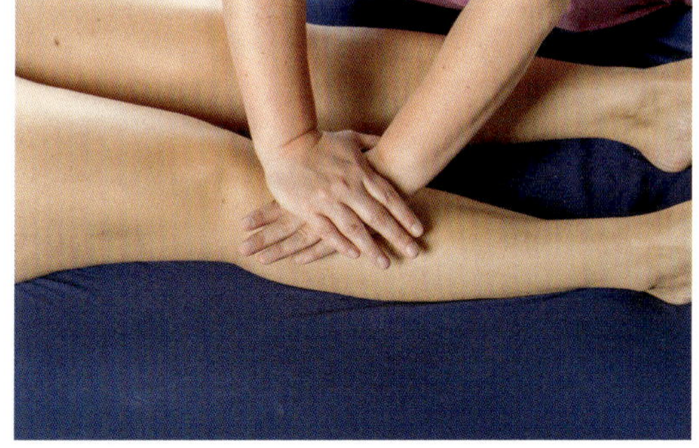

▶ **Abb. 7.99**

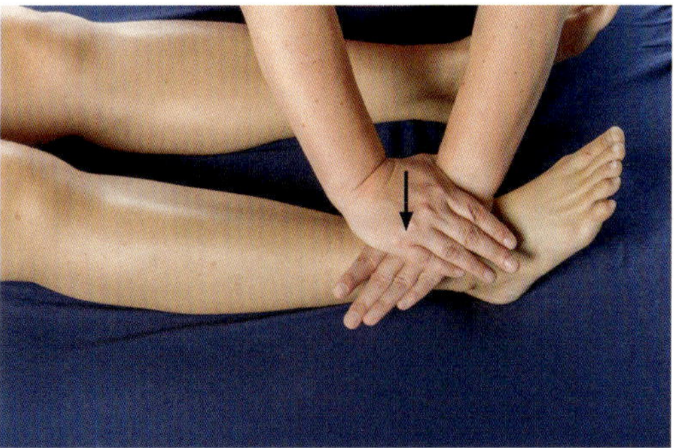

▶ **Abb. 7.100**

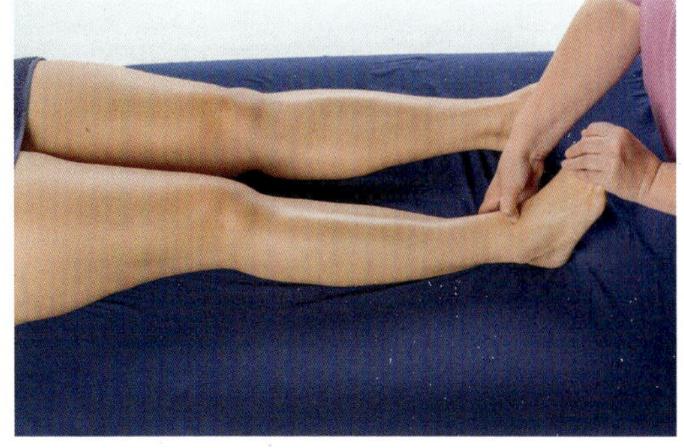

▸ **Abb. 7.101**

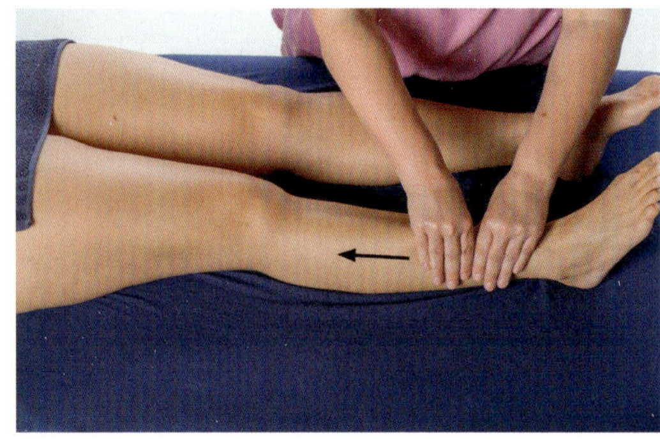

▸ **Abb. 7.102**

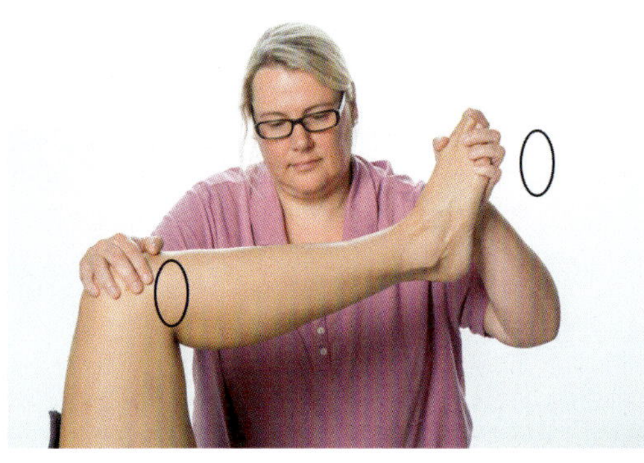

▸ **Abb. 7.103**

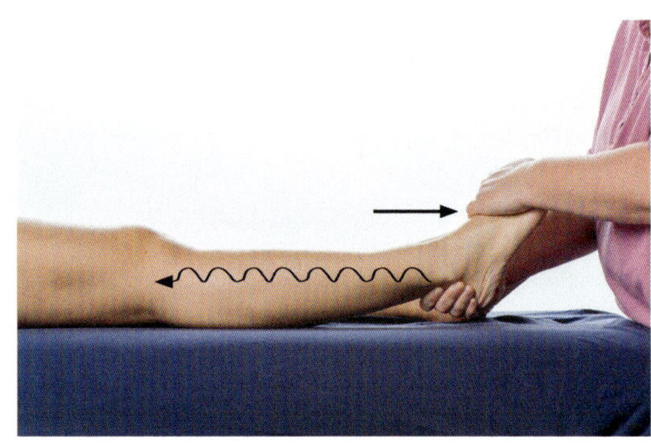

▸ **Abb. 7.104**

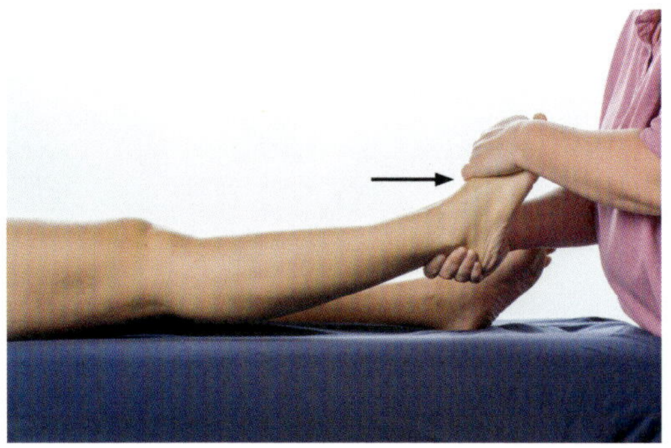

▸ **Abb. 7.105**

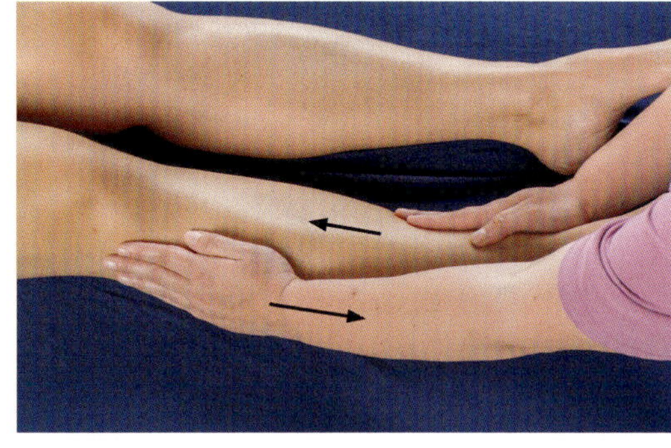

▸ **Abb. 7.106**

Behandlung in Bauchlage:

- Tui Fa → am dorsalen Verlauf der tendinomuskulären Leitbahn Gallenblase, an der Glutealregion beginnend (▶ **Abb. 7.107**)
- Tui Fa → am dorsalen Verlauf der tendinomuskulären Leitbahn Blase, an der Glutealregion beginnend (▶ **Abb. 7.108**)
- Gun Fa → am dorsalen Verlauf der tendinomuskulären Leitbahn Gallenblase und Blase, in der Glutealregion beginnend (▶ **Abb. 7.109**)
- An Fa mit aufeinandergelegten Handflächen von Gb 30 → Ferse (▶ **Abb. 7.110**, ▶ **Abb. 7.111**)
- An Rou Fa Gb 30 → Bl 36 → Bl 40 → Bl 57 → Bl 60 und Ni 3 mit Daumen und Zeigefinger gleichzeitig behandeln (▶ **Abb. 7.112**)
- Nie Na Fa der Muskulatur mit beiden Händen vom Fußgelenk nach proximal zur Hüftregion (▶ **Abb. 7.113**)
- Pai Fa der gesamten dorsalen Beinseite (▶ **Abb. 7.114**)
- Bein wechseln

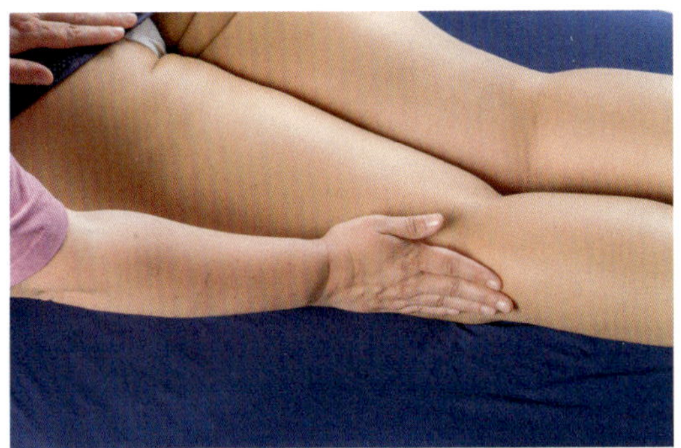

▶ **Abb. 7.107**

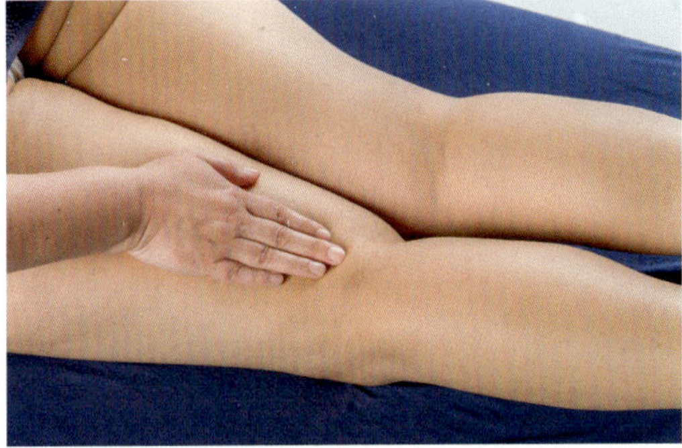

▶ **Abb. 7.108**

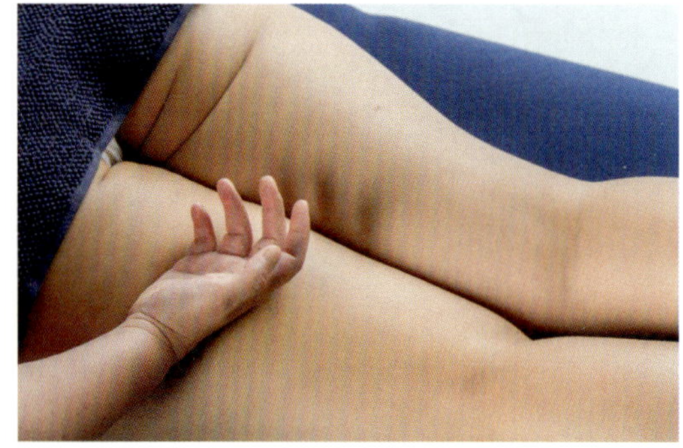

► **Abb. 7.109**

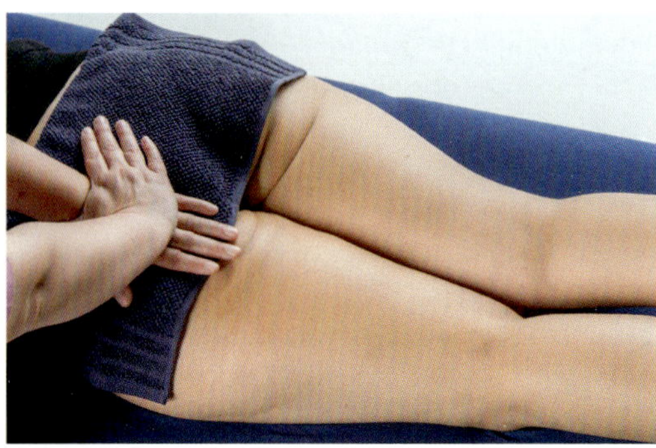

► **Abb. 7.110**

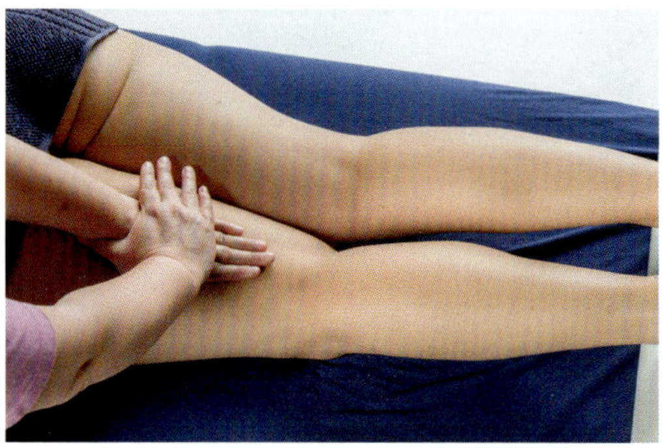

► **Abb. 7.111**

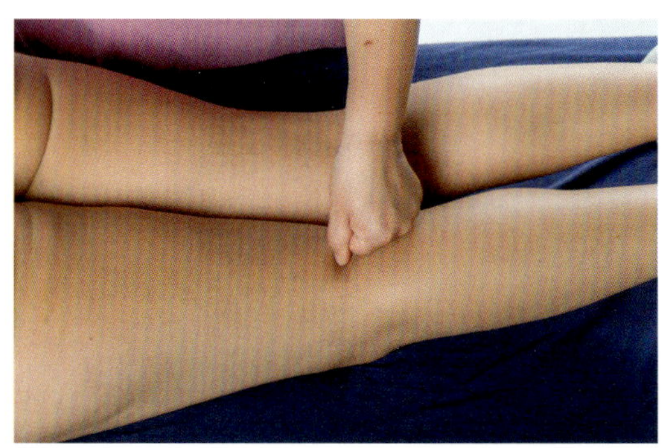

► **Abb. 7.112**

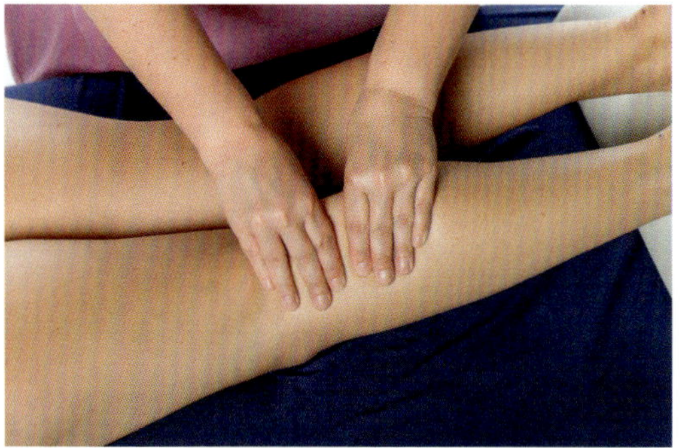

► **Abb. 7.113**

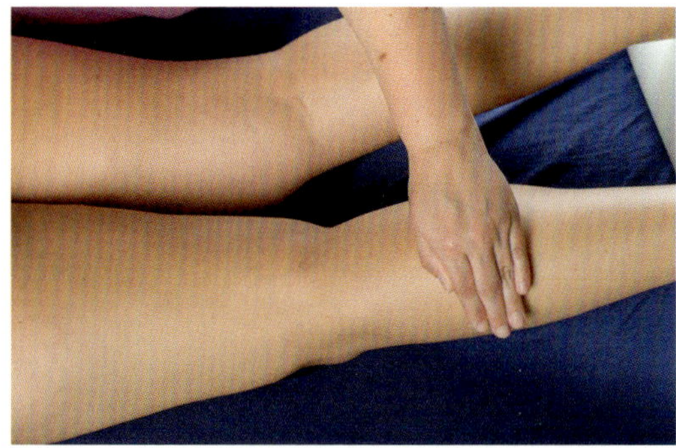

► **Abb. 7.114**

7.9 Grundbehandlung Fuß

Vorbereitung:

- Der Patient liegt mit einer Knierolle in Rückenlage.
- Hilfsmittel: Sesamöl, Talkum-Puder oder spezielle Fuß-Kräutersalben (Kap. 10)

Behandlung in Rückenlage:

- Füße mit beiden Händen fassen und Kontakt zum Patienten aufnehmen (▶ **Abb. 7.115**)
- Fu Fa – gesamter Fuß und Unterschenkel
- ein Fuß wird abgedeckt
- Cou Fa – Außen- und Innenkante des Fußes mit den Handflächen fassen – 1 Minute (▶ **Abb. 7.116**, ▶ **Abb. 7.117**)
- Handfläche auf die Zehen legen, die Zehengelenke mit leichten Druck der Handfläche rhythmisch hin und her bewegen – 36-mal wiederholen (▶ **Abb. 7.118**)
- Mo Fa über die Innen- und Außenseite des Unterschenkels (▶ **Abb. 7.119**)
- Yao Fa – Zehen greifen und kreisen, jedes Zehenglied einzeln durcharbeiten (▶ **Abb. 7.120**)
- Ba Shen Fa Fußgelenk (▶ **Abb. 7.121**)
- Rou Fa – Fußgelenk kreisend knetend massieren (▶ **Abb. 7.122**)
- Fußgewölbe dehnen, wie eine Frucht teilend (▶ **Abb. 7.123**)
- Sesamöl auf dem Fuß verteilen
- Rou Fa – Fußsohle von den Zehen Richtung Ferse massieren
- Rou Fa – dorsale Fußseite massieren
- Mo Fa – Fußknöchel kreisend massieren
- An Rou Fa Ni 3 – halten
- An Rou Fa Mi 6 – halten
- Fu Fa – Fuß ausstreichen
- An Rou Fa Le 3
- Fu Fa – Fuß ausstreichen (▶ **Abb. 7.124**)
- Yao Fa – Fußgelenke fixieren und drehen (▶ **Abb. 7.125**)
- Zehen halten und den Fuß nach vorne dehnen (▶ **Abb. 7.126**)
- Ban Fa – Fuß an den Fersen halten und ziehen (▶ **Abb. 7.127**)
- Fu Fa – Fuß ausstreichen
- An Fa Ni 1 – halten
- Füße zudecken
- Patient nachruhen lassen
- Behandlungszeit: ca. 15–20 Minuten

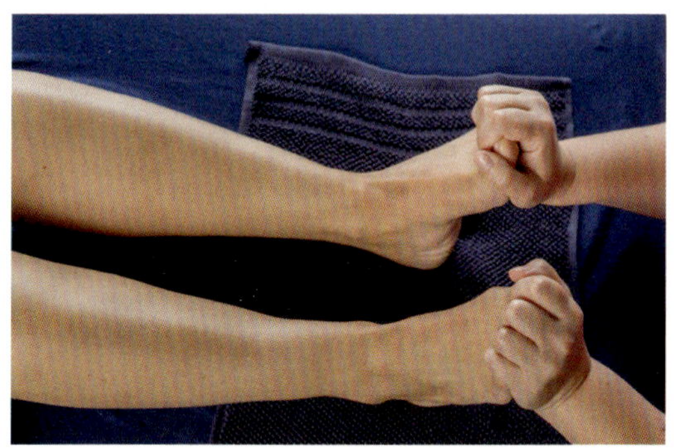

▶ **Abb. 7.115** Grundbehandlung Fuß.

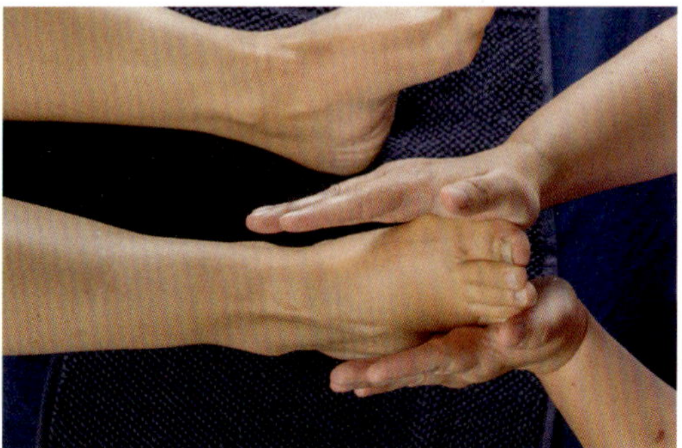

▶ **Abb. 7.116**

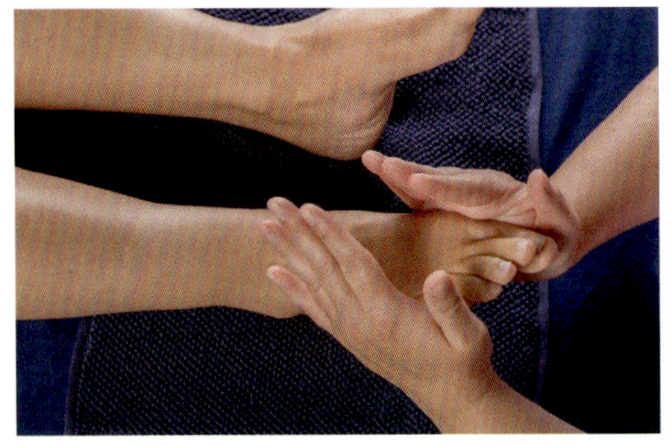

► Abb. 7.117

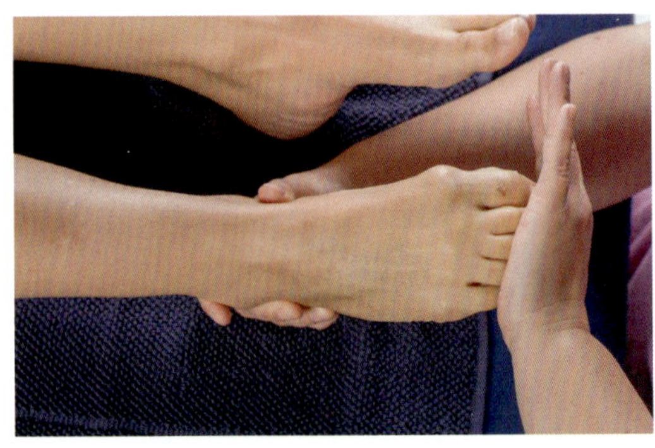

► Abb. 7.118

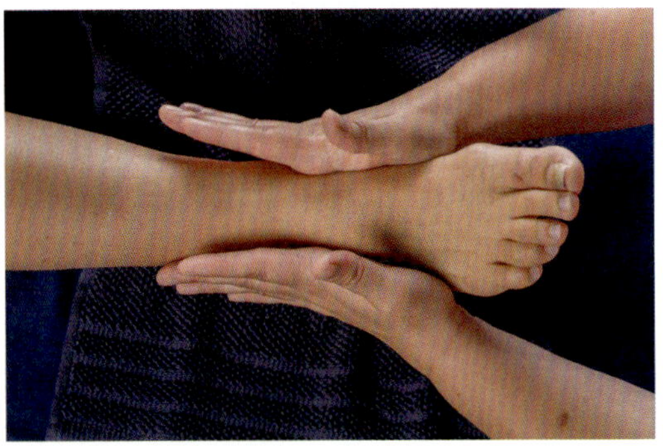

► Abb. 7.119

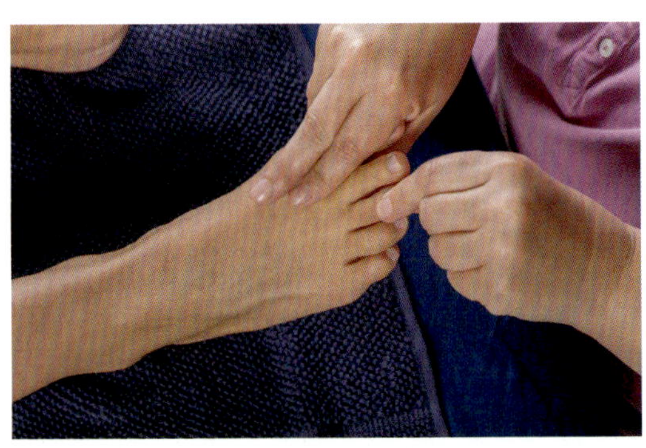

► Abb. 7.120

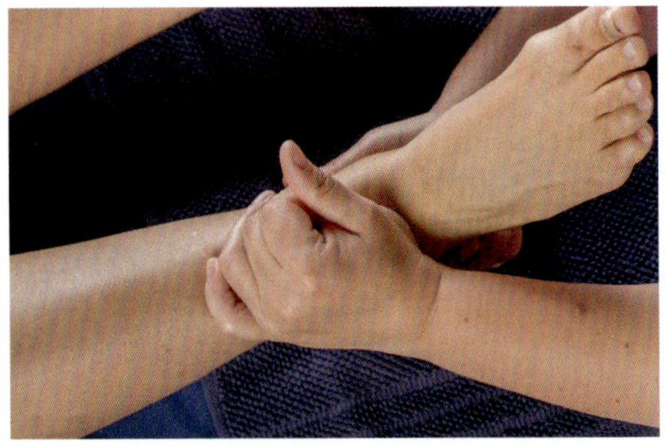

► Abb. 7.121

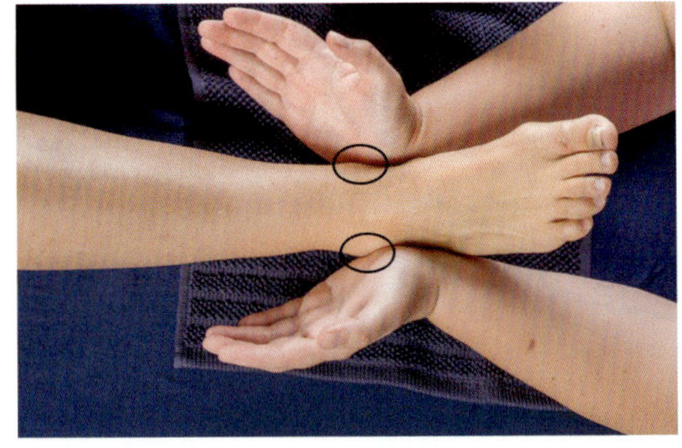

► Abb. 7.122

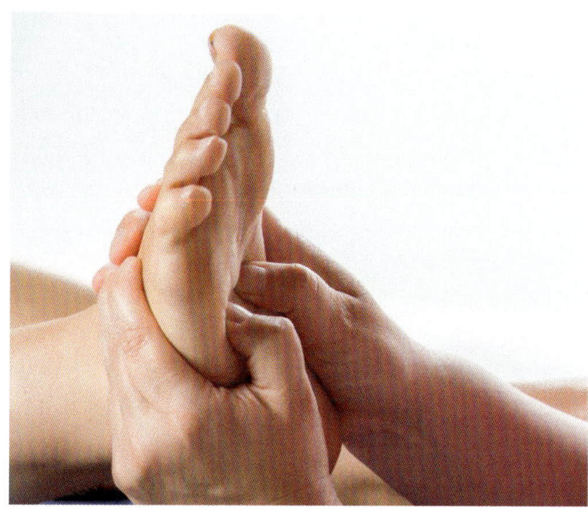

▸ **Abb. 7.123**

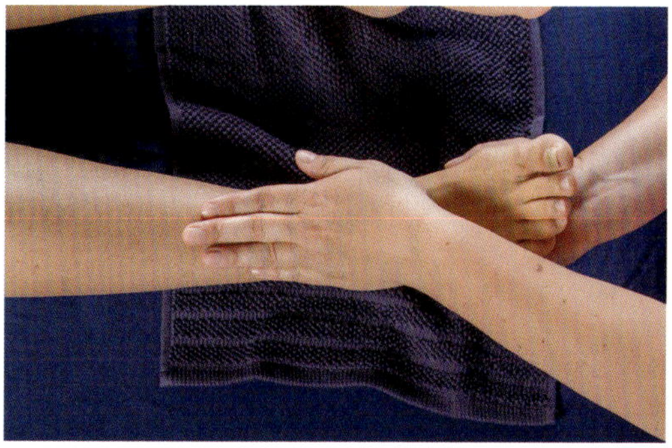

▸ **Abb. 7.124**

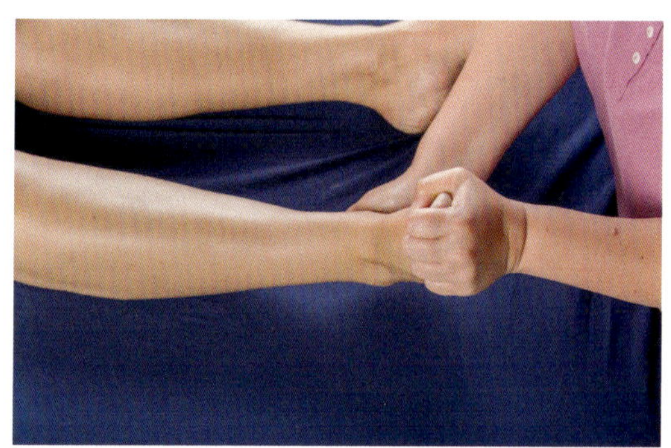

▸ **Abb. 7.125**

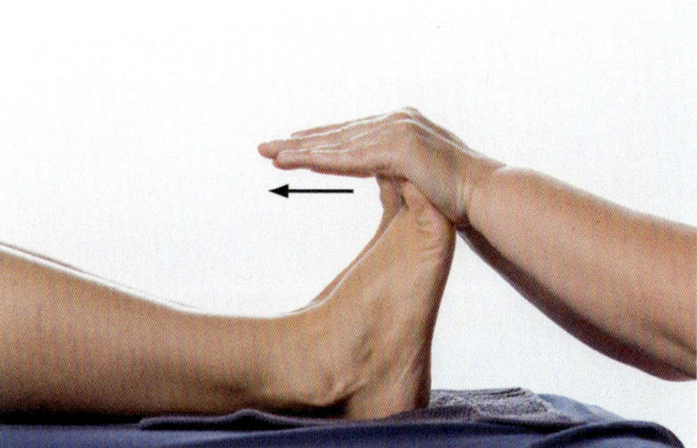

▸ **Abb. 7.126**

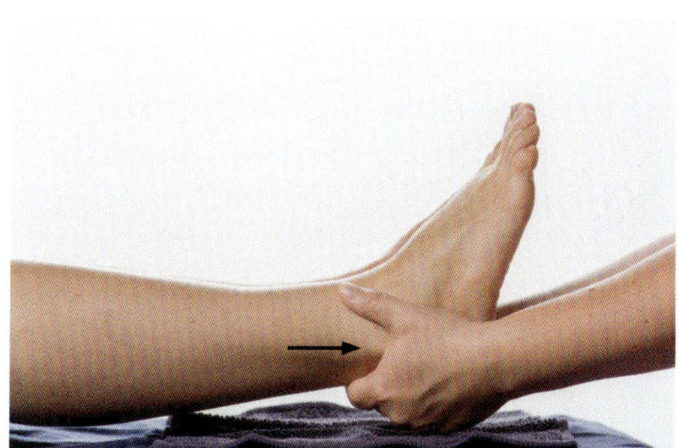

▸ **Abb. 7.127**

7.10 Ganzkörpermassage

Aus den in diesem Kapitel vorgestellten Modulen kann eine Ganzkörperbehandlung zusammengestellt werden. Die genaue Planung des zeitlichen Ablaufs ist hier erforderlich.

Allgemeine Hinweise:
- Dauer: 60–90 Minuten
- Die Massage kann am unbekleideten Körper durchgeführt werden.
- Hilfsmittel: Wolldecke, Handtuch, Massageöl oder Puder
- Rückenbehandlung: ca. 30 Minuten
- Patient bequem auf dem Bauch lagern, Füße hochlagern
- Alle Grundtechniken sind einsetzbar.

Vorbereitung:
- den Rücken in 4 Quadranten einteilen
- alle 4 Quadranten nacheinander massieren – ca. 20 Minuten
- auf Myogelosen achten
- nicht behandelte Körperareale mit dem Handtuch abdecken
- darauf achten, dass der Patient nicht auskühlt

Behandlungsablauf:
- Rückseite der Beine massieren (pro Bein ca. 5 Minuten)
- Patient auf dem Rücken lagern, Füße hoch
- Gesichtsmassage: ca. 10 Minuten
- Brustmassage: ca. 5 Minuten
- Bauchmassage: ca. 5 Minuten
- Arme und Hände massieren: ca. 5 Minuten pro Arm
- Beine und Füße massieren: ca. 5 Minuten pro Bein
- Patient nachruhen lassen

Teil 3
Prävention und Indikationen

8 Definition und Übungsanleitungen 158

9 Krankheitsbilder 172

10 Rezepte für Öle und Kräuterzubereitungen. 211

8 Definition und Übungsanleitungen

Nach der Weltgesundheitsorganisation (WHO) 1948 ist „Gesundheit ein Zustand vollkommenen körperlichen, geistigen und sozialen Wohlbefindens und nicht allein das Fehlen von Krankheit und Gebrechen."

Krankheit ist definiert als Störung des körperlichen, seelischen und sozialen Wohlbefindens. Bei der Abgrenzung der Krankheit von Gesundheit ist eine bestimmte, aus einer Vielzahl von Beobachtungen mithilfe statistischer Methoden gewonnene Schwankungsbreite zu berücksichtigen, innerhalb derer der Betroffene noch als gesund angesehen wird. Die Feststellung einer Diagnose beruht auf der Erhebung der Krankengeschichte sowie der Untersuchung des Betroffenen mit Auswertung der geschilderten und festgestellten Symptome. Die erhobene Diagnose dient der Festlegung einer eventuell notwendigen Behandlung, der Voraussage über den Verlauf der Krankheit und Maßnahmen der Prävention. Die Behandlung erfolgt mit evidenzbasierten Therapien.

8.1 Definition nach der TCM

„Wer das Qi zu führen versteht, pflegt und unterstützt die Lebenskraft und erhält seine Gesundheit." (Quelle: alte Unterrichtsmitschrift)

Tuina wird nicht nur im Krankheitsfall angewandt, sondern hat auch einen hohen Stellenwert in der Prävention. Es gibt Techniken, die der Patient erlernen und dann regelmäßig anwenden kann. Das Wesentliche in der Prävention ist die Pflege des Qi. Qi-Gong-Übungen und Tuina-Selbstbehandlungen finden hier ihre Anwendung.

Gesundheit wird in der Vorstellung der TCM als Zustand der Ausgewogenheit, des Flusses, der Balance, als stetiger Austausch und Wandel gesehen. In der Betrachtung der chinesischen medizinischen Philosophie beruhen Erkrankungen auf Störungen dieses harmonischen Flusses des Qi und somit entsteht ein Ungleichgewicht zwischen Yin und Yang. Störungen dieser Art bezeichnet die TCM als **pathogene Faktoren**, die wie folgt unterteilt werden.

Angeborene Konstitution. Genetischen Faktoren geben den angeborenen individuellen Gesundheitszustand vor, sie legen eventuelle Schwachstellen fest.

Emotionaler und geistiger Zustand. Viele Lebensumstände wie dauerhafter Stress, Wut, Angst, Sorgen, Ärger und Trauer beeinträchtigen die Funktion des Organismus in seiner Gesamtheit und können Krankheiten verursachen.

Ernährung. Eine schlechte Qualität der Nahrung, die Art der Zubereitung und eine schlechte Nahrungsaufnahme können Ursachen von Erkrankungen sein.

Umweltfaktoren. Klimatische Einflüsse wie Wind, Kälte, Hitze, Feuchtigkeit und Trockenheit oder plötzliche Wetteränderungen können den Organismus belasten und schädigen.

Traumata. Aus Sicht der TCM können sowohl körperliche als auch seelische Traumata die inneren Funktionen des Körpers stören.

Drogen und Genussmittel. Hierzu gehört der regelmäßig übermäßige Genuss von Tee oder Kaffee, Tabak, Alkohol, Zucker, Drogen sowie ein Übermaß an Medikamenteneinnahmen.

Entweder liegt dann eine **Fülle** oder eine **Schwäche des Qi** in den Zang Fu und den Leitbahnen vor. Auch eine **Stagnation des Qi** in den Leitbahnen ist möglich.

Beeinträchtigungen können in den verschiedenen Teilen der inneren Organe auftreten. Dies wird als Schwäche oder Fülle des Qi, des Yang oder des Yin der Organe bezeichnet. Die Chinesische Medizin bezeichnet dies als **Syndrome**. Eine Auflistung dieser Syndrome findet sich im Anhang (Kap. 12).

► **Tab. 8.1** Pathologien von Schwäche und Fülle.

Schwäche von Qi: Xu	Fülle von Qi: Shi
Yin-Zustand	**Yang-Zustand**
Kälteempfindlichkeit	Hitzeempfindungen
Blässe	Rötung
Mangeldurchblutung	Blutfülle
Frieren	Hitzegefühl
schlaffe Muskulatur	gespannte Muskulatur
Unterfunktion von Organen	Überfunktion von Organen
depressive Störungen	Erregungszustände
dumpfe Schmerzen	akute Schmerzen
degenerative Erkrankungen	entzündliche Erkrankungen

Eine Schwächung des Qi führt zu einer Störung in den Zang Fu. Symptome wie häufiges Frieren, Blässe, Verlust der Aktivität, Müdigkeit und Energielosigkeit können auf eine Schwächung des Qi hinweisen. Eine Fülle des Qi führt zu einer überschießenden Funktion der entsprechenden Organsysteme.

Bei Stauungen und Stagnation des Qi ist der harmonische Fluss des Qi im Körper gestört. Als Folge dieser Stagnation treten meist Fülle-Zustände wie Muskelverspannungen, Muskelschmerzen, Myogelosen und Bewegungseinschränkungen auf.

Die folgenden **Übungsanleitungen** können bei regelmäßiger Anwendung – neben anderen Möglichkeiten der Lebenspflege – Krankheiten vorbeugen und den gesunden Zustand des Körpers erhalten.

8.2 Übungsanleitungen

8.2.1 Pflege des Qi

Traditionell dient Qi Gong zur Erhaltung von Arbeitskraft und Lebensfreude und zur Entwicklung von Ausstrahlung und Energie. Qi Gong, der bewusste Umgang mit der alles durchdringenden Lebenskraft, bietet eine Vielzahl geeigneter Übungen.

Jeder Ort und jede Zeit eignen sich zum Üben von Qi Gong. Es geht darum, eine geeignete Übung auszuwählen, so regelmäßig wie möglich zu praktizieren und seine persönlichen Erfahrungen zu machen und eine Wirkung zu verspüren. Das sind Übungen, die den Energiefluss anregen und nicht selten ganz unbewusst ohnehin schon eingesetzt werden.

Um verbrauchte Energie, beispielsweise zwischen zwei Behandlungsterminen, aufzufüllen und zugleich neue Kraft aufzutanken, empfehlen sich die beiden folgenden Übungen. Diese werden mehrere Minuten lang praktiziert.

Schüttelübung

1. Die Füße schulterbreit auf den Boden stellen. Die Außenkanten der Füße sollten dabei parallel und die großen Zehen in der Tendenz leicht nach innen gerichtet sein.
2. Die Schultern für einen kleinen Moment in Richtung Ohren ziehen und dann die Arme locker und entspannt an den Körperseiten herunterhängen lassen.
3. Konzentrieren auf das untere Dantien (etwa 2–3 cm unterhalb des Nabels), in den Knien nachgeben und nun beginnen, langsam aus dem Dantien heraus den Körper zu schütteln. Die Arme, Beine, der Kopf und auch der Nacken bleiben dabei so locker wie möglich und schwingen mit.
4. Die Bewegungen können größer, kleiner, schneller oder langsamer werden. Es ist gut, wenn der Übende seinen eigenen Bedürfnissen folgt. Auf diese Weise kann sich die Energie rasch erneuern.

Schiefe Ebene

Diese Übung befreit nicht nur von verbrauchten Energien. Sie ist auch geeignet, den die Leber schwächenden Ärger und weitere schädigende Emotionen zu vertreiben.

1. Wie bei der Schüttelübung (s. o.) beschrieben, die Füße schulterbreit im Abstand von einer guten Schrittlänge vor eine Wand stellen.
2. Die Handflächen in Kopfhöhe gegen die Wand legen, in den Ellenbogen einknicken, sodass der Körper sich nach vorne neigt und in eine schiefe Ebene kommt. Kopf, Rücken und Beine bleiben in einer Linie.
3. Nun fest gegen die Wand drücken. So lange wiederholen, bis sich die Emotionen auflösen und man spürt, wie frische Kräfte den Körper durchströmen.

8.2.2 Qi-Gong-Zustand

Dieser Zustand ganz allein ist bereits geeignet, zur Erholung und Regeneration beizutragen. Er kann in nahezu allen entspannten Körperstellungen erreicht werden. Sich in den Qi-Gong-Zustand zu versetzen dient der Vertiefung vieler Übungen und ist Voraussetzung für ein meditatives, konzentriertes, entspanntes Qi Gong in Gelassenheit und Ruhe. Die folgende Beschreibung geht von einer sitzenden Haltung aus.

1. Entspannt, mit aufgerichteter Wirbelsäule hinsetzen, das Kinn leicht in Richtung Brust ziehen und die Füße schulterbreit voneinander entfernt auf den Fußboden stellen.
2. In der Vorstellung die Stirn glattstreichen, die Mundwinkel zu einem kleinen entspannenden Lächeln leicht nach oben ziehen. In den Körper hineinlächeln.
3. Alle Geräusche aus der Nähe und aus ganz weiter Ferne wahrnehmen und sie ins Ohr fließen lassen, ohne diesen weitere Aufmerksamkeit zu schenken.
4. In Stille sitzen, ohne etwas anderes zu tun, als in der Gegenwart zu verweilen.
5. Ideal ist, wenn es gelingt, diesen Zustand während des Übens von Qi Gong im Sitzen, Liegen und Stehen beizubehalten.

8.2.3 Kraft der Gedanken und Vorstellungen

Gedanken und die mit ihnen verbundenen Vorstellungen sind feine Energien. Wenn sie gerichtet und konzentriert angewandt werden, können sie Wirksamkeit entfalten. Sie sind drahtlose Botschaften, vitale, dynamische Kräfte, die wir im Qi Gong nützen können, um unsere Energien zu bewegen.

Auf diese Weise kann zum Beispiel die Vorstellung von Farben zu den einzelnen Organen geschickt werden, um sie zu schützen und zu kräftigen. Wähle für die Leber Grün, für die Lunge Weiß, für das Herz Rot, für die Milz Gelb und für die Nieren Dunkelblau.

Auch bei der folgenden Übung wird Energie durch Gedankenkraft bewegt.

Kleiner Energiekreislauf

Der „kleine Energiekreislauf“, eine Übung, die im Sitzen, Stehen und sogar im Liegen ausgeführt werden kann. Diese Übung kann den ganzen Körper energetisieren, alle Leitbahnen werden angeregt.

1. Mit geradem Rücken so auf einen Hocker oder Stuhl setzen, dass das Gewicht auf den Sitzbeinhöckern ruht.
2. Sich vorstellen, dass vom Steißbein oder vom Dammpunkt aus man mit der Erde verbunden ist.
3. Die Wirbelsäule begradigen, das Kinn leicht in Richtung Brust ziehen, damit sich auch die Halswirbelsäule streckt, und sich vorstellen, wie man mit einem unsichtbaren Faden mit dem Himmel verbunden ist.
4. Die Zehen heben, leicht gespreizt auf den Boden setzen und mit ihnen 3-mal eine Greifbewegung ausführen, als wollte man einen Bleistift anheben. Dann locker auf den Boden stellen.
5. Stirn und Augen entspannen, ferne Geräusche wahrnehmen und sie ins Ohr lassen, ohne sie zu deuten und zu werten. Konzentrieren auf das untere Dantien.
6. In der Vorstellung mit der Einatmung Energie vom unteren Dantien über den Rücken und das Schädeldach bis zum Punkt zwischen den Augenbrauen ziehen (oberes Dantien).

7. Mit dem Ausatmen sich vorstellen, wie die Energie vom oberen Dantien an der Körpervorderseite bis zum unteren Dantien hinunterfließt.
8. Den atemgestützten „kleinen Energiekreislauf" 7–9-mal wiederholen und bei Bedarf öfter. Auch diese Übung kann man mit einem Lächeln begleiten.

Qi-Dusche nach Meister Li Zhi-Chang

Vorbereitung: Mit den Füßen schulterbreit parallel stehen, in der Vorstellung tief verwurzelt mit der Erde. Die Knie sind leicht gebeugt. Das Gewicht ruht auf der Mitte der Fußsohlen. Der Rumpf ist aufrecht, der untere Rücken wird lang – der Scheitelpunkt zeigt zum Himmel. Das Kinn etwas nach unten und nach hinten führen, sodass Raum in der Halswirbelsäule entsteht. Die Zungenspitze berührt den Gaumen. Die Augenbrauen entspannen und ein inneres Lächeln entstehen lassen. Der Atem fließt ruhig.

Übung: Die Arme ausbreiten, als wollte man die ganze Welt und den Himmel umarmen, und sie langsam nach oben heben bis über den Scheitelpunkt. Dabei an etwas denken, was Freude macht, stärkt und erfrischt.

Nun stellt man sich vor, wie dabei die Hände das Licht und die Lebensenergie einfangen. Dann wird dieses „Qi" wie ein Lichtstrahl aus Regenbogenfarben in den Scheitelpunkt gelenkt. Während die Hände langsam vor dem Körper nach unten sinken, stellt man sich vor, wie der Körper Schicht für Schicht mit frischer Energie angereichert und zugleich gereinigt wird. Alles Verbrauchte und Trübe entweicht. In der Vorstellung fließt das „alte und verbrauchte" Qi über die Fußsohlen in die Erde. Erneut mit der Qi-Dusche beginnen – auf eine fließende Bewegung achten. Beliebig oft wiederholen, bis man sich frisch und lebendig fühlt.

Abschluss: Einen Augenblick still stehen bleiben und dabei die Hände auf das Dantien (eine Handbreit unter dem Nabel) legen.

8.2.4 Präventive Behandlungen für den Patienten

Selbst-Massage-Übungen für den Herbst

Die Massage kann der Patient nach vorheriger Anleitung selber durchführen.

Die TCM bietet verschiedene Möglichkeiten der Vorbeugung. Eine gute Möglichkeit der Vorbeugung ist die Selbstmassage, um die Lungen-Energie zu stärken und somit auch das Immunsystem.

Der Herbst gehört im Zyklus der Fünf Elemente zum Metall-Element, diesem sind Lunge und Dickdarm zugeordnet. Wind und Kälte werden im Herbst unangenehmer und können dem Menschen zusetzen. Oft treten Schnupfen, grippale Infekte, Bronchitis oder Nebenhöhlenentzündungen auf.

Im Herbst ziehen sich die Körpersäfte allmählich zurück und bereiten sich auf den Winter vor. Trockenheit kann der Haut zu schaffen machen. Die Funktionsfähigkeiten von Lunge und Dickdarm müssen besonders geschützt werden. Störungen können sich als trockener Husten oder Verstopfung zeigen.

Übungsanleitung:

- Bequem auf einen Stuhl setzen.
- Die Augen sanft geschlossen lassen.
- Die Hände auf die Oberschenkel ablegen.
- 36-mal durch die Nase ein- und ausatmen.
- Das Ausatmen sollte 3-mal so lange dauern wie das Einatmen.
- Die Gedanken zur Ruhe kommen lassen.
- Die Hand-Innenflächen kräftig aneinander reiben, sodass Wärme entsteht.
- Mit den flachen Händen 6-mal durch das Gesicht streichen, als ob man es waschen wollte.
- Die Hände vom Gesicht nehmen.
- Die Zeigefinger an jeder Hand leicht abknicken. Die mittleren Knöchel der Zeigefinger auf beiden Seiten zum inneren Ende der Augenbrauen führen, diese Stelle (Zan Zhu – Bl 2) drücken.
- Dabei die Daumeninnenseiten sanft auf den Wangen ablegen, um die Zeigefinger etwas zu stützen.
- Dann 36-mal mit den Fingerknöcheln der Zeigefinger vom inneren Ende der Augenbrauen an der Nase bis seitlich der Nasenflügel (Ying Xiang – Di 20) mit sanftem Druck von oben nach unten

entlangfahren. Die Daumen-Innenseiten dabei auf den Wangen belassen.
- Immer wieder neu am inneren Ende der Augenbrauen ansetzen.
- Danach die Hände vom Gesicht nehmen.
- Mit den Zeigefingerbeeren rechts und links die Stelle neben den Nasenflügeln (Ying Xiang – Di 20) drücken und den Punkt 18-mal kreisend massieren.
- Die Hände gehen dann Richtung Hinterhaupt und suchen mit dem Daumen den Punkt Feng Chi (Windteich) in der Vertiefung zwischen den zwei Muskelsträngen kurz über dem Haaransatz.
- Den Punkt 36-mal massieren.
- Danach die Hände wieder vom Hinterkopf nehmen.
- Die rechte Hand locker zur Faust ballen.
- Den linken Arm außen von oben nach unten und innen von unten nach oben jeweils 6-mal beklopfen.
- Den rechten Arm außen von oben nach unten und innen von unten nach oben jeweils 6-mal beklopfen.

Abschluss der Übung

- Kräftig die Nierengegend bis zum Kreuzbein mit beiden Händen reiben, bis sich ein deutliches Wärmegefühl einstellt.
- Die Hände auf den Oberschenkeln ablegen.
- Die Augen schließen und etwas nachruhen.
- Die Augen öffnen, den Blick in die Ferne richten.

Beachte

Diese Massage ist geeignet, Erkältungskrankheiten vorzubeugen. Man sollte sich täglich 15 Minuten Zeit nehmen und die Massage in einem gut gelüfteten Raum durchführen.

Atemübung

Die folgende Übung soll dabei helfen, die Sauerstoffzufuhr in den Zellen zu erhöhen und dabei blockierte Energien zu lösen und zu entspannen.

Übungsanleitung:

- Ausgestreckt auf den Boden legen, für eine bequeme Unterlage sorgen.
- Die rechte Hand auf den Bauch legen, die linke Hand auf den Brustkorb.
- Immer durch die Nase ein- und durch den Mund ausatmen.
- Einatmen: drei Viertel des Luftvolumens in den Bauch atmen, den Bauch dabei wölben.
- Den Rest des Luftvolumens in den Brustkorb atmen.
- Dann die gesamte Luft durch den Mund ausatmen.
- Diese Übung am Anfang 5-mal wiederholen und bis auf 20 Wiederholungen steigern.

8.2.5 Ganzkörperbehandlung mit Tuina zum Abbau von Stress

Die Wirkung dieser Massage ist harmonisierend und stärkend. Sie kann präventiv oder nach einer erfolgreichen Therapie regelmäßig zur Pflege des Qi eingesetzt werden. Die Massage findet am unbekleideten Körper statt.

Vorbereitung:

- Hilfsmittel: als Wärmequelle eine Moxalampe oder ein erwärmtes Dinkelkissen
- Massageöle mit entspannenden Duftnoten

Zeitplanung:

- dorsale Seite: 30 oder 45 Minuten
- ventrale Seite: 30 oder 45 Minuten
- Massage der Beine ventral dorsal: pro Bein ca. 5 Minuten
- Gesichtsmassage: ca. 10 Minuten
- Brustmassage: ca. 5 Minuten
- Bauchmassage: ca. 5 Minuten
- Arme und Hände massieren: ca. 5 Minuten pro Arm
- Beine und Füße massieren: ca. 5 Minuten pro Bein
- Patient nachruhen lassen
- Behandlungszeit: 60–90 Minuten

Massageabfolge:

- Der Patient liegt in Bauchlage, am Kopf beginnen
- Handhaltung Tigerkralle
- Fingerkuppen beider Hände bewegen, sich waschen, von frontal nach okzipital (► **Abb. 8.1**)
- 3-mal wiederholen

- mit dem Zangengriff Na Fa entlang des Nackens von Gb 20 Richtung LG 14 (▸ **Abb. 8.2**)
- An Fa mit übereinandergelegten Händen (die rechte Hand liegt auf der linken Hand) (▸ **Abb. 8.3**)
- An Fa beginnend auf der rechten Seite des Rückens in Höhe von Bl 11 über den Rücken, Gesäß und der dorsalen Extremität bis zur Ferse
- An Fa rechte obere Extremität, der Arm liegt parallel zum Rumpf (▸ **Abb. 8.4**)
- Diese Abfolge 3-mal langsam rhythmisch wiederholen.
- Auf die linke Körperseite wechseln und die Abfolge wiederholen.
- Tui Fa mit einer Hand auf der rechten Seite beginnen von Bl 11 bis in den Sakralbereich (▸ **Abb. 8.5**)
- Auf die rechte Seite wechseln und die Abfolge wiederholen.
- Tui Fa von Bl 27 bis zur Ferse an beiden Extremitäten (▸ **Abb. 8.6**)
- Mo Fa über die gesamte dorsale Seite in Höhe Bl 11 beginnend bis zur Ferse (▸ **Abb. 8.7**)
- Gun Fa über die gesamte dorsale Seite in Höhe Bl 11 beginnend bis zur Ferse (▸ **Abb. 8.8**, ▸ **Abb. 8.9**)
- Patient langsam aufsetzen

Massage des Nackens

- Mo Fa mit 2 Fingern im Verlauf des M. sternocleidomastoideus (▸ **Abb. 8.10**)
- An Rou mit dem Zangengriff entlang der Halsmuskulatur (▸ **Abb. 8.11**, ▸ **Abb. 8.12**)
- Gun Fa der gesamten Nackenmuskulatur – 1 Minute auf jeder Seite (▸ **Abb. 8.13**)
- Nie Na Fa des M. trapezius (▸ **Abb. 8.14**, ▸ **Abb. 8.15**, ▸ **Abb. 8.16**)
- Rou Fa der gesamten Nacken-Schulter-Partie bis zum M. deltoideus (▸ **Abb. 8.17**)
- Nie Na Fa Gb 21 (▸ **Abb. 8.18**)
- Mo Fa gesamte Nacken-Schulter-Partie (▸ **Abb. 8.19**)
- Ba Shen HWS (▸ **Abb. 8.20**)
- seitliches Dehnen der Nackenmuskulatur in Richtung Schulterhöhe (▸ **Abb. 8.21**)

Massage obere Extremität

- Therapeut hält die Hand des Patienten (Gruß-hand-Haltung)
- Tui Fa distal nach proximal (▸ **Abb. 8.22**)
- Mo Fa gesamter Arm
- Arm wechseln und die Abfolge wiederholen
- Patient liegt in Rückenlage
- An Fa mit übereinandergelegten Händen
- Die rechte Hand liegt auf der linken Hand.
- An Fa rechte Seite auf dem Thorax unter der Klavikula beginnend bis zur Leiste – 3-mal wiederholen (▸ **Abb. 8.23**)
- An Fa linke Seite – Abfolge wiederholen
- An Fa der rechten oberen Extremität – 3-mal wiederholen
- An Fa der linken oberen Extremität – 3-mal wiederholen

Massage Kopf und Gesicht

- Hände auf die Wangen des Gesichtes auflegen und Kontakt aufnehmen (▸ **Abb. 8.24**)
- Fen Tui Fa auf der Stirn – 10-mal wiederholen (▸ **Abb. 8.25**)
- An Fa mit dem Daumen auf Bl 1, kurz halten (▸ **Abb. 8.26**)
- An Rou Fa auf demselben Punkt – 10-mal wiederholen
- mit dem Daumen zur nasalen Seite der Augenbrauen gehen, Brauen ausstreichen (▸ **Abb. 8.27**)
- Nie Fa der Augenbrauen von nasal nach temporal (▸ **Abb. 8.28**)
- Mittelfinger auf Punkt Yin Tang auflegen, An Rou Fa – 30 Sekunden (▸ **Abb. 8.29**)
- zu den Punkten Tai Yang wechseln, An Rou Fa mit beiden Mittelfingern – 30 Sekunden (▸ **Abb. 8.30**)
- Gesamte Gesichtsmuskulatur mit Tui Fa (Schwertfinger) massieren (▸ **Abb. 8.31**)
- mit Tui Fa mit beiden Daumen die Nasolabialfalte streichen (▸ **Abb. 8.32**)
- Rou Fa auf der Kaumuskulatur (▸ **Abb. 8.33**)

Massage Thorax

- Tui Fa mit dem Schwertfinger von KG 22 bis KG 12 (▶ **Abb. 8.34**, ▶ **Abb. 8.35**)
- Mo Fa mit den Fingerbeeren von KG 22 bis KG 12 (▶ **Abb. 8.36**)
- Fen Tui der Interkostalräume parallel mit beiden Daumen von medial → lateral (▶ **Abb. 8.37**)

Massage Bauch

- Der Patient liegt in Rückenlage.
- Yin Yang Mo Fa am Bauch (▶ **Abb. 8.38**).
- Der Therapeut steht auf der rechten Seite des Patienten mit Blick auf das Abdomen
- Die Hände liegen etwas versetzt neben dem Bauchnabel auf, der Bauchnabel bildet den Mittelpunkt, die linke Hand liegt etwas unterhalb Richtung Hüftknochen, die rechten Hand Richtung Rippenbogen.
- Die Hände werden nun zeitgleich kreisend im Uhrzeigersinn bewegt und streichen imaginär das Yin-Yang-Zeichen.
- Die Hände setzen nach der ersten Zeichnung ab und gehen in die Ausgangsstellung zurück.
- Die gleiche Bewegung beginnt von vorn.
- Wiederholung: 36-mal
- Die Technik wird sanft, langsam und gleichmäßig ausgeführt.

Massage ventrale untere Extremität

- Tui Fa Innenseite des Beines von distal nach proximal – 10-mal wiederholen (▶ **Abb. 8.39**)
- Tui Fa Außenseite des Beines von proximal nach distal – 10-mal wiederholen (▶ **Abb. 8.40**)
- Mo Fa gesamtes Bein
- An Fa rechte untere Extremität von der Leistenlregion bis zum Fußgelenk – 3-mal wiederholen
- Abfolge auf der linken Seite wiederholen

Fußmassage

- Der Patient liegt mit einer Knierolle in Rückenlage.
- Füße mit beiden Händen fassen und Kontakt aufnehmen.
- Cou Fa Außen- und Innenkante des Fußes mit den Handflächen fassen – 1 Minute
- Handfläche auf die Zehen legen, die Zehengelenke mit leichtem Druck der Handfläche hin und her bewegen
- Mo Fa über die Innen und Außenseite des Unterschenkels
- Zehen greifen und kreisen, jeden Zeh einzeln durcharbeiten
- Fußgelenk kreisend massieren
- Fußgewölbe dehnen
- Öl auf dem Fuß verteilen
- Fuß und Fußsohle von oben nach unten massieren
- Fußknöchel kreisend massieren
- Ni 3 halten und drücken
- An Fa Le 3
- An Fa Ni 3
- An Fa Mi 6
- Fuß ausstreichen
- Fußgelenk fixieren und drehen
- Fuß an den Fersen halten und ziehen
- Zehen halten und den Fuß nach vorne dehnen
- Fuß ausstreichen
- Yin-Yang-Streichung am Unterschenkel
- Füße zudecken
- Patient nachruhen lassen
- Behandlungszeit für dieses Modul: mindestens 10 Minuten

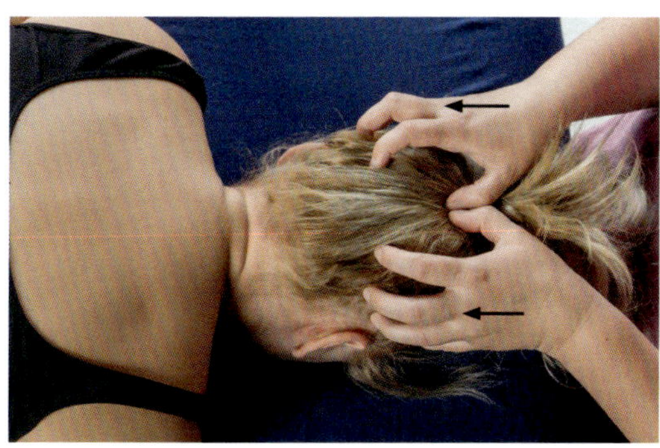

▸ **Abb. 8.1** Ganzkörpermassage.

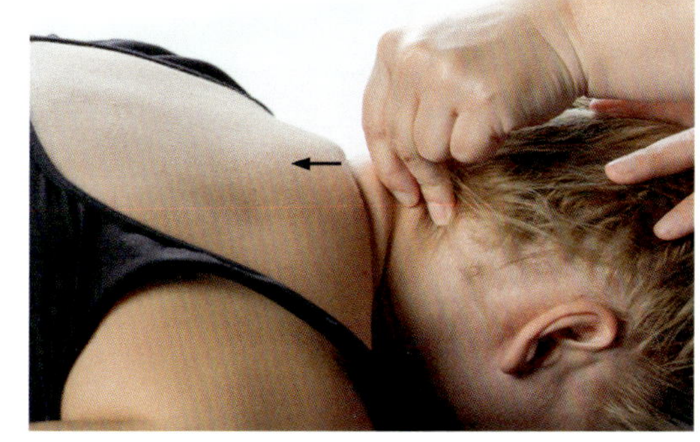

▸ **Abb. 8.2**

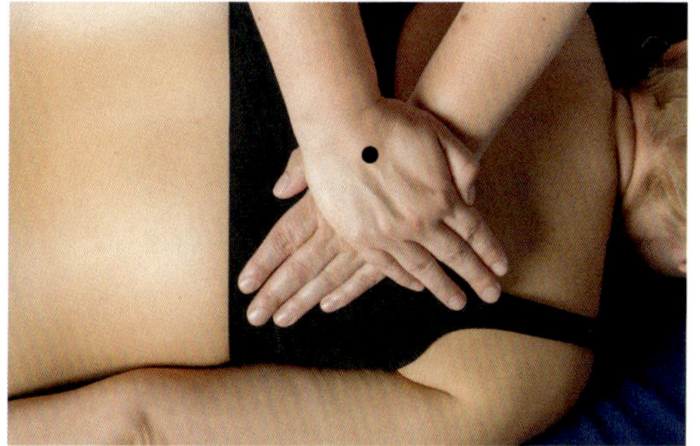

▸ **Abb. 8.3**

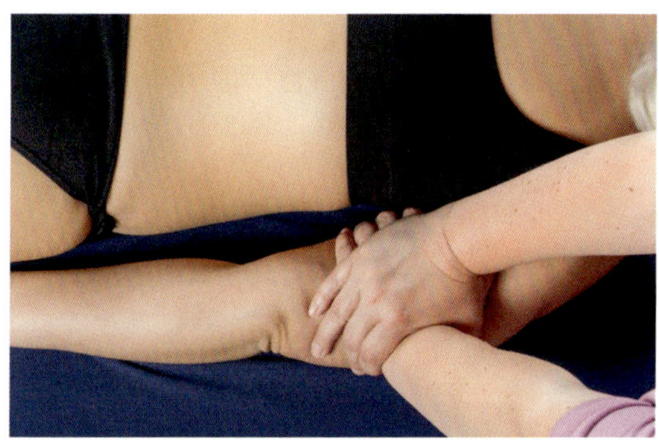

▸ **Abb. 8.4**

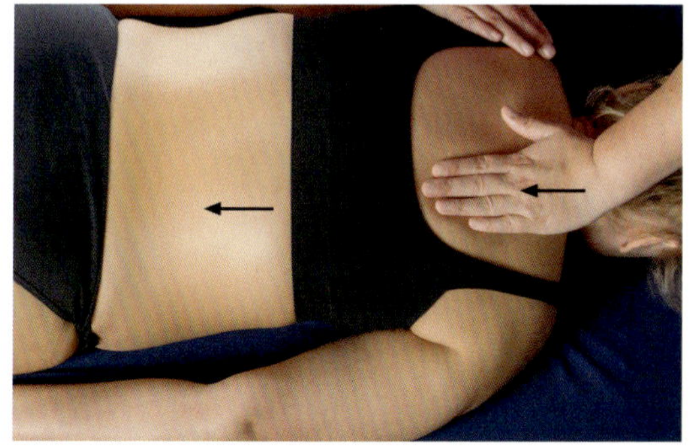

▸ **Abb. 8.5**

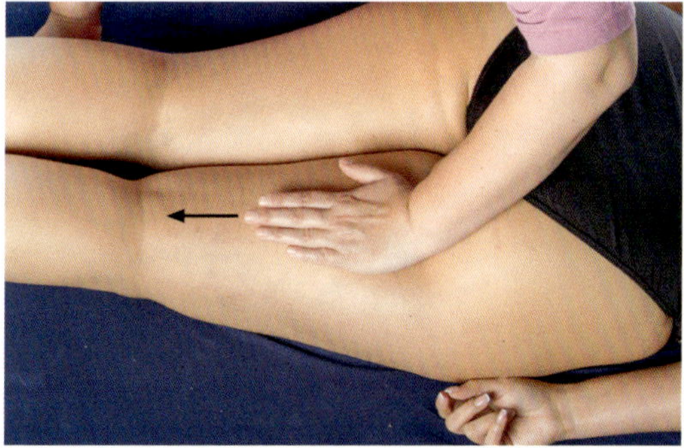

▸ **Abb. 8.6**

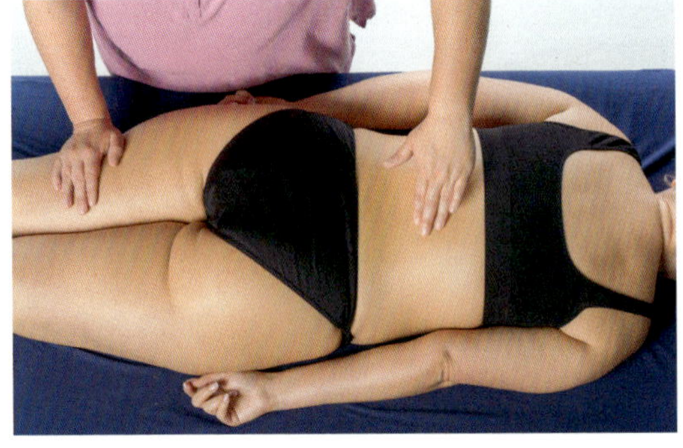

▶ **Abb. 8.7**

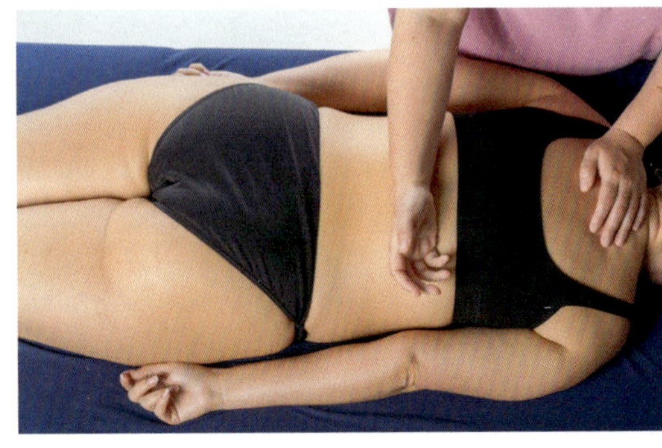

▶ **Abb. 8.8**

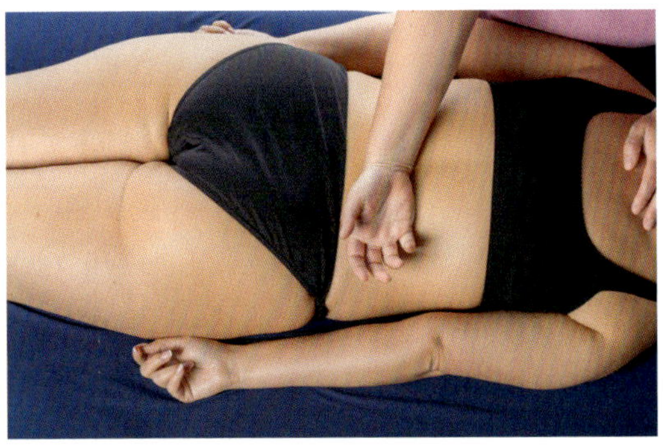

▶ **Abb. 8.9**

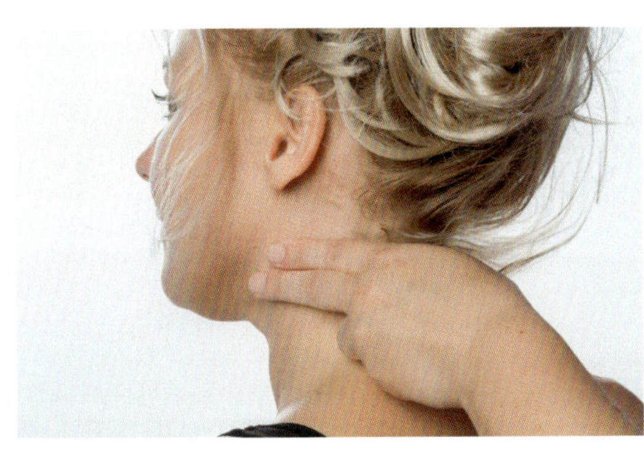

▶ **Abb. 8.10**

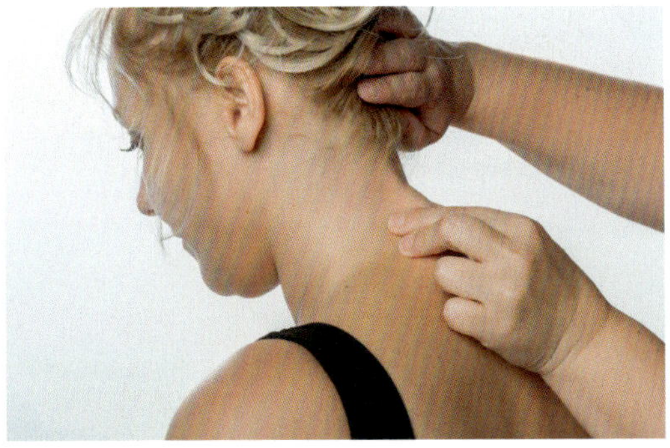

▶ **Abb. 8.11**

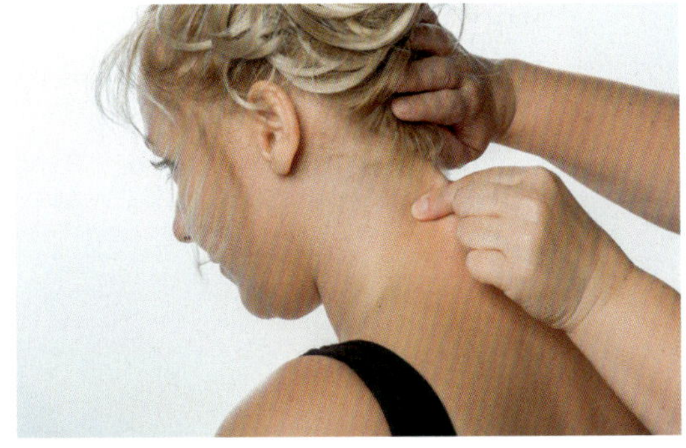

▶ **Abb. 8.12**

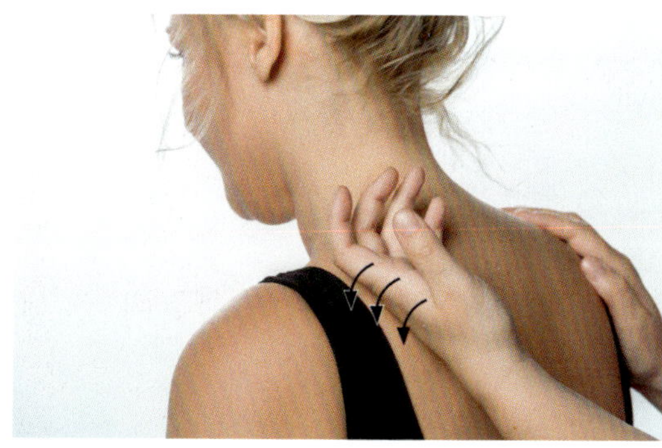

► **Abb. 8.13**

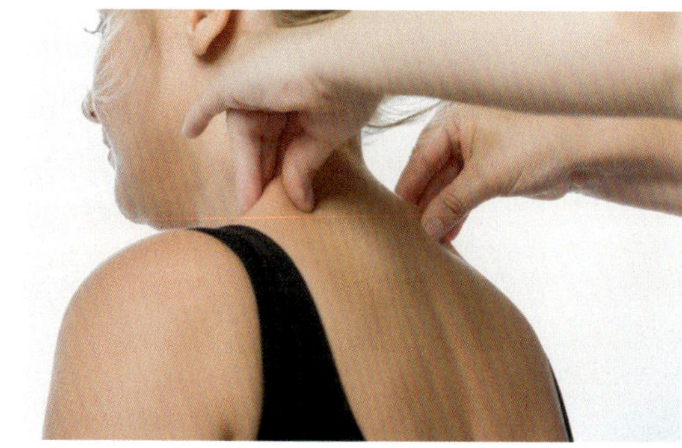

► **Abb. 8.14**

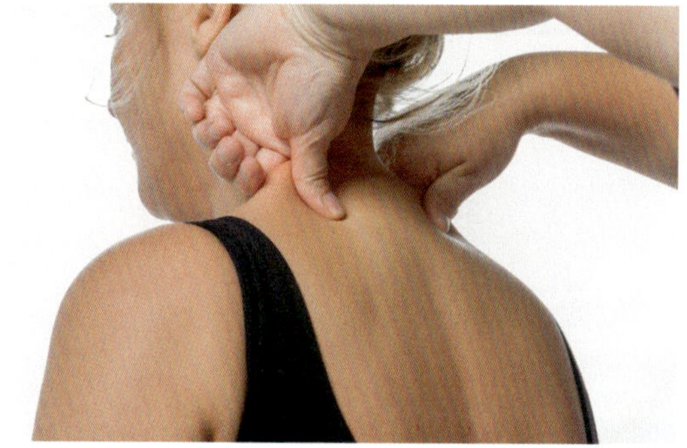

► **Abb. 8.15**

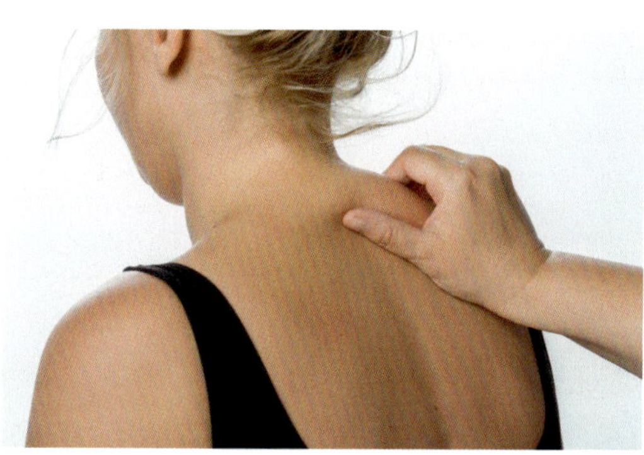

► **Abb. 8.16**

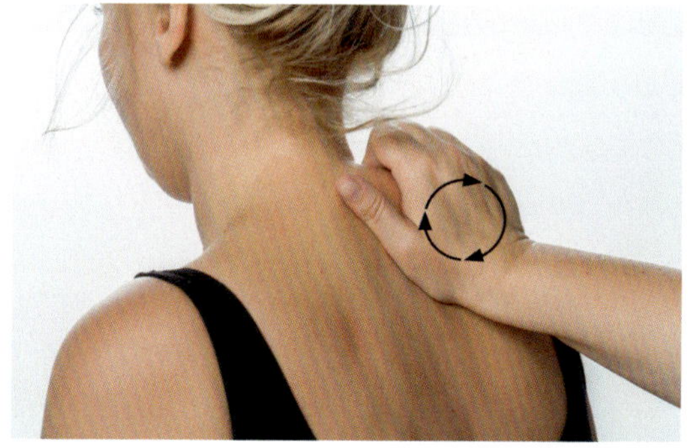

► **Abb. 8.17**

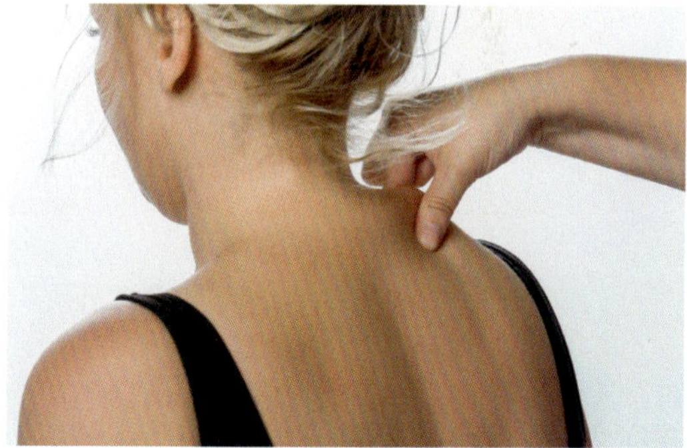

► **Abb. 8.18**

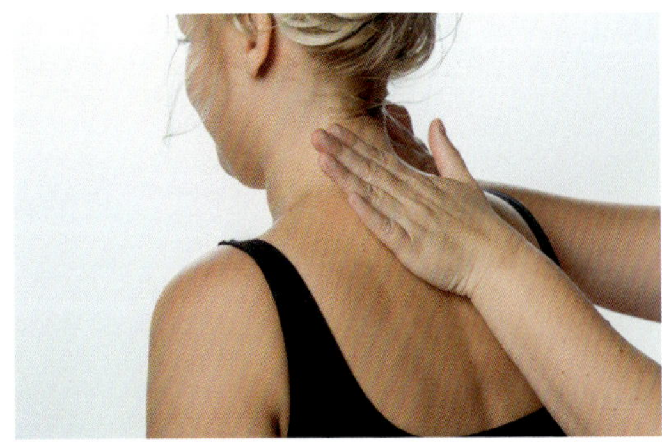

► **Abb. 8.19**

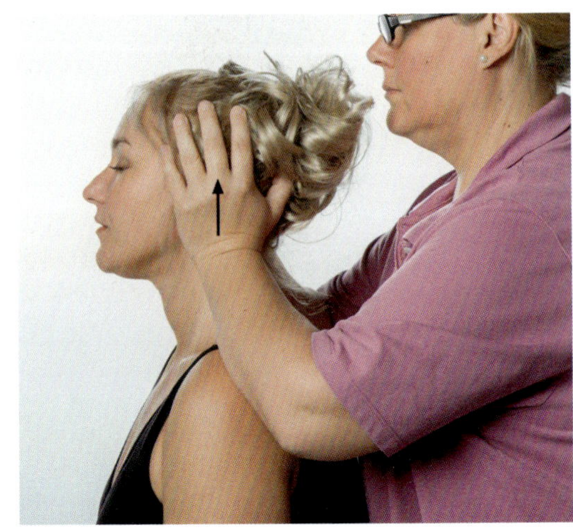

► **Abb. 8.20**

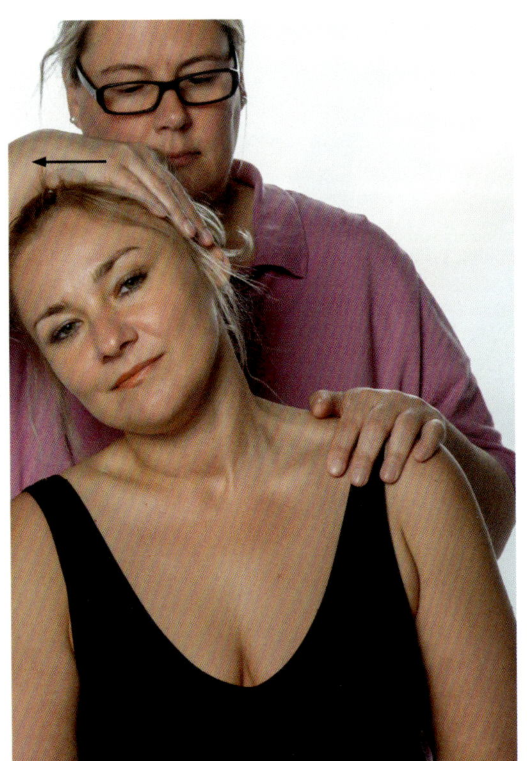

► **Abb. 8.21**

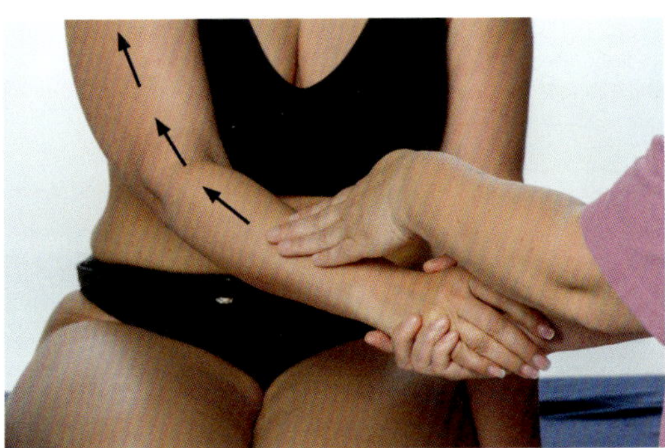

► **Abb. 8.22**

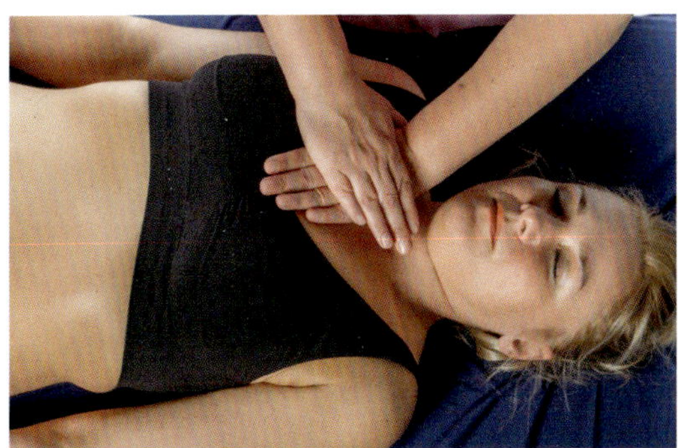

► **Abb. 8.23**

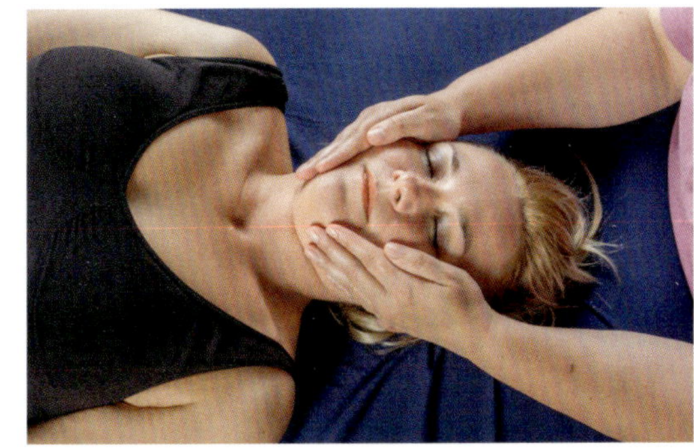

► **Abb. 8.24**

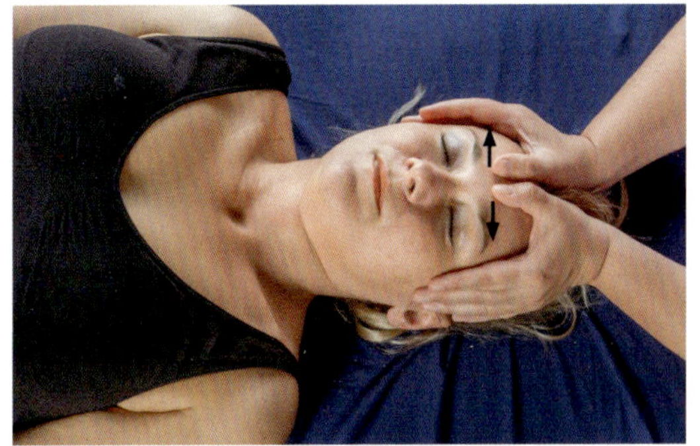

► **Abb. 8.25**

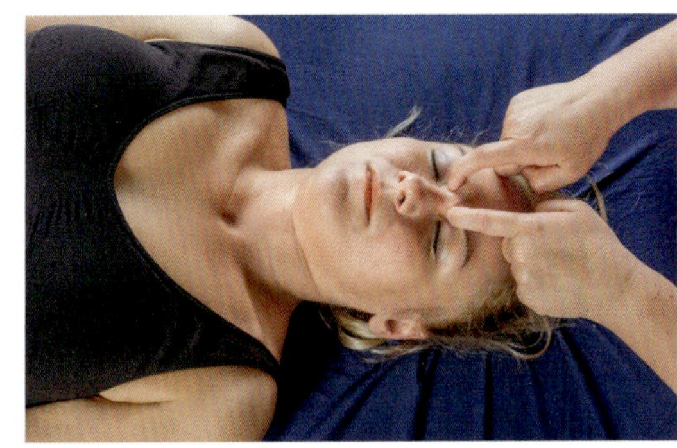

► **Abb. 8.26**

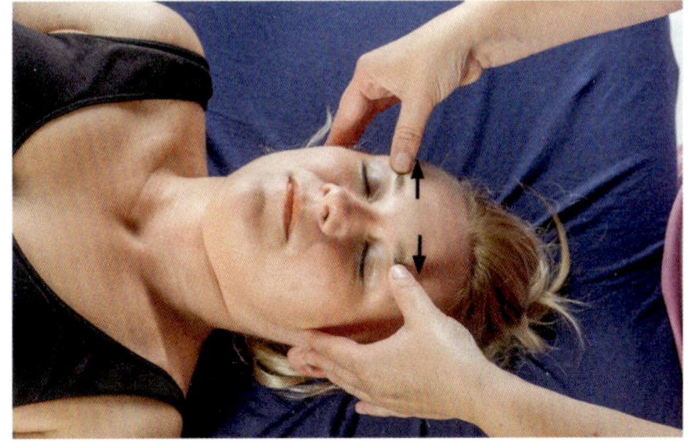

► **Abb. 8.27**

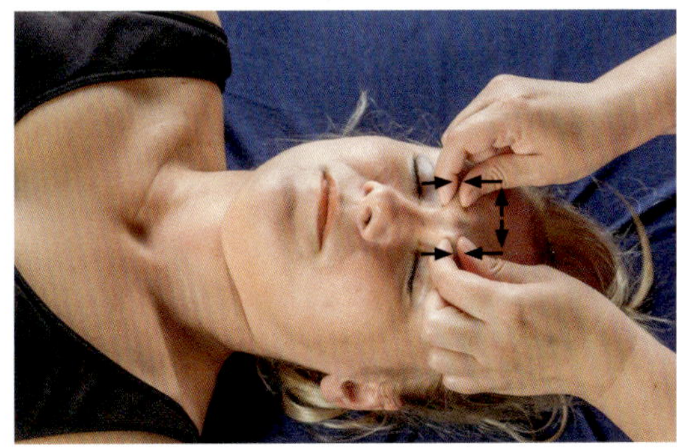

► **Abb. 8.28**

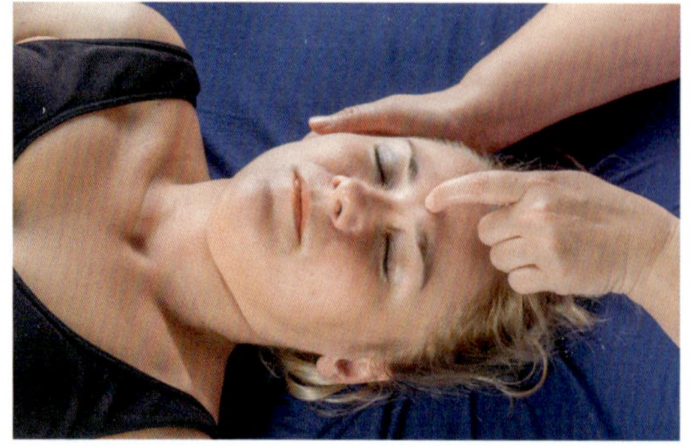

▶ **Abb. 8.29**

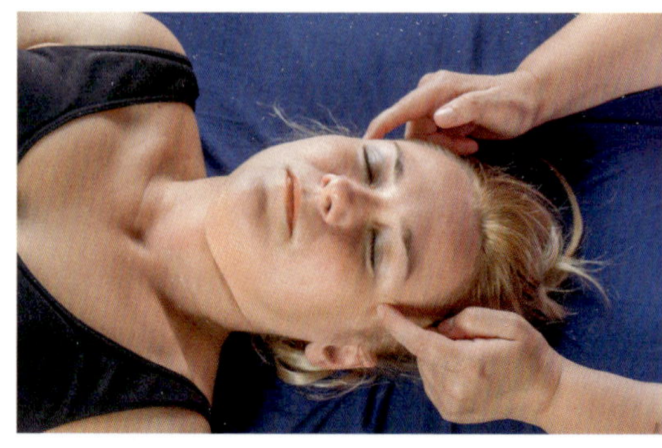

▶ **Abb. 8.30**

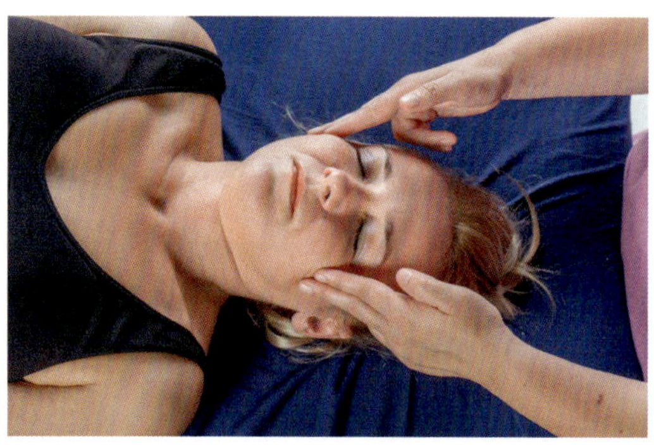

▶ **Abb. 8.31**

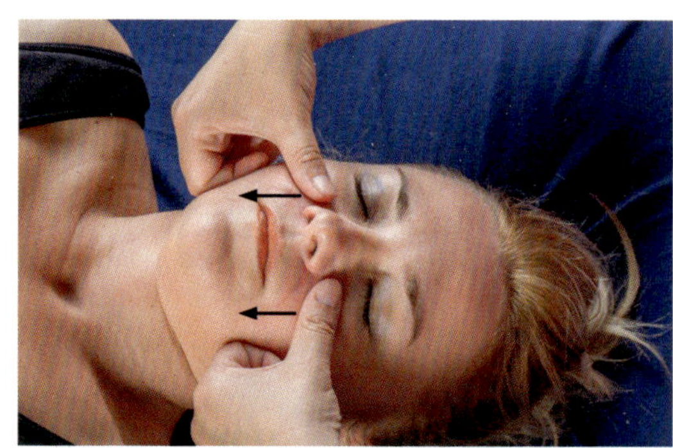

▶ **Abb. 8.32**

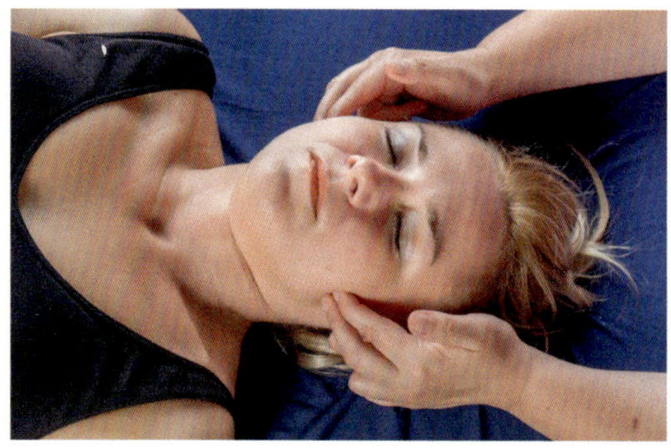

▶ **Abb. 8.33**

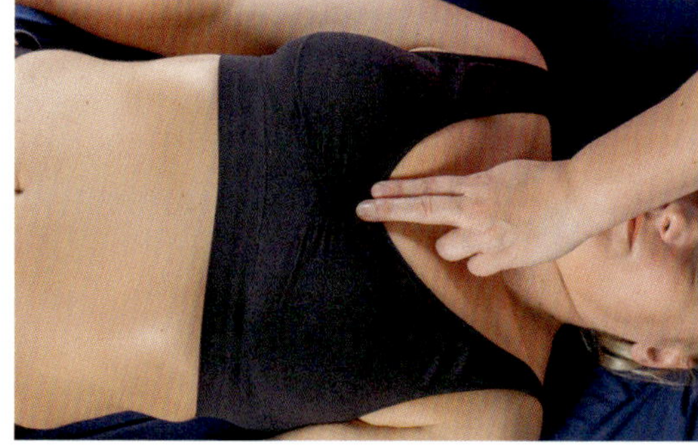

▶ **Abb. 8.34**

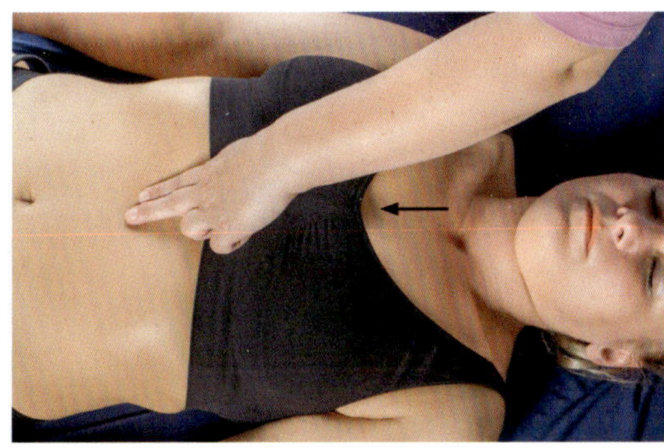
► **Abb. 8.35**

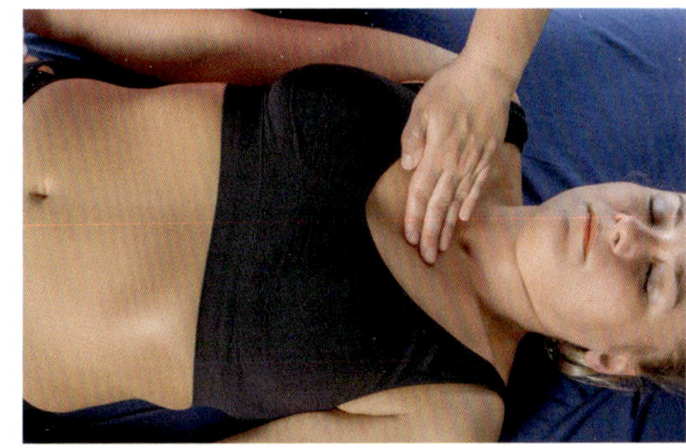
► **Abb. 8.36**

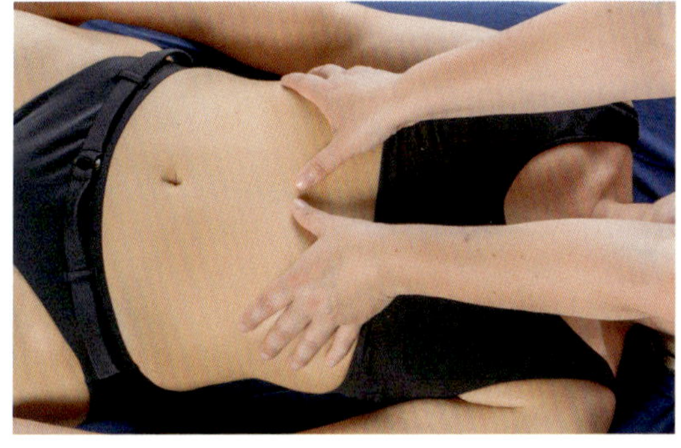
► **Abb. 8.37**

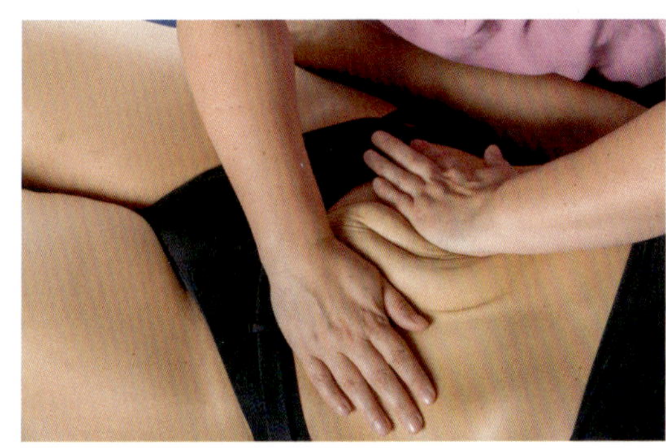
► **Abb. 8.38**

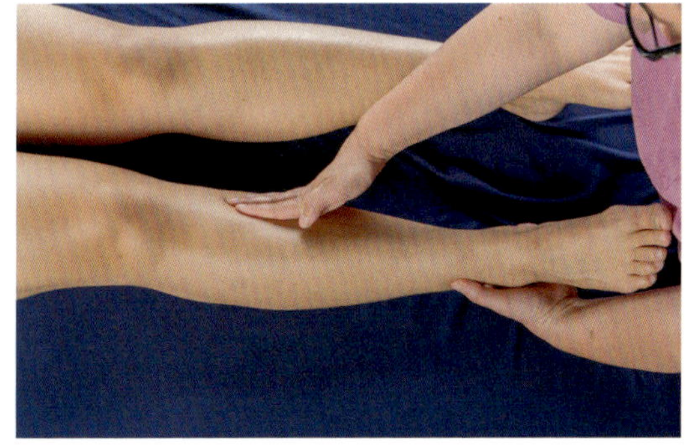
► **Abb. 8.39**

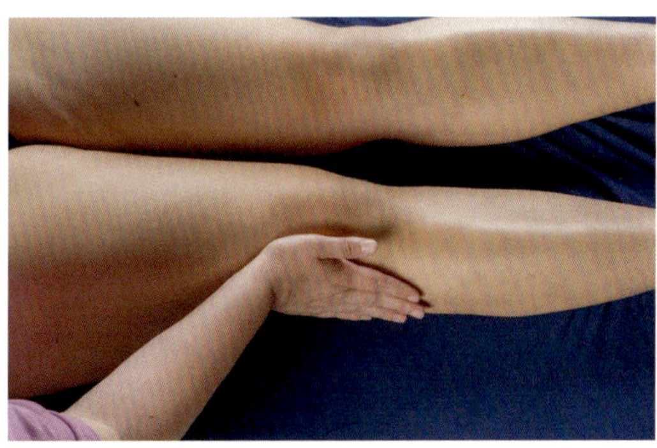
► **Abb. 8.40**

9 Krankheitsbilder

In diesem Kapitel werden die häufigsten Erkrankungen, die sich in der täglichen Praxisarbeit wiederfinden, beschrieben (▶ Tab. 2.4). Die sich in der Praxis bewährten Behandlungsstrategien werden erläutert.

9.1 Schmerz aus Sicht der TCM

9.1.1 Pathologie

Behinderung des Qi-Flusses in den Leitbahnen durch Fülle, Leere, Kälte, Hitze

Fülle

- Eindringen von äußeren pathogenen Faktoren
- Innere Kälte und Hitze
- Qi und Blut-Stagnation
- Obstruktion von Schleim
- Nahrungsstagnation

Schmerzcharakter: keine punktuelle Lokalisation, diffuser Schmerz, Spannungsschmerz

Leere

- Qi- und Blut-Mangel
- Verbrauch von Körperflüssigkeiten durch Yin-Mangel

Schmerzcharakter: dumpfe Schmerzempfindung

Kälte

- krampfartig
- besser durch Wärme
- besser durch Bewegung

Hitze

- brennend
- besser durch Kälte
- Bewegung verschlimmert

9.1.2 Allgemeine Schmerzcharakterbeschreibung

Schmerzentstehung

In der Theorie der TCM entstehen Schmerzen durch folgende Pathologien:

Blut-Stase: → stechender, bohrender, punktueller Schmerz

Leere-Zustand: → dumpf, besser durch Ruhe, langsam beginnend

Fülle-Zustand: → scharf, diffus, Spannungsschmerz

Wind-Kälte: → Schmerzen am ganzen Körper

Nässe: → Schmerzen mit Schweregefühl

Gelenkschmerzen

Lokaler, starker Schmerz: Kälte

Lokaler Schmerz mit Schwellung: Nässe

Wandernder Schmerz: Wind

Trauma: Qi- und Blut-Stagnation

Rückenschmerz

Ständiger, dumpfer Schmerz: Nierenschwäche

Starker Schmerz mit Steifheit: traumatisch, Blut-Stase

Starker Schmerz: Verschlechterung bei Kälte, Nässe im Rückenbereich bei Kälte

Bohrender Schmerz: Blut-Stase

9.1.3 Schmerzanamnese

- Schmerzlokalisation: Ausstrahlung, sind mehrere Regionen betroffen?
- Schmerzdauer: plötzlicher oder langsamer Beginn?
- Schwellungen
- Bewegungseinschränkungen
- traumatische Ereignisse
- Schmerzmittelverbrauch
- Taubheitsgefühle
- Sport
- schwere körperliche Arbeit

9.2 Allgemeine Ursachen für die Erkrankungen des Bewegungsapparates aus Sicht der TCM

9.2.1 Klimatische Faktoren

- Wind – Feng
- Nässe – Shi
- Kälte – Han

Wind stört die Zirkulation des Qi. Die Beschwerden treten plötzlich auf und können wandern.

Nässe verlangsamt die Zirkulation von Qi und Xue. Nässe macht die Funktionalität träge und ist sehr hartnäckig in der Behandlung.

Kälte verbraucht Yang-Energien, Qi- und Xue-Fluss werden verlangsamt. Beschwerden sind örtlich beständig, werden durch Wärme deutlich besser

9.2.2 Emotionale Faktoren

Projektionsstellen im Bewegungsapparat:

- Zorn/Ärger → seitlicher Thorax – äußere Schulter
- Freude → mittlerer Thorax – Nacken – oberer Rücken
- Trauer → oberer Thorax – mittlerer Rücken
- Sorgen → oberes Abdomen – mittlerer und unterer Rücken
- Angst → unteres Abdomen – Lumbalbereich

Diese Projektionsstellen **können** Hinweise auf emotionale Belastungen geben, insbesondere bei chronischen und rezidivierenden Beschwerden, wenn keine organischen Befunde gegeben sind.

9.2.3 Örtlicher Qi-Mangel

- unzureichendes Aufwärmen vor einem Training
- lokale Schwäche durch Traumata
- Fehlbelastungen

Diese pathogenen Faktoren können bei massiver Einwirkungen eine Zirkulationsstörung von Qi und Xue hervorrufen und eine Blockade oder Stase verursachen. Ist der Qi- und Xue-Fluss gestört, können im Verlauf der Leitbahnen Verspannungen, Schmerzen und andere Beschwerden auftreten.

9.3 Häufige Erkrankungen des Bewegungsapparates

9.3.1 Myogelosen

Myogelosen sind umschriebene Verhärtungen der Muskulatur mit histologisch wachsartig degenerierten Muskelfibrillen, die bei Überbeanspruchung der Muskulatur entstehen.

Ursachen: erhöhte aktive Beanspruchung der Muskulatur, lokale Ischämie, reflektorisch angespannte Muskulatur, Muskelhartspann

Häufig betroffen sind die Ursprungsbereiche der Muskeln, Sehnenübergänge, die Nacken- und Rückenmuskulatur.

Symptome:

- Bewegungsschmerz
- Druckschmerz
- verhärtete Muskelareale

Diagnose aus Sicht der TCM: Stagnation von Qi und Blut

Behandlungsprinzip: Blockaden lösen, zerstreuen

Leitbahn: betroffenes Areal

Akupunkturpunkte: Ashi-Punkte

Behandlung mit Tuina

- Tui Fa im betroffenen Areal
- Gun Fa im betroffenen Areal
- An Rou Fa an der betroffenen Stelle
- Ning Fa
- Yi Zhi Chan an den Ashi-Punkten – 2–3 Minuten pro Punkt

Behandlungsdauer: 20–30 Minuten, 2–3-mal pro Woche, 10–15 Behandlungen

9.3.2 Halswirbelsäulensyndrom

Ein HWS-Syndrom kann ohne klinisch nachweisbare morphologische Veränderungen, also funktionell auftreten oder durch degenerative Veränderungen der HWS bedingt sein. Dies kann zur Reizung der zervikalen Spinalnerven führen.

Ursachen aus Sicht der westlichen Medizin:

- degenerative Veränderungen der HWS
- HWS-Distorsion
- funktionelle Verspannung der Muskulatur
- Facetten-Syndrom
- segmentale Dysfunktion
- Osteochondrose
- Wirbelsäulenoperationen
- zervikale Protrusion (selten)

Die Symptomatik des HWS-Syndroms ist vielschichtig: Nackensteifigkeit, die Drehfähigkeit des Kopfes ist stark eingeschränkt, Kopfschmerzen, Aversion gegen Kälte, Schmerzen im Schulterbereich bis in den Arm ziehend, Hals- bzw. Nackenschmerzen, häufig mit Ausstrahlung in den Arm, Myogelosen, Schwindel, Zephalgien, Parästhesien, Hypästhesien, Sehstörungen, Tinnitus. In schweren Fällen können auch Paresen im Bereich der Arme auftreten.

Ursachen aus Sicht der TCM: Wind-Kälte-Syndrom, Stagnation

Symptome:

- Kälteempfindlichkeit
- Nackensteifigkeit
- eingeschränkte Mobilität in der HWS
- Spannungsgefühl in der Schulterregion
- Kopfschmerzen

Funktionstest: Beweglichkeit der Halswirbelsäule prüfen aktiv und passiv

Zunge: dünner, weißer Belag

Puls: oberflächlich langsam, oberflächlich gespannt

Behandlungsprinzip: Wind zerstreuen, Kälte beseitigen, Muskeln und Sehnen entspannen, Fluss von Qi und Xue wieder herstellen

Leitbahnen: TML Bl, TML Gb, TML Di, TML 3E

Akupunkturpunkte: Bl 10, LG 14, Gb 20, Gb 39, Di 4, Di 15, 3E 5

Behandlung mit Tuina im Sitzen

- An Rou Fa Di 4, Di 15, 3E 5 – beidseitig je 1 Minute
- Tui Fa → HWS, Schulter
- Gun Fa der Hals-Schulter-Partie
- Na Fa entlang der HWS
- Gb 20 → LG 14
- Nie Fa entlang der HWS
- Gb 20 → LG 14
- Gun Fa der Hals-Schulter-Partie, beginnend bei Gb 20
- Na Fa der Schultermuskulatur
- Yao Fa der HWS
- Pai Fa der HWS, Schulter-Nacken-Region
- Ba Shen HWS in Rückenlage

Als Abschluss: Der Therapeut reibt seine Hände heiß. Er legt die Hände auf die Schulter des Patienten und gibt die Hitze dorthin ab.

Behandlungsdauer: 20 Minuten, 2-mal pro Woche, 10 Behandlungen

Ergänzende Behandlung: Eine Behandlungskombination mit Akupunktur oder Gua Sha hat sich bewährt.

9.3.3 HWS-Syndrom durch Qi- und Blut-Stagnation

Der Patient hat stechende Schmerzen im Areal der Halswirbelsäule, die sich durch Druck verschlimmern.

Zunge: leicht livider Zungenkörper

Puls: sehr gespannt

Behandlungsprinzip: Qi und Blut bewegen

Akupunkturpunkte: LG 14, Gb 34

Behandlung mit Tuina

- Gun Fa der Hals-Schulter-Partie, beginnend bei Gb 20
- Na Fa der Schultermuskulatur
- Yao Fa der HWS
- Pai Fa HWS, Schulter-Nacken-Region
- Ba Shen HWS in Rückenlage

Behandlungsdauer: 30 Minuten, 3-mal pro Woche, 10 Behandlungen oder bis zur Besserung der Beschwerden

Ergänzende Behandlung: Als ergänzende Behandlung hat sich das **Schröpfen** bewährt.

Empfehlung zur unterstützenden täglichen Selbstbehandlung für den Patienten beim HWS-Syndrom:

- Der Patient steht oder sitzt, Kopf gerade, Blick gerade aus.
- Er schiebt das Kinn nach vorn, bis eine Spannung in der HWS-Muskulatur entsteht. Wichtig ist hier, dass die HWS nicht mitbewegt wird und der Zug nur muskulär erfolgt (► **Abb. 9.1**).
- Position halten.
- Kinn wieder in die Ausgangsposition zurückführen.
- Der Patient dreht den Kopf maximal nach links (► **Abb. 9.2**).
- Der Blick geht in Richtung Zimmerdecke.
- Der Patient schiebt das Kinn in die Blickrichtung, Position halten.
- Position lösen.
- Blickwinkel schrittweise in drei Ebenen nach unten verändern.

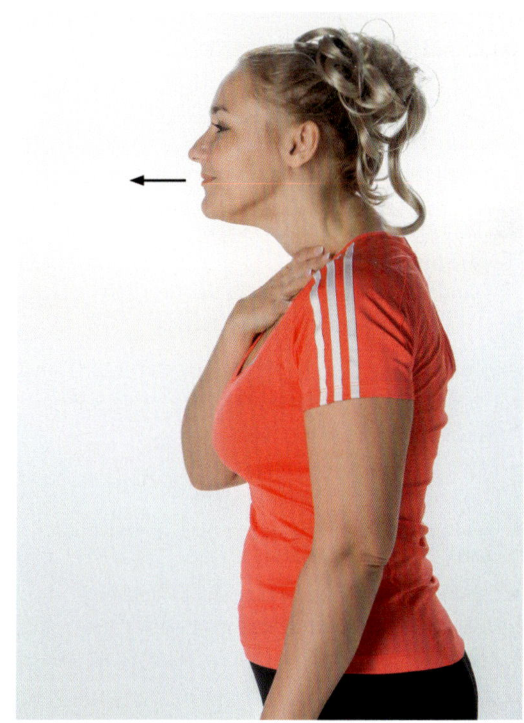

► **Abb. 9.1** Selbstbehandlung HWS.

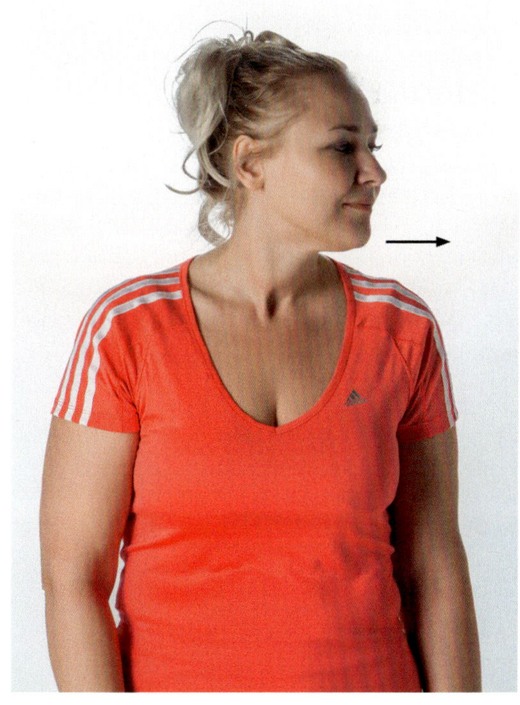

► **Abb. 9.2** Selbstbehandlung HWS.

- Kinn in Blickrichtung schieben.
- Position halten.

Die Selbstbehandlung sollte 2-mal täglich ca. 5–10 Minuten ausgeführt werden.

Fallbeispiel aus der Praxis
HWS-Syndrom

54-jährige Patientin, Assistentin der Geschäftsleitung, Mutter von drei Kindern, verheiratet

Beschwerden:
- seit drei Tagen zunehmende starke lokale Schmerzen in der HWS C 4–C 6 links
- Bewegungseinschränkung
- Kopfschmerzen, okzipital beginnend
- besondere Schmerzhaftigkeit bei Drehbewegung des Kopfes nach links
- Schmerzen und Taubheitsgefühl im linken Arm im Verlauf der Dickdarm-Leitbahn
- keine Lähmungszeichen

Weitere Befunde:
- Patientin friert leicht und häufig, kalte Hände und Füße
- rezidivierende Lumboischialgien in den letzten drei Jahren
- Rhinitis allergica seit 20 Jahren
- **Zunge:** etwas blass, sonst keine Auffälligkeiten
- **Puls:** langsam und schwach

Funktionsprüfung:
In der körperlichen Untersuchung durch den Therapeuten überprüft er die gesamte Beweglichkeit der HWS in allen Bewegungsrichtungen sowie die segmentale Beweglichkeit, d. h. die Beweglichkeit zwischen zwei einzelnen Wirbeln. Die Muskulatur wird auf schmerzhafte Verspannungen und druckempfindliche Gewebsveränderungen abgetastet.

Diagnose:
Eindringen von Wind/Kälte führt zu Qi- und Blut-Stase in Blasen- und Dickdarm-Meridian auf dem Boden einer Nieren-Yang-Schwäche.

Erläuterung:
Kälte als pathogener Faktor führt zur Verlangsamung und Blockierung der Prozesse im Körper. Alles zieht sich zusammen und die Bewegung von Qi und Blut werden gehemmt. Dies führt zu Verspannungen und Verkrampfungen in den Muskeln und den TML. Die Blockierungen lassen einen Stau entstehen und sind damit eine häufige Ursache von Schmerzen. In den Leitbahnen führt Kälte zu Taubheitsgefühl und Bewegungsbehinderungen. Die Behinderung des Transportes führt zu kalten Extremitäten. In den Leitbahnen führt Kälte zu Taubheitsgefühl und Einschränkungen in der Bewegung.
Im Klassiker des Gelben Kaisers zur Inneren Medizin, Buch *Neijing* [18] heißt es: „*Wenn eine konstitutionell bedingte Leere-Kälte (durch Leere des wärmenden Yang) im Körper herrscht, so kann sich das Blut nicht ausbreiten, und wenn äußere pathogene Kälte angreift, so sind die Leitbahnen und Adern gestaut und undurchgänglich.*“ Das heißt, dass sowohl bei innerer wie auch äußerer Kälte, die zum „Gefrieren“ des Blutes und somit zur Blutstase führt, eine Leitbahn-wärmende Therapie angebracht ist.

Therapieprinzip:
- Eliminieren der pathogenen Einflüsse Wind/Kälte
- Beseitigen der Qi- und Blut-Stagnation
- Niere stärken
- Muskeln und Sehnen entspannen

Behandlung mit Tuina im Sitzen:
- Na Fa entlang der Halswirbelsäule
- Nie Fa entlang der HWS
- Gun Fa der Hals-Schulter-Partie
- Nie Na Fa der Schultermuskulatur
- Yao Fa der HWS
- Pai Fa des HWS-, Schulter-Arm-Bereichs
- An Fa der Akupunkturpunkte im jeweils behandelten Areal

Therapiedauer:
- nach Möglichkeit täglich behandeln
- mindestens 2-mal pro Woche
- 10–15 Behandlungen insgesamt
- Behandlungsdauer pro Sitzung: ca. 25 Minuten

▶ **Tab. 9.1** Punkteauswahl.

Akupunkturpunkt	Wirkung
LG 20 (Bai Hui)	allgemein harmonisierend
Bl 10 (Tian Zhu)	löst die Blockade im Blasen-Meridian
LG 14 (Da Zhui), Gb 20 (Feng Chi)	vertreibt Wind, befreit den Nacken
Di 15 (Jian Yu), Di 14 (Bi Nao), Di 11 (Qu Chi)	lokale Punkte entlang der Schmerzausstrahlung
Di 4 (He Gu)	wichtiger Schmerzfernpunkt bei Blockade des Dickdarm-Meridians, vertreibt pathogene Einflüsse
Dü 3 (Hou Xi)	Fernpunkt für die HWS
Ni 3 (Tai Xi)	tonisiert die Niere
Bl 60 (Kun Lun)	wichtiger Fernpunkt für die HWS
Le 3 (Tai Chong)	löst Blockaden von Qi und Blut

9.3.4 Craniomandibuläre Dysfunktion (CMD)

Die Craniomandibuläre Dysfunktion (CMD) ist eine Funktionsstörung der Kiefergelenke und der Kaumuskulatur. Es handelt sich um einen **Symptomenkomplex**, der verschiedenste Ursachen und Erscheinungsformen kennt. Die Symptome sind Bewegungseinschränkungen des Unterkiefers und Gelenkgeräusche, Kopf-, Zahn- und Gesichtsschmerzen, Schwindel, Seh- und Gleichgewichtsstörungen, Nacken- und Schulterbeschwerden, Beckenprobleme, Funktionsstörungen und Schmerzen an der unteren Extremität.

Die Behandlung mit Tuina kann begleitend auf die unterschiedlichen Beschwerdebilder Einfluss nehmen.

Ursachen aus Sicht der TCM: Wind, Kälte, Stagnation durch Stress oder andere emotionale Faktoren

Behandlungsprinzip: Leitbahnen öffnen, Muskeln und Sehnen entspannen, Fluss von Qi wieder herstellen, Beweglichkeit wieder herstellen

Messung der Beinlänge:

- Der Patient liegt in Rückenlage auf der Liege.
- Er stellt beide Füße auf und hebt das Gesäß an.
- Der Patient legt das Gesäß auf der Liege ab und streckt die Beine wieder aus.
- Der Therapeut fixiert seine Daumen oberhalb der medialen Malleolen.
- Die Daumenknöchel dienen als Maß. Bei einer Beinlängendifferenz steht ein Daumen höher.
- Der Therapeut bittet den Patienten sich aufzusetzen. Die Daumen bleiben an der Position der Malleolen. Bei einer Blockade im ISG verschiebt sich die Beinlänge noch mehr.

Akupunkturpunkte: Ma 5, Ma 6, Ma 7, Gb 20, Gb 21

Behandlung mit Tuina in Rückenlage

- Gun Fa im Areal des M. masseter beidseitig
- Tui Fa im Areal des M. masseter
- An Rou Fa Ma 5, Ma 6, Ma 7, 3E 17
- Tan Zhi Fa am Kiefergelenk beidseitig
- Ca Fa mit dem Schwörgriff vor und hinter dem Ohr
- Den Patienten nach kranial verlagern, dass der Kopf über dem Liegenrand frei bewegt werden kann.
- Eine Hand des Therapeuten liegt okzipital und hält den Kopf.
- Mobilisation der HWS in alle Richtungen
- Ba Shen Fa, Blockierungen der HWS lösen
- Mobilisation der Kiefergelenke in alle Richtungen
- Tui Fa gesamtes Gesicht
- Tan Bo Fa M. sternocleidomastoideus

Behandlung mit Tuina im Sitzen

- Gun Fa Schulter-Nacken-Bereich
- An Rou Fa Gb 20
- Na Fa Gb 21

Regulation einer Beinlängendifferenz
- Der Patient liegt in Rückenlage, er winkelt das Bein 90 ° an.
- Der Patient fixiert den Fuß unterhalb der eigenen Schulter.
- Die Hände des Therapeuten umgreifen das Knie.
- Der Patient zieht das Knie nach kranial gegen den Zug des Therapeuten, die Position wird 3 Sekunden gehalten. – 3 Wiederholungen
- Zum kürzeren Bein wechseln.
- Lage des Patienten Fußes wie oben.
- Der Patient schiebt das Bein nach distal, die Therapeutenschulter hält dagegen.
- Die Position wird 3 Sekunden gehalten. – 3 Wiederholungen

Behandlungsdauer: 20 Minuten, 2-mal pro Woche, 10 Behandlungen

Ergänzende Behandlung: Anpassung einer Schiene beim Zahnarzt, mobilisierende Eigenübungen, Physiotherapie

Selbstbehandlung
Der Patient akupressiert in Selbstbehandlung mehrmals täglich für 2 Minuten den Akupunkturpunkt Ma 6 mit fest anhaltendem Druck.

9.3.5 Läsionen der Schulter

Inspektion und Analyse des Gangbildes, der Bewegung der Arme beim Gehen, von Schonhaltungen:
- Wie ist die Bewegung des Schultergelenks beim Ausziehen?
- Werden bestimmte Bewegungen vermieden?
- Einen ersten Überblick über das Bewegungsmuster erhält der Therapeut bei der Ausführung des Nacken-Schürzengriffs. Außenrotation und Abduktion (Nackengriff).
- Innenrotation und Adduktion (Schürzengriff) werden geprüft.

Pathologische Bewegungsmuster:
- Vermeidung von Bewegungen oberhalb der Horizontale: Frozen Shoulder
- Schmerzbedingte Fixierung des Armes auf eine Seite: Bursitis calcarea
- Spontane Innenrotation bei entspanntem, frei herabhängendem Arm → Hinweis auf Rotatorenmanschettenruptur.
- Haut: Prellmarken, Schwellung, Rötung, Bläschen, Narben
- Konturen: symmetrisch oder aufgehoben
- Schulterstand: Geradstand oder Tiefstand der Schulter
- Veränderungen der Schlüsselbeine, Sternoklavikular- und Akromioklavikulargelenk (Stufenbildungen, Schwellungen, hochstehende Klavikula)
- Muskelatrophie im Bereich der Rotatorenmanschette, ggf. mit Schulterhochstand
- Bizepssehnenruptur: distaler Muskelbauch des Bizeps, eingeschränkte Unterarmflexion
- Das Abstehen der Schulterblätter weist auf eine Schädigung des N. thoracicus longus hin.

9.3.6 Impingement-Syndrom (Engpass-Syndrom)

Die anatomische Enge im subakromialen Raum führt bei belastenden Faktoren, wie z. B. körperliche Arbeit über lange Zeit, Sportverletzungen oder Fehlbelastungen, zu Entzündungsreaktionen und Schädigungen der Muskulatur. Durchblutungsstörungen können diese Entzündungsreaktionen begünstigen. Typische Zeichen sind nächtliche Schulterschmerzen sowie Schmerzen beim Anheben des Armes gegen einen Widerstand. Eine Ruptur der Rotatorenmanschette ist immer auszuschließen.

Ursachen aus Sicht der TCM: Qi- und Blut-Stagnation durch Überlastung oder Trauma, Wind, Kälte, Feuchtigkeit

Behandlungsprinzip: Stagnation lösen, Feuchtigkeit ausleiten, Wind-Kälte vertreiben, Qi und Blut bewegen, Leitbahnen durchgängig machen

Leitbahnen: TML Di, TML Dü, TML 3E

Akupunkturpunkte:
- Di 15, 3E 14, Dü 9
- zusätzlich bei Einschränkung und Schmerzen bei der Innenrotation: Ma 38, Ma 36
- zusätzlich bei Schmerz bei Abduktion: Gb 21, Gb 34

- zusätzlich bei Einschränkungen und Schmerzen bei der Außenrotation und Retroversion: Dü 3, Ma 38

Behandlung mit Tuina im Sitzen

- Gun Fa Schulter-Nacken-Areal – 5 Minuten

Behandlung mit Tuina in Rückenlage

- Tui Fa über das Handgelenk Yang-Seite
- Tui Fa über das Handgelenk Yin-Seite
- Yao Fa Handgelenk
- Nian Fa der Fingergelenke, am Daumen beginnend
- Tui Fa Yang-Seite des Armes, an der Hand beginnend → distal nach proximal bis Gb 20
- Tui Fa Yin-Seite des Armes, → proximal nach distal über die Handinnenfläche
- Nie Fa Yang-Seite des Armes, → distal nach proximal
- Nie Fa Yin-Seite, → proximal nach distal
- An Rou Fa Di 15 → Dü 9 → 3E 14
- An Rou Fa der Beschwerden entsprechenden Akupunkturpunkte
- Yao Fa Schultergelenk
- Cou Fa Schultergelenk/Humeruskopf
- Dou Fa Schultergelenk mit kleiner Amplitude
- zum anderen Arm wechseln

Behandlungsdauer: 30 Minuten, 2–3-mal pro Woche, insgesamt 10–15 Behandlungen

Ergänzende Behandlung: Moxibustion und Schröpfen, Physiotherapie

9.3.7 Frozen Shoulder

Es handelt sich um eine schmerzhafte Bewegungseinschränkung des Schultergelenks aufgrund degenerativer Veränderungen der Rotatorenmanschette und Verklebungen der Gelenkkapsel im subakromialen Raum.

Das Erkrankungsbild tritt oft zwischen dem 40. und 60. Lebensjahr auf, Frauen sind häufiger betroffen als Männer. Häufig tritt die Schultersteife als Folge einer Ruhigstellung bei einem Schulter-Arm-Syndrom oder einer Zervikobrachialgie auf.

Symptome:

- Eingeschränkte Beweglichkeit der Schulter
- Bewegungen können gar nicht mehr oder nur unter Schmerzen ausgeführt werden.
- Das Heben des Armes oder das Drehen des Armes ist schmerzhaft.
- Im fortgeschrittenen Stadium haben die Patienten Schwierigkeiten beim Haarekämmen, die Oberbekleidung anzuziehen, beim Handarbeiten.
- Schmerzen bei Bewegungen, besonders bei Abduktion und Außenrotation des Armes
- Schmerzen besonders nachts
- Schmerzen bei passiver Bewegung bei Abduktion zwischen 70 und 120 °
- Druckschmerz zwischen Akromionrand und Tuberculum major

Funktionsprüfung: Beweglichkeit der Schulter prüfen

Diagnose aus Sicht der TCM: Stagnation von Qi und Blut

Behandlungsprinzip: Muskeln und Sehnen entspannen, Qi- und Xue-Fluss wieder herstellen, Schmerzen stillen, Gelenke mobilisieren

Behandlungstechniken: Gun Fa, An Rou Fa, Yao Fa, Dou Fa

Akupunkturpunkte: Gb 21, Di 15, Dü 9, 3E 14, Ashi-Punkte, Di 4, Dü 3

Behandlung mit Tuina im Sitzen

- Gun Fa über Schulter, Schultermuskulatur, Schulterblatt
- Der Arm sollte dabei auf 90° angehoben werden.
- die Schulterpartie erwärmen – Dauer ca.10 Minuten
- An Rou Fa der Punkte, jeder Punkt soll ca. 1 Minute behandelt werden.
- Rou Fa des ganzen Armes bis zur Schulter
- Yao Fa der Schulter
- Abschluss Dou Fa des Schultergelenks

Behandlungsdauer: 20–30 Minuten, 3-mal wöchentlich, bis zur Besserung der Beschwerden

Zusätzliche Behandlung: Schröpftherapie, Akupunktur, Mobilisationsübungen

9.3.8 Epicondylitis humeri

Dieses Syndrom entsteht häufig nach einseitiger ungewohnter Belastung des Armes, es kommt zur Gewebeüberreizung im Bereich des Ellenbogens.

Symptome: Schmerzen und Taubheitsgefühl im Ellenbogenbereich, Schmerzverstärkung durch Bewegung, Schwellung des Ellenbogengelenks, Ashi-Punkte am Ellenbogen sind druckdolent.

Funktionstest: Beweglichkeit des Armes prüfen aktiv – passiv, Kraftlosigkeit in der Hand, Ellenbogengelenk ist beweglich.

Zunge: unspezifisch

Puls: unspezifisch

Diagnose aus Sicht der TCM: Stagnation von Qi und Blut, Eindringen von Wind und Kälte

Behandlungsprinzip: Sedieren, Tong Fa, Muskeln und Sehnen entspannen, Qi- und Xue-Fluss wieder herstellen, Schmerzen stillen, Gelenke mobilisieren

Leitbahnen: TML Di, TML Lu, TML He, TML 3E

Akupunkturpunkte: Di 10, Di 11, Di 4, He 3, 3E 5, Pe 6, Ashi-Punkte, Gb 34, Ma 36

Behandlung mit Tuina im Sitzen Tui Fa, Mo Fa, An Rou Fa, Rou Fa, Ba Shen Fa, Yao Fa

Behandlung akut In der akuten Phase keine direkte Behandlung an der schmerzenden Stelle
- An Rou Fa → Ma 36
- An Rou Fa → Gb 34
- Schonung des Armes
- elastische Bandage anlegen

Weitere Behandlung
- Der Patient sitzt.
- Tui Fa Di 15 → Di 11 → Di 4
- An Fa Di 15 → Di 11 → Di 4
- Nie Fa Oberarm
- Rou Fa Oberarm → 3E 10
- Tui Fa 3 Yang-Meridiane Oberarm
- Tui Fa 3 Yang-Meridiane Unterarm
- An Rou Fa → Pe 6 und 3E 5
- Ca Fa → Lu 7

Behandlungsdauer: 20–30 Minuten, 2-mal pro Woche, insgesamt 10 Behandlungen

Ergänzende Behandlung: Der Patient muss umlernen; lange, gleichförmige Bewegungen sind zu vermeiden.

9.3.9 Karpaltunnelsyndrom (KTS/CTS)

Ein Karpaltunnelsyndrom ist die Verengung des Karpaltunnels. Durch diesen verläuft auf der Hohlhandseite des Handgelenks unter dem Retinaculum flexorum gemeinsam mit den Fingerbeugesehnen in die Hohlhand der N. medianus. Ist der Nerv komprimiert, stellen sich Schmerzen in den angegebenen Bereichen ein.

Bei ausgeprägtem Krankheitsbild sind das Gefühl sowie die Kraft der vom N. medianus versorgten Muskeln beeinträchtigt. Vom Karpaltunnelsyndrom betroffene Personen sind fast ausschließlich Patienten im mittleren bis fortgeschrittenen Alter.

Ursachen aus Sicht der westlichen Medizin: Oft lässt sich keine genaue Ursache nachweisen.
- Menopause durch Wassereinlagerungen und Gewebsschwellungen im Karpalkanal
- Hypothyreose
- Diabetes mellitus
- Dialyse-Behandlung
- rheumatische Erkrankungen
- Schwangerschaft

Ursachen aus Sicht der TCM: Feuchte-Kälte, Qi-Stagnation, Blut-Stagnation

Symptome:

- Kribbelparästhesien an einer oder beiden Händen, häufig in der Nacht
- Verstärkung durch manuelle Arbeit
- Schütteln der Hände bessert
- Hände fühlen sich am Morgen steif und geschwollen an
- Muskelschwäche, Kraftverlust und Atrophie der Daumenballenmuskeln
- Schwäche beim Greifen und Beeinflussung des Tastgefühls

Funktionstest: Phalen-Test positiv: Durch das Aneinanderlegen der Handrücken kommt es zu einem Druckanstieg im Gebiet des N. medianus. Bei einem Karpaltunnel-Syndrom verschlechtern sich die Symptome.

Ursachen aus Sicht der TCM: Feuchte-Kälte, Qi-Stagnation, Blut-Stagnation

Behandlungsprinzip: Feuchtigkeit ableiten, Qi und Blut in Fluss bringen, Schmerzen lindern, Leitbahn durchgängig machen

Akupunkturpunkte:

- lokal: Pe 6, Pe 7, Di 4, 3E 3, 3E 5, Ashi-Punkte
- Fernpunkte: Ma 40, Mi 6

Behandlung mit Tuina im Sitzen

- Tui Fa Region Schulter-Nacken-Arm
- Mo Fa Region Schulter-Nacken-Arm
- Gun Fa Region Schulter-Nacken-Arm

Behandlung mit Tuina in Rückenlage

- He Tui Fa am Handgelenk
- Die Hand des Patienten ist in Supinationsstellung.
- Die Daumen des Therapeuten liegen medial und lateral am Handgelenk
- Die anderen Finger halten die Hand des Patienten.
- Die Daumen schieben gradlinig nach medial.
- Rou Fa über dem Handgelenk
- Yi Zhi Chan Pe 6 – Hauptpunkt bei Karpaltunnelsyndrom
- An Rou Fa aller Akupunkturpunkte
- Yao Fa Handgelenk
- Ba Shen Fa Handgelenk

Behandlungsdauer: 2–3-mal pro Woche, insgesamt 10–15 Behandlungen oder bis zur Beschwerdebesserung

Zusätzliche Behandlung: lokale Moxibustion als tägliche Eigenbehandlung

9.3.10 Ischialgie/Lumbalgie, lumbales Schmerzsyndrom

Die **Ischialgie**, ein Wurzelreizsyndrom, beschreibt ziehende Schmerzen im Versorgungsbereich des Nervus ischiadicus, die – am Gesäß beginnend – sich über die Oberschenkelrück- und äußere Unterschenkelrückseite fortsetzen und in den Fuß bis hin zur Großzehe ausstrahlen können. Die Schmerzen treten in der Regel einseitig auf.

Der **Lumbago** oder die **akute Lumbalgie** beschreibt plötzlich auftretende, sehr heftige Schmerzen im Bereich der Lendenwirbelsäule, meist verbunden mit einer Schonhaltung und schmerzbedingten Bewegungseinschränkungen sowie mit Hartspann der Rückenmuskulatur.

Die **Lumboischialgie** oder **Ischiolumbalgie** beschreibt eine Kombination aus Schmerzen im Bereich der Lendenwirbelsäule (Lumbalgie) und Schmerzen im Verlaufsbereich des Nervus ischiadicus.

Da die Beschwerden sich häufig nicht klar voneinander abgrenzen lassen und ein fließender Übergang zwischen Lumbalgie, Ischialgie und Lumboischialgie besteht, werden die Begriffe im klinischen Alltag oft synonym angewendet.

Einige mögliche Ursachen: Wirbelsäulen- oder Bandscheibenschäden sowie Rückenmark- oder intraabdominelle Tumoren

Ursachen aus Sicht der TCM:

- Wind – Feng
- Nässe – Shi
- Kälte – Han
- Traumata
- lokale Kompression

Leitbahnen: TML Gb, TML Bl

Qi- und Xue-Fluss sind im Leitbahnverlauf eingeschränkt und gestört.

Ischialgie durch Wind-Kälte-Nässe

Die Schmerzen treten anfallsartig auf. Es bestehen Bewegungseinschränkungen und Empfindungsstörungen am betroffenen Bein. Verschlimmerung durch Zugluft und Bewegung.

Behandlung mit Tuina in Bauchlage

- Rou Fa LG 14 → LG 3
- Mo Fa → Regio lumbalis, Regio glutaea
- Tui Fa → Regio lumbalis, Regio glutaea
- An Fa → Gb 30
- Rou Fa → untere Extremität dorsal
- Nie Fa → untere Extremität dorsal
- Ca Fa → untere Extremität dorsal
- An Fa → untere Extremität dorsal

Behandlungsprinzip: Wind, Kälte, Nässe vertreiben. Qi und Blutfluss anregen, Leitbahnen durchgängig machen

Behandlungsdauer: 15–20 Minuten, 3–4-mal pro Woche, bis die Beschwerden deutlich besser sind

Ergänzende Behandlung: wärmende Pflaster auflegen, Wärmekissen auflegen

Lumbago akut

Symptome:

- plötzliche Schmerzen und Steifheit im Lumbalbereich
- Kältegefühl, Abneigung gegen Kälte
- Verlangen nach Wärme
- Gehbehinderungen
- häufig eine Wind-Erkrankung

Zunge: unspezifisch

Puls: unspezifisch

Behandlungsprinzip: Feuchtigkeit ausleiten, Kälte zerstreuen, Qi und Blut aktivieren, Leitbahnen freimachen, Schmerzen stillen, Wärmen

Akupunkturpunkte: Gb 20, Gb 30, Bl 23, Bl 40, Bl 60 und Ashi-Punkte

Behandlung mit Tuina in Bauchlage

- Tui Fa gesamter Rücken bis zur Regio glutaea
- Mo Fa gesamter Rücken bis zur Regio glutaea – 5 Minuten
- Gun Fa gesamter Rücken Regio glutaea – 5 Minuten
- Rou Fa gesamter Rücken Regio glutaea – 5 Minuten
- Nie Na Fa der paravertebralen Muskulatur – 3-mal wiederholen
- Tan Bo Fa der paravertebralen Muskulatur – 3-mal wiederholen
- An Rou Fa der Punkte Gb 20, Gb 30, Bl 23
- Tui Fa der unteren Extremität von proximal nach distal
- Nie Na Fa der unteren Extremität von proximal nach distal
- An Rou Fa der Punkte Bl 40, Bl 60
- Ca Fa im Bereich der LWS

Empfehlung

Der Patient soll die Schmerzstellen nach der Behandlung warm halten, nicht schwer heben und alle plötzlichen Bewegungen der Wirbelsäule vermeiden.

Akute Lumbago durch Blut-Stagnation

Das Leitsymptom bei der Lumbago ist die **Lumbalgie**, ein einschießender Schmerz im Rücken und evtl. im zugehörigen Dermatom, **Ischialgie** (Ischiasschmerz im Gesäßbereich) der Schmerz in der Lendenwirbelsäule. Eine Einschränkung der Beweglichkeit der Lendenwirbelsäule ist meist begleitend vorhanden, von diskreten Befunden bis hin zur schmerzbedingten, fast vollständigen Bewegungsunfähigkeit.

Ursachen: stumpfe Traumata, falsche Bewegungen wie Heben, Drehen, Bücken und Aufrichten oder durch falsch ausgeführte sportliche Bewegungen sowie Operationen

Ursachen aus Sicht der TCM: Stagnation durch Trauma

Symptome:

- fixierte Schmerzen mit Schweregefühl
- Druckempfindlichkeit
- Druck verschlimmert
- evtl. Hämatome
- erhebliche Bewegungseinschränkung

Behandlungsprinzip: Leitbahnen durchgängig machen, Stase auflösen, Schmerz lindern, Beweglichkeit wieder herstellen

Behandlung mit Tuina

- Tui Fa mit den Fäusten im Lumbalbereich
- An Rou Fa – Drücken, Kneten der Rücken-Shu-Punkte
- Tan Bo Fa gesamter Rückenstrecker
- Rou Fa im Lumbalbereich
- Ca Fa mit der Handkante Bl 31 bis Bl 34
- Pai Fa der Dorsalseite von C 7 zum Sakrum
- Rou Fa Dorsalseiten der Beine
- An Rou Fa Gb 34, Bl 40, Bl 57, Bl 60
- Nie Na Fa Dorsalseiten der Beine
- Dou Fa der Beine beidseitig

Akupunkturpunkt-Auswahl: Bl 31–34 (Ba Liao), Bl 40 (Wie Zhong), Bl 57 (Cheng Shan), Bl 60 (Kun Lun), Gb 34 (Yang Ling Quan), Rücken-Shu-Punkte

Leitbahnen: TML Gb, TML Bl

Behandlungsdauer: 30 Minuten, 2–3-mal pro Woche, insgesamt 10 Behandlungen

9.3.11 Funktionelle IGS-Blockade

Bei dieser Symptomatik ist das Gelenkspiel im Iliosakralgelenk eingeschränkt oder blockiert. Leitsymptom der ISG-Blockade ist ein Schmerz, meist im Bereich der LWS. Dieser verschlimmert sich in Ruhe und verbessert sich unter Mobilisation. Häufig klagen die Patienten über einseitig ausstrahlende Schmerzen pseudoradikulär.

Diagnostik: Überprüfung der Beinlängen

Behandlung mit Tuina in Rückenlage

- Der Therapeut legt beidseitig die Handflächen mit Pe 8 auf die Trochanter major.
- Rou Fa am Trochanter major gleichzeitig beidseitig, mit einer Seite etwas zeitversetzt beginnen – 4–5-mal im Uhrzeigersinn, dann 4–5-mal gegen den Uhrzeigersinn.
- An Fa sanft intermittierend 3-mal auf dem Trochanter major gleichzeitig beidseitig.
- Der Patient stellt ein Bein auf und hebt das Gesäß leicht an, der Therapeut schiebt seine Hand in den Sakralbereich und modelliert diese mit den Fingern nach kranial an das Kreuzbein.
- Der Patient legt das Gesäß auf der Behandlungsliege ab und streckt das Bein wieder aus.
- Der Therapeut baut mit der Hand einen Zug nach kaudal auf und hält diesen ca. 5 Sekunden.
- Der Patient hebt das Gesäß leicht an, der Therapeut entfernt die Hand.
- Der Patient ruht etwas nach.
- Überprüfung durch den Beinlängentest.

! Beachte
Eine zusätzliche Behandlungsmöglichkeit ist die Beinlängenregulation (Kap. 9.3.4).

9.3.12 Mausarm (RSI)

RSI (Repetitive Strain Injury) ist kein medizinisch klar definierter Begriff, sondern eine Sammelbezeichnung für verschiedenartige Schmerzen in Muskeln, Sehnen und Nerven. Es besteht primär aus Mikroverletzungen des Unterarmgewebes und umfasst Krankheitsbilder wie z. B. Kompressionssyndrome (Nerven und Blutgefäße), Sehnenentzündungen und myofasziale Triggerpunkte. Eine genaue Diagnose ist schwierig, da die Betroffenen oft nicht nur von einem einzigen Krankheitsbild betroffen sind. Mikroverletzungen lassen sich mit bildgebenden Verfahren wie Röntgen- oder MRT-Aufnahmen nicht nachweisen. Die einzelnen Beschwerden sind häufig auch nicht sehr ausgeprägt, sondern ergeben in ihrer Gesamtheit die Schmerzsymptomatik.

Das RSI-Syndrom wird meist ausgelöst durch über einen längeren Zeitraum ausgeführte, vielfach schnell wiederholte, gleiche Bewegungen. Betroffen sind häufig Menschen an PC-Arbeitsplätzen und Kassierer an Scannerkassen, wo die monotone Wiederholung einer Bewegung die Regel ist.

Art der Beschwerden: Die Betroffenen klagen meist über verschiedene Beschwerden in variierender Stärke.

- stechende Schmerzen
- diffuse Schmerzen
- Taubheit
- Sensibilitätsstörungen
- Kribbeln

- Kraftverlust
- Kälte
- Schwellungen

Ort der Beschwerden: Beim Mausarm (RSI) sind fast immer mehrere Stellen am Oberkörper betroffen:

- Handoberseiten
- Handgelenke
- Unterarme
- Ellenbogen
- Schultern
- Nacken
- Rücken

Ursachen aus Sicht der TCM: Invasion von Feuchte-Kälte oder Wind, Qi-und Blut-Stagnation

Behandlungsprinzip: Tong Fa, Qi- und Blut-Stagnation lösen, Wärmen, Wind ausleiten

Leitbahnen: TML Gb, TML Pe, TML Di, TML 3E, TML Ma

Akupunkturpunkte: Gb 20, Gb 21, Ashi-Punkte, Pe 6, Pe 7, Di 4, Di 11, 3E 7, 3E 5, Ma 36, Gb 34

Behandlung mit Tuina: Gun Fa, Tui Fa, Mo Fa, An Rou Fa an den Akupunkturpunkten, Ca Fa

Behandlungsdauer: 2–3-mal pro Woche, insgesamt 10–15 Behandlungen oder bis zur Beschwerdebesserung

Praxistipp

Die Behandlung mit Tuina muss an das individuelle Krankheitsbild angepasst werden. Die **Grundbehandlungen der einzelnen Körperregionen** können als Behandlung herangezogen werden. (Kap. 7.6)

9.3.13 Arthrose (Arthrosis deformans)

Die Arthrose ist eine degenerative Gelenkerkrankung mit progressivem Knorpeluntergang, reaktiver Knochenneubildung und Kapselfibrose. Grundsätzlich unterscheidet man zwischen primärer und sekundärer Arthrose. Bei einer primären, idiopathischen Arthrose wird von einer zugrundeliegenden Minderwertigkeit des befallenen Knorpelgewebes ausgegangen. Die sekundäre Arthrose ist die Folge von mechanischer Belastung, von Stoffwechselproblemen oder Gelenkentzündungen.

Ursachen:

- idiopathische Knorpelschwäche
- übermäßige Belastung über einen längeren Zeitraum

Symptome:

- anfangs schleichende, später zunehmende Schmerzen in betroffenen Gelenken
- Schmerzverstärkung durch körperliche Belastung
- „Einlaufschmerzen" nach Aufstehen (nehmen nach kurzer Belastung wieder ab)
- Funktionseinschränkung des Gelenks
- Gelenkschwellung durch Erguss und Kapselverdickung
- Gelenkdeformation
- häufig monatelange Phasen der Beschwerdefreiheit (Pseudoheilung)
- in späten Stadien Dauerschmerz

Befunde aus bildgebenden Verfahren:

- Gelenkspalt ist verschmälert
- Sklerosierung unter der Knorpelschicht
- Knochenzysten unter der Knorpelschicht
- osteophytäre Randbauten
- Destruktion der Gelenkflächen
- Achsabweichungen

Ursachen aus Sicht der TCM: Schädigung der Nieren-Essenz, Stagnation von Qi und Xue im betroffenen Gelenk durch Wind-Kälte, Wind-Nässe, Gelenk-Bi-Syndrom

Wie entsteht die Krankheit des Bi?

Der Gelbe Kaiser fragte: *„Wie entsteht die Krankheit des Bi?"* – Qi Bo erwiderte: *„Es ist die Verbindung von drei Qi, die das Bi erzeugen: Wind, Kälte und Feuchtigkeit – Shi. Herrscht der Wind als Ursache vor, so spricht man von einem wandernden Bi – Xing Bi, ist es die Kälte, die in erster Linie das Bi entstehen lässt, nennt man es das schmerzhafte Bi – Tong Bi, und ist es die Feuchtigkeit, die das Bi her-*

vorbringt, nennt man es das festgemachte Bi – Zhuo Bi." (Der Klassiker des Gelben Kaisers zur Inneren Medizin, Buch *Suwen* [18])

Behandlungsprinzip: Stagnation auflösen, Qi und Xue bewegen, Schmerzen lindern, Nieren-Essenz stärken

Beachte

Eine Behandlung der Arthrose mit Akupunktur und Tuina als Begleittherapie hat sich in der Praxis bewährt. Im Folgenden ist eine Auswahl an Akupunkturpunkten und Tuina-Techniken aufgelistet, eine Behandlungsstrategie ist individuell an die Beschwerden des Patienten anzupassen.

Die Auswahl der Akupunkturpunkte erfolgt individuell, auf die Symptomatik des Patienten abgestimmt.

Allgemeine Akupunkturpunkte-Auswahl, um die Nieren zu stärken, Qi und Blut zu tonisieren und zu bewegen: Ni 3, Ni 7, Mi 6, Ma 36, Bl 15, Bl 17, Bl 20, Bl 23

Akupunkturpunkte für die Behandlung am betroffenen Gelenk:

- Ashi-Punkte
- Akupunkturpunkte für die HWS: Gb 20, Bl 10
- Akupunkturpunkte für die BWS: Bl 17 bis Bl 23
- Akupunkturpunkte für die LWS: LG 3, Bl 23 bis Bl 26
- Akupunkturpunkte für das Schultergelenk: 3E 14, Di 15, Gb 21
- Akupunkturpunkte für den Ellenbogen: 3E 10, Dü 8, Di 11, Lu 7
- Akupunkturpunkte für die Finger: Dü 3, Dü 5, Di 4
- Akupunkturpunkte für das IGS: Bl 27, Bl 28, Bl 32
- Akupunkturpunkte für das Kniegelenk: Ma 36, Mi 9, Gb 34, Bl 40, Ni 10
- Akupunkturpunkte für das Fußgelenk: Gb 40, Ma 41, Bl 60, Mi 5

Bewährte Technik für die allgemeine Behandlung mit Tuina

- An Rou Fa der Akupunkturpunkte
- Tui Fa am Rücken
- Tui Fa am Gelenk
- Gun Fa
- Ning Fa um das betroffene Gelenk
- Na Fa
- Nie Fa
- Ba Shen Fa

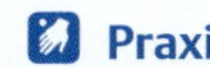

Bei einer akuten Entzündung kann die Behandlung auch kontralateral erfolgen.

Behandlungsdauer: 30 Minuten, 2–3-mal pro Woche, 10–15 Behandlungen

Ergänzende Behandlung: Akupunktur, phytotherapeutische Behandlung, Qi Gong, Tai Chi, Yoga, Krankengymnastik zum Muskelaufbau und zur Verbesserung der Gelenkbeweglichkeit

9.3.14 Achillodynie

Die Hauptsymptomatik bei einer Achillodynie, also einer Entzündung der Achillessehne, sind diffuse, dumpfe oder stechende Schmerzen und ein Anlaufschmerz im Bereich der Achillessehne, meist direkt am Ansatz am Fersenbein. Eine Verhärtung der unteren Wadenpartie tritt ebenfalls häufig auf. Ein weiteres Symptom der Achillodynie ist Druckschmerz bei Druckausübung auf die Achillessehne mit Daumen und Zeigefinger. Bei fortschreitendem Verlauf kommt es zu einer eingeschränkten Beweglichkeit des Sprunggelenks beim Anziehen des Fußes. In seltenen Fällen kann eine Rötung und Überwärmung im entzündeten Bereich auftreten. Bei chronischem Verlauf einer Achillodynie (Beschwerdedauer > 6 Monate) kommt es zu tastbarer Knotenbildung durch vernarbtes Gewebe.

Diagnose aus Sicht der TCM: Qi- und Blut-Stagnation

Behandlungsprinzip: Stagnation auflösen, Qi bewegen, Schmerzen lindern, Schwellung auflösen

Akupunkturpunkte: Ni 3, Nie 7, Bl 60, Bl 57, Ma 36, Gb 34

Behandlung mit Tuina in Rückenlage

- Knie mit einer Rolle lagern.
- Tui Fa gesamtes Fußgelenk → Fuß dabei etwas anheben
- Tui Fa → bis zur Knieregion

- Mo Fa um die Malleolen bis Höhe Mi 6
- An Rou Fa Bl 57

Behandlung mit Tuina in Bauchlage

- Tan Bo Fa der Sehne
- Rou Fa → im Sehnenverlauf
- distal nach proximal mit dem Zangengriff
- Na Fa der Sehne
- Fen Tui der Fußsohle
- An Rou Fa Ni 3, Bl 60 im Zangengriff
- An Rou Fa Ni 7, Gb 34, Ma 36
- Yao Fa des Fußgelenks
- Yao Fa des angewinkelten Kniegelenks
- Fu Fa Knie → Unterschenkel → Fuß von proximal nach distal

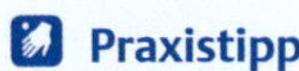

Bei akut entzündlichem Zustand erst kontralateral behandeln.

9.3.15 Rheumatischer Formenkreis

Fibromyalgie

Das Fibromyalgie-Syndrom (FMS) ist eine Erkrankung mit dem Hauptsymptom Schmerzen am ganzen Körper, die häufig diffus im Bewegungsapparat, in den Muskeln und Sehnen auftreten. Die Schmerzen sind in ihrer Intensität und in ihrem Auftreten wechselhaft und können dauerhaft den ganzen Tag und in der Nacht auftreten. Eine Vielzahl weiterer Symptome werden beschrieben, wie zum Beispiel gastrointestinale Störungen, Kopfschmerzen, Müdigkeit, Unruhe, Kälteempfindlichkeit, verminderte körperliche und psychische Leistungsfähigkeit.

Bei Untersuchungen mit bildgebenden Verfahren und Laborwerten zeigen sich keine pathologischen Befunde. Der Name der Schmerzerkrankung leitet sich von *Fibros* (Faser), *Myos* (Muskel) und *Algos* (Schmerz) ab.

Ein paar Fakten zum FMS:

- Die Ursache ist unklar.
- Es betrifft zu 80 Prozent Frauen.
- Die Patienten haben häufig einen langen Leidensweg hinter sich.
- Die Lebensqualität ist stark reduziert.
- Die Patienten/Patientinnen werden oft mit ihren Beschwerden nicht ernst genommen.
- Es dauert im Durchschnitt rund sechs Jahre, bis eine korrekte Diagnose gestellt wird.

Die **Diagnose** des FMS erfolgt in der Regel über

- die Druckschmerzhaftigkeit der Tenderpoints (definierte Druckpunkte am Muskel-Sehnen-Ansatz, ▸ **Abb. 9.3**) – 11 der 18 Punkte müssen positiv mit Schmerz testen,

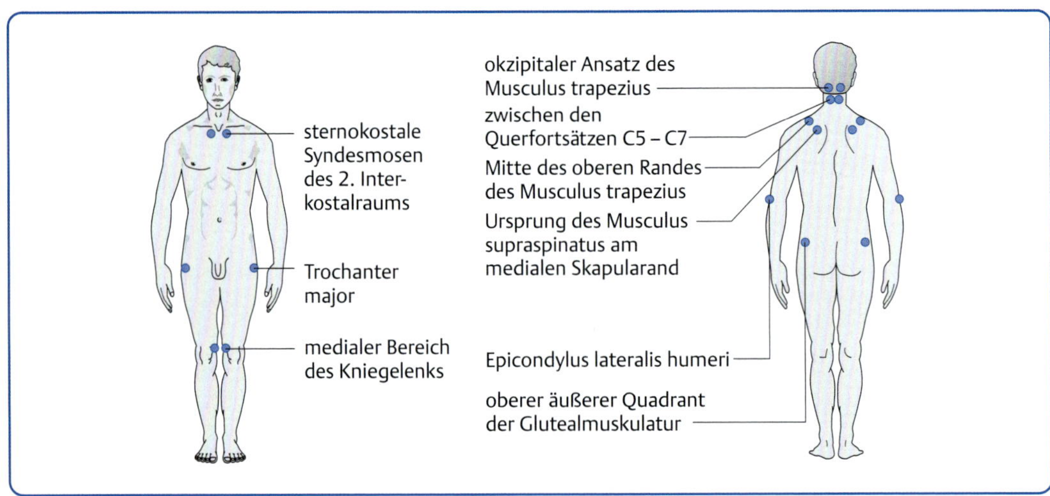

▸ **Abb. 9.3** Tenderpoints

- die Schmerzen im Bewegungsapparat, wenn diese seit mehr als drei Monaten ohne andere Ursache bestehen,
- die Summierung der zusätzlich angegebenen Symptome.

Fibromyalgie aus Sicht der TCM. Aufgrund der Symptomatik zählt das Fibromyalgie-Syndrom am ehesten zu den Bi-Syndromen. Es wird als einzelnes Syndrom in der TCM-Literatur nicht beschrieben. Die naheliegende Zuordnung des FMS liegt im Nässe-Kälte-Bi-Syndrom. Der Begriff Bi-Syndrom bezeichnet schmerzhafte Obstruktionen im Bewegungsapparat, die sich als helle oder dumpfe Schmerzen mit oder ohne Taubheitsgefühl zeigen. Die Ursachen und die Symptome von Bi-Syndromen sind vielfältig. Anhand des Schmerzempfindens sowie weiterer Symptome lässt sich eine erste Differenzierung vornehmen.

Beim FMS steht eine Leber-Qi-Stagnation mit einem Milz-Yang-Mangel als Symptomatik im Vordergrund. Oft findet man auch Hinweise auf einen Nieren-Yang- und einen Blut-Mangel.

Fallbeispiel aus der Praxis
Wechselnde Schmerzen

Patientin, 47 Jahre alt, verheiratet, drei Kinder. Sie arbeitet seit zwei Jahren wieder Vollzeit als Verwaltungsfachangestellte. Seit ca. einem halben Jahr treten vermehrt Schmerzen mit Steifheitsgefühl im Bewegungsapparat auf. Die Schmerzen wechseln vom Schulter-Nacken-Bereich zum LWS-Bereich mit Ausstrahlung in die vordere Oberschenkelmuskulatur. Häufig bleibt ein ziehender Schmerz in der Lumbalregion und in der Oberschenkelmuskulatur. Sie gibt an, körperlich kaum noch belastbar zu sein, kleine Anstrengungen lassen sie schnell ermüden. Normales Gehen fällt der Patientin oft schwer.

Es bestehen nächtliche Schweißausbrüche und innere Unruhe. Sie gibt an, in vielen Alltagssituationen oft gereizt und aggressiv zu reagieren. Familie und Kollegen haben sie schon darauf angesprochen. Des Weiteren berichtet sie, sehr kälteempfindlich geworden zu sein, die Schmerzen verstärken sich erheblich bei Kälte. Sie klagt über Blähungen und Verdauungsstörungen. Die Patientin ist leicht adipös.

Gesichtsfarbe:
blass

Zunge:
geschwollen

Puls:
saitenförmig leer

Interpretation der Symptomatik aus Sicht der TCM:
Die Symptomatik der Patientin mit Muskelschmerzen, innerer Unruhe, Nervosität, gespannter Muskulatur, gastrointestinalen Beschwerden und Gereiztheit deuten auf eine Leber-Qi-Stagnation hin. Die Müdigkeit und die Muskelschwäche weisen auf eine Milz-Yang-Schwäche hin. Die Blässe, Kälteempfindlichkeit und Schlafstörungen sind ein Hinweis auf einen Blut-Mangel.

Behandlungsprinzip:
Regulation der Leber-Qi-Stagnation, konstitutionelle Behandlung der Milz, Blut nähren, Shen beruhigen

Akupunkturpunkte:
Ashi-Punkte, Gb 34, Mi 6, Le 3, Ma 36, Ma 40, Ma 41, KG 6, KG 12, 3E 5, LG 20, Pe 6

Behandlung mit Tuina:
- Die Tuina-Behandlung beginnt am Rücken.
- Tui Fa von kranial nach kaudal
- Nie Fa von kranial nach kaudal
- Mo Fa auf Du Mai
- An Mo Fa – Stimulation der Shu-Punkte
- Rou Fa im Bereich Dü 13
- Na Fa Gb 21
- Ca Fa im Kreuzbeinareal
- An Fa LG 20
- Na Fa gesamtes Bein
- An Fa / Rou Fa Le 3
- Die Patientin in Rückenlage drehen.
- An Fa mit 4 Fingern – Thorax und Abdomen entlang der Medioklavikularline
- Ma 13 → Mi 12
- Nie Fa an den Armen
- An Fa → KS 6
- Nie Fa an den Beinen
- Na Fa im Bereich Mi 10
- Rou Fa → Ma 36
- Rou Fa → Mi 6 → Gb 39
- Abschluss Ca Fa → ganze Fußsohle

Behandlungssequenz:
mindestens 3-mal pro Woche Tuina-Massage

Ergänzende Behandlungen:
Die Behandlung wurde mit Kräuterrezepturen und Akupunkturbehandlungen ergänzt. Nach einer Behandlungszeit von sechs Monaten gibt die Patientin einen Beschwerderückgang von ca. 60 Prozent an und eine erhebliche Besserung der Lebensqualität. Die Patientin besucht regelmäßig einen Yogakurs mit Anleitung zur Meditation und hat ihre Ernährung an ihren Konstitutionstypus angepasst.

Selbstbehandlung
Die FMS-Patienten/Patientinnen sollten regelmäßig eine **Selbstbehandlung** nach vorheriger Anleitung durch den Therapeuten mittels Akupressur durchführen. Qi Gong, Tai Chi, Yoga und Meditationsübungen sind dem Patienten ebenfalls zu empfehlen.
Eine diätetische Beratung nach der TCM ist immer erforderlich.

Tendovaginitis

Die Tendovaginitis entsteht als Folge von Überbelastung, Überanstrengung durch monotone wiederkehrende Bewegungsabläufe und Traumata. Aus Sicht der Chinesischen Medizin stagnieren dadurch Qi und Blut im zugeordneten Leitbahnsystem. Folgen: Die Flexibilität der Sehnen ist eingeschränkt, ein lokaler Schmerz entsteht.

Behandlungsprinzip: Das Ziel ist, den Qi- und Blutfluss wieder herzustellen, die Schmerzen zu lindern, die Sehnen zu entspannen und ihre Funktion und Flexibilität wiederherzustellen. Die **Behandlung mit Tuina** ist eine gute **Ergänzung** zur Akupunkturbehandlung.

Behandlungsvariante mit Tuina

- Tui – Schieben – entlang des gesamten Armes
- folgende Akupunkturpunkte werden akupressiert – Dian An Fa:
  - Lu 9 (Tai Yuan): zur Linderung von Schmerzen der tendinomuskulären Leitbahn
  - Di 11 (Qu Chi): um die Leitbahn durchgängig zu machen
  - Di 5 (Yang Xi): Lokalpunkt bei Tendinosen
  - Gb 34 (Yang Ling Quan) – Meisterpunkt Sehnen: zur Entspannung der Sehnen, Wiederherstellung der Flexibilität und zur Schmerzlinderung
  - Pe 6 (Nei Guan): um die Leitbahn durchgängig zu machen
  - 3E 4 (Yang Chi): zur Entspannung der Sehnen und um die Leitbahn durchgängig zu machen
  - Ashi-Punkte – örtliche druckdolente Punkte: zur Schmerzlinderung und Entspannung der Sehnen und Muskeln

Behandlungsdauer:

- nach Möglichkeit täglich behandeln
- mindestens 2-mal pro Woche
- 10–15 Behandlungen insgesamt
- Behandlungsdauer pro Sitzung: ca. 20 Minuten
- Jeder Punkt sollte ca. 1 Minute behandelt werden.

Fallbeispiel aus der Praxis
Schmerzen im Unterarm mit Schwellung

Patientin, 51 Jahre alt, verheiratet, ein Kind, IT-Managerin: Die Patientin beschreibt ein rezidivierendes schmerzhaftes Ziehen im rechten Unterarm mit einer Schwellung oberhalb des Handgelenks auf der Armvorderseite. Das erste Mal traten die Beschwerden vor vier Jahren nach zwei arbeitsreichen Wochen am Computer auf.
Die Schmerzen verschlimmern sich bei Anstrengung, Computerarbeit und Wetterumschwüngen zu feuchtkaltem Wetter. Zusätzlich berichtet die Patientin über Verspannungen im Schulter-Nacken-Areal.

Ursachen aus Sicht der TCM:
Invasion von Feuchte-Kälte oder Wind, Qi- und Blut-Stagnation

Behandlungsprinzip:
Tong Fa, Qi- und Blut-Stagnation lösen, Wärmen, Wind ausleiten

Leitbahnen:
TML Pe, TML 3E

Akupunkturpunkte:
Ashi-Punkte, Pe 7, Di 4, 3E 7, 3E 5, Pe 6, Ma 36

Behandlung mit Tuina im Sitzen:

- Tui Fa über dem Handgelenk palmare Seite und dorsale Seite – je 2 Minuten
- An Rou Fa an Di 4 mit dem Daumen
- An Rou an Pe 6 mit dem Daumen

- An Rou Fa an Pe 7, 3E 7, 3E 5 mit dem Daumen
- Nie Fa gesamter Arm von distal nach proximal
- Ca Fa Pe 6
- Yao Fa Handgelenke
- Seite wechseln und dem vorherigen Ablauf am anderen Arm durchführen
- Tui Fa mit den Schwertfingern → von Gb 20 über Gb 21
- gleichzeitig beidseitig An Rou Fa Gb 20 mit dem Daumen
- Mo Fa mit 2 Fingern → im Verlauf des M. sternocleidomastoideus
- An Rou Fa mit dem Zangengriff → entlang der Halsmuskulatur
- Mo Fa → gesamte Nacken-Schulter-Partie
- Gun Fa der gesamten Nackenmuskulatur – 1 Minute auf jeder Seite
- Nie Na Fa des M. trapezius – Handtuch auflegen
- Rou Fa → der gesamten Nacken-Schulter-Partie bis zum M. deltoideus
- Nie Na Fa Gb 21
- Ca Fa Gb 21

Behandlung mit Tuina in Rückenlage:
- An Rou Fa Ma 36
- Ba Shen Fa an der HWS
- Ba Shen Fa – seitliches Dehnen der Nackenmuskulatur, Kopf in Richtung Schulterhöhe dehnen
- Abschluss Pai Fa → gesamtes Schulter-Nacken-Areal

Gesamtdauer pro Behandlung:
15–20 Minuten

Behandlungsmodul:
- Siehe Grundbehandlung Arme in Kap. 7.6
- An Rou Fa der Akupunkturpunkte

Ergänzende Behandlung:
Schröpfmassage im Schulter-Nacken-Areal, phytotherapeutische Behandlung, Akupunktur

Kräuterrezeptur
Diese Rezeptur kann ergänzend zur Tuina-Behandlung verordnet werden:
- Fang Feng (Radix Saposhnikoviae) 12 g
- Fu Ling (Poria) 9 g
- Si Gua Luo (Fasciculus Luffae) 9 g
- Qin Jiao (Radix Gentianae Macrophyllae) 9 g
- Ge Gen (Radix Puerariae) 9 g
- Sang Zhi (Ramulus Mori) 9 g
- Qiang Huo (Radix et Rhizoma Notopterygii) 9 g
- Gui Zhi (Ramulus Cinnamomi) 6 g
- Di Long (Pheretima) 6 g

Die Rezeptur wird als Dekokt verabreicht, die Tagesdosis ist individuell an den Patienten anzupassen.

Behandlungsdauer:
- nach Möglichkeit täglich behandeln
- mindestens 2-mal pro Woche
- 10–15 Behandlungen insgesamt

> **Selbstbehandlung**
> Die Akupressur-Behandlung kann der Patient nach Anleitung durch den Therapeuten einmal täglich zu Hause weiterführen.

9.4 Neurologische Erkrankungen

9.4.1 Idiopathische Fazialisparese

Die Fazialisparese ist eine Lähmung des N. facialis. Dieser Nerv besteht aus meist motorischen Fasern zur Innervation der Gesichtsmuskulatur. Ebenso innerviert dieser Anteile der Geschmacksempfindung und versorgt die Speicheldrüsen des Kopfes. Eine Schädigung des N. facialis führt zu einer Beeinträchtigung der mimischen Gesichtsmuskulatur. Je nach Höhe des Schädigungsortes können noch eine vermehrte Tränensekretion, eine Hyperakusis, eine verminderte Speichelproduktion, Geschmacksstörungen und Gefühlsstörungen und Schmerzen im Bereich des Ohres auftreten.

Ursache: Die Ursache einer idiopathischen Fazialisparese ist nicht eindeutig geklärt. Vermutet werden eine entzündliche Erkrankung und Begleitsymptome eines grippalen Infektes.

Da der Nerv über eine längere Strecke in einem engen knöchernen Kanal verläuft, nimmt man an, dass er besonders anfällig für die durch die Entzündung verursachte Schwellung und den hierdurch auf das Nervengewebe ausgeübten Druck mit nachfolgender Blutminderversorgung ist. Dies ist ein Grund, dass Symptome des N. facialis häufiger auftreten als vergleichbare Schädigungen anderer Nerven. Vor der Behandlung mit Tuina sollte die Ursache abgeklärt sein und andere Auslöser ausgeschlossen werden, z. B. Apoplex, Blutung, Tumor, Mastoiditis, Herpes zoster, Otitis media, Frakturen.

Diagnose aus Sicht der TCM: Eindringen von äußerem Wind

Behandlungsprinzip: Wind beseitigen, Leitbahn frei machen

Leitbahnen: Gallenblase, Blase, Magen, 3-Erwärmer

Akupunkturpunkte: Gb 20, Ma 7, Bl 2, Di 4, Di 20, 3E 5, 3E 17

Behandlung mit Tuina in Rückenlage

- Der Therapeut steht oder sitzt am Kopfende
- An Rou Fa Gb 20
- Ca Fa Hände warm reiben
- Hände auf das Gesicht legen
- Tui Fa – 12-mal Hände im Gesicht → gradlinig schieben
- Nie Na Fa Augenbrauen kneifen, mit Daumen und Zeigefinger eine Hautrolle ziehen, ganze Augenbraue durcharbeiten – 3-mal wiederholen
- Fu Fa → Augenbrauen nasal nach temporal ausstreichen – 3-mal wiederholen
- Bl 2 mit den Daumen kneten – 36-mal wiederholen
- An Rou Fa Yin Tang massieren
- Ca Fa – gegenläufig die Nasolabialfalte reiben mit dem Zeigefinger
- Di 20 An Rou Fa drücken und kreisen
- Ma 7 An Rou Fa kreisen
- 3E 17 An Rou Fa
- Ji Dian Fa – Schädeldach klopfen – 12-mal wiederholen
- Na Fa – Kopfhaut greifen von → frontal über basal nach okzipital – 3-mal wiederholen, immer frontal beginnend
- Gua Fa Finger spreizen, von frontal nach okzipital und frontal nach temporal über die Kopfhaut „Haare kämmen“ – 3-mal wiederholen
- Nackenmuskulatur Na Fa im Zangengriff von → Gb 20 bis zum Prominens – 12-mal wiederholen
- Therapeut legt die Hände als Abschluss auf das Gesicht – Position halten

Ergänzende Behandlung: Der Patient sollte frühzeitig Bewegungsübungen der mimischen Muskulatur nach entsprechender Anleitung mehrmals täglich durchführen. Zusätzlich kann eine vorher angeleitete tägliche Selbstmassage mit Tuina den Heilungsprozess positiv beeinflussen.

Selbstmassage

- Hände auf das Gesicht legen Tui Fa – 12-mal wiederholen
- Nie Fa – Augenbrauen ziehen, mit Daumen und Zeigefinger eine Hautrolle ziehen, ganze Augenbraue durcharbeiten – 6-mal wiederholen
- Augenbrauen mit dem Daumen ausstreichen – 6-mal wiederholen
- Rou Fa Bl 2 mit den Daumen kneten – 36-mal wiederholen
- An Rou Fa Punkt Yin Tang – 1 Minute
- Tai Yang – Schläfen pressen – An Fa
- An Fa Di 20 drücken und kreisen
- Ji Fa am Processus mastoideus – Klopfen mit dem Vogelschnabel – 6-mal wiederholen
- Rou Fa Galle 20 – 36-mal wiederholen
- Ji Fa Du 20 klopfen – 6-mal wiederholen

9.4.2 Migräne

Ursachen: Die Ursache von Migräne ist nicht endgültig geklärt. Die Auslöser sind unterschiedlich und individuell in ihrer Art. Genetische Faktoren können eine große Rolle bei der Krankheit spielen. In zwei Dritteln aller Fälle leiden oft mehrere Familienmitglieder an Migräne.

Migräne ist eine Funktionsstörung des Gehirns, der Hirnhaut und der Blutgefäße. Sie ist in Deutschland weit verbreitet: Etwa 12 Prozent der Bevölkerung ist davon betroffen. Frauen leiden etwa dreimal häufiger und schwerer an Migräne als Männer.

Migränetrigger

Migräneattacken können durch bestimmte Auslöser verursacht werden. In der Befragung sollten diese Aspekte sehr genau betrachtet werden und entsprechende Vermeidungsstrategien entwickelt werden.
Der Patient sollte prüfen, ob folgende Faktoren die Migräne auslösen könnten:

- Stress, Überanstrengung
- unregelmäßiges Essen, einseitige oder unzureichende Ernährung
- zu wenig, zu viel oder zeitlich verschobener Schlaf
- orale Antikonzeptiva
- Nahrungsmittel wie Rotwein, Milchprodukte, Käse, Schokolade, alkoholische Getränke, Nüsse, Zitrusfrüchte, fettige Speisen, Schweinefleisch, Meeresfrüchte, Eier, Zwiebeln, Tee, Kaffee, Muskat, Nitrate, Glutamat, Salz
- Medikamente: Blutdrucksenker, Hormone, Antibiotika, Vitamine, Benzodiazepine, Barbiturate
- Übermaß an Hitze, Kälte, Geräuschen, Licht und Geruchswahrnehmungen
- Kopf-/Nackenschmerzen durch Augen-, Nasennebenhöhlen-, Zahnerkrankungen
- Bluthochdruck

Aus Sicht der TCM sind chronische Kopfschmerzen und Migräne auf eine **Stauung des Qi** in den Yang-Meridianen des Kopfes zurückzuführen. Klimatische Faktoren spielen bei chronischem Verlauf keine Rolle. Je nach Charakter des Schmerzes liegen **Fülle-** oder **Mangel-Störungen** vor. Die Ursachen liegen im Inneren. Die Erfahrung aus der Praxis zeigt, dass die Anzahl der Patienten mit einer Fülle-Störung überwiegt.

Ursachen von Kopfschmerzen und Migräne aus Sicht der TCM:
- Stagnation des Leber-Qi
- Aufsteigendes Leber-Yang
- Aufsteigendes Leber-Feuer
- Schwäche des Leber-Yin
- Magen-Fülle bzw. -Feuer mit Schwäche des Milz-Pankreas
- Schleim-Störung meist bei Milz-Pankreas-Schwäche
- Schwäche des Nieren-Yang oder -Qi mit oder ohne Leber-Fülle-Störungen
- allgemeine Schwäche des Qi (selten)

Leitbahnen: Durch die Schmerzlokalisation und Ausstrahlung lassen sich die zu behandelnden Leitbahnen herausstellen.
- Schmerz halbseitig: Gallen-Leitbahn
- Schmerz im Stirnareal: Magen-Leitbahn
- Schmerzen des Schädeldaches, Sagittallinie: Leber-Leitbahn
- Schmerzen im Okzipitalbereich: Blasen-Leitbahn
- Schmerzen am gesamten Kopf: Nieren-Leitbahn

Schmerzcharakter:
- dumpf – Leere
- schwer – Schleim, Nässe
- pochend pulsierend – Leber
- ziehend – Leber

Beachte

Tuina als alleinige Behandlung hat sich hier nicht als erfolgreich bewiesen. Eine Kombination aus Akupunktur, Tuina und individuellen Kräuterrezepturen hat sich in der Praxis jedoch bewährt.
Regelmäßig ausgeübte Ausdauersportarten sind hilfreich, um Migräneattacken zu verhindern.

9.4.3 Kopfschmerz Typ Wind-Kälte

Ursachen: Die Kopfschmerzen entstehen durch den Einfluss der klimatischen Faktoren Wind und Kälte. Qi und Xue sind blockiert.

Symptome:
- Kopfschmerzen
- Schmerzen im Schulter-Nacken-Bereich
- Fließschnupfen

Zunge: weißlicher Belag

Puls: oberflächlich

Behandlungsprinzip: Yang stützen, Wind vertreiben, Kälte zerstreuen, Sedieren

Akupunkturpunkte: Gb 20, Di 4, Di 20, LG 14, Ma 8, Tai Yang

Behandlung mit Tuina in Bauchlage
- Tui Fa mit 5 Fingern, gesamter Rücken
- Mo Fa mit der Handfläche, gesamter Rücken
- Rou Fa LG 14
- Ca Fa mit der Handfläche LG 14
- An Rou Fa Gb 20

Behandlung des Kopfes mit Tuina in Rückenlage

- Fen Tui Fa Stirn
- An Rou Fa Tai Yang
- An Rou Fa Ma 8 gleichzeitig beidseitig
- An Rou Fa Di 20

Behandlung der Extremitäten

- Tui Fa der Yang-Seiten an den oberen Extremitäten
- An Rou Fa Di 4
- Tui Fa der Yang-Seiten der unteren Extremitäten

Behandlungsdauer: 30 Minuten, 2–3-mal pro Woche, 6–10 Behandlungen

9.4.4 Kopfschmerz Typ Milz-Schwäche

Ursachen: Der Kopfschmerz entsteht durch Stress, Fehlernährung, unregelmäßiges Essen. Der Funktionskreis Milz ist dadurch geschwächt .Die Nahrung wird nicht mehr ausreichend verteilt, es entsteht ein Qi- und Xue-Mangel.

Symptome:

- Kopfschmerz
- Schwindel
- geistige Schwäche
- körperliche Schwäche
- blasses Gesicht

Zunge: blass, geschwollen, evtl. Zahneindrücke

Puls: schwach, leer

Behandlungsprinzip: Qi und Xue stärken, Yang stärken, Milz stärken, Schmerzen lindern

Akupunkturpunkte: Ma 36, Bl 20,21, Mi 6, Di 4, Gb 20, LG 14

Behandlung mit Tuina in Bauchlage

- Tui Fa Blasen-Leitbahn von kranial nach kaudal
- Mo Fa mit der Handfläche, gesamter Rücken von kranial nach kaudal
- Rou Fa LG 14 – 2 Minuten
- Rou Fa Bl 20
- Rou Fa Bl 21

Behandlung mit Tuina in Rückenlage

- Fen Tui Fa Stirn – 2 Minuten
- Tui Fa der Milz-Leitbahn beidseits von distal nach proximal
- Na Fa Milz-Leitbahn beidseits
- An Rou Fa Mi 6
- An Rou Fa Ma 36

Behandlungsdauer: 20–30 Minuten, 2–3-mal pro Woche, 10–15 Behandlungen

9.4.5 Schmerzen im gesamten Kopfbereich

Ursachen aus Sicht der TCM: Qi- und Blut-Mangel im Kopf, Störung des Qi-Flusses

Behandlungsprinzip: Qi- und Blut-Fluss wieder herstellen

Akupunkturpunkte: LG 20, Bl 7

Behandlung mit Tuina im Sitzen

- An Fa LG 20
- Rou Fa LG 20
- An Rou Fa Bl 7
- Gua Fa gesamter Kopf
- Rou Fa gesamte Ohrmuschel – 2–3 Minuten
- Ohrläppchen nach kaudal ziehen – 5-mal wiederholen

Behandlungsdauer: 20–30 Minuten, 2–3-mal pro Woche, 10–15 Behandlungen

9.5 Gynäkologische Erkrankungen

9.5.1 Dysmenorrhö

Die Dysmenorrhö ist eine schmerzhafte Monatsblutung mit allgemeinem Krankheitsgefühl. Sie kann mit Veränderungen im Abstand des Zyklus (Oligo-/Polymenorrhoe) und Blutungsstärke (Hypermenorrhoe/Hypomenorrhoe/Menorrhagie) verbunden sein. Hier werden unterschieden:

- das Fehlen oder Ausbleiben der menstruellen Blutung (Amenorrhoe)
- die zu schwache Blutung (Hypomenorrhoe)
- die zu starke Blutung (Hypermenorrhoe)

- die zu starke und zu lang anhaltende Blutung (Menorrhagie)
- die schmerzhafte Blutung (Dysmenorrhö)

Diagnose aus Sicht der TCM: Blut-Mangel, Fülle-Kälte, Leere-Kälte, Nieren-Yang-Mangel, Qi-Stagnation

Behandlungsprinzip: Harmonisieren, Regulieren

Leitbahnen: Bl, Gb, Le, Mi, Chong Mai, Dai Mai

Akupunkturpunkte: Bl 31 bis Bl 34 (Ba Liao), Gb 20, Gb 21, Gb 30, Mi 6, KG 2 bis KG 8

Allgemeine Behandlung mit Tuina in Bauchlage

- Tan Bo Fa der paravertebralen Muskulatur entlang der Rücken-Shu-Punkte
- Tui Fa gesamter Rücken
- Nie / Na Bereich Gb 21
- Tui Fa Leitbahn Blase
- Gua Fa ICR
- Gun Fa Sakrum, Glutealregion, M. iliopsoas
- Ya Fa Gb 30
- Rou Fa Baliao
- Ca Fa LWS – Bereich Bl 31–34 (Baliao)
- Ji Fa mit der Faust locker Sakrum

Behandlung mit Tuina in Rückenlage

- Mo Fa gesamtes Abdomen
- Tui Fa KG 2 bis KG 8
- Rou Fa Handwurzel auf KG 2 bis KG 8
- An Rou Fa KG 2
- An Rou Fa, Chong Mai, Dai Mai

Behandlungsdauer: 2-mal pro Woche über 3–4 Zyklen

> **! Beachte**
> **Die Behandlung und die Auswahl der Akupunkturpunkte ist an die genaue Diagnose anzupassen.**

Ergänzende Behandlungen: Akupunktur-Behandlungen. Eine Behandlung mit einer individuell auf die Patientin abgestimmte Kräuterrezeptur ist erforderlich.

9.5.2 Klimakterische Beschwerden

Ein Zitat aus dem Klassiker des Gelben Kaisers zur Inneren Medizin – *Neijing*, Buch *Suwen* lautet:„*Mit 2 × 7 Jahren beginnt beim Mädchen die Menstruation und sie bekommt ihre Geschlechtsreife. Ihr Ren Mai Meridian ist nun durchgängig und ihr Chong Mai Meridian überfließend. Die monatliche Regel erscheint nun regelmäßig und sie kann Kinder bekommen. Mit 7 × 7 Jahren ist der Ren Mai Meridian der Frau erschöpft, der Chong Mai Meridian verwelkt und das Blut wird spärlich. Ihre Geschlechtsreife ist nun beendet und ihre irdischen Wege sind nicht länger durchgängig. Ihr Körper wird alt, sie kann jetzt keine Kinder mehr bekommen.*“ [18]

Symptomatik der klimakterischen Phase: Schwindel, Flimmern vor den Augen, Nachtschweiß, innere Unruhe, depressive Stimmungszustände, Angstzustände, psychische Veränderungen durch die hormonelle Umstellung, Haarausfall, Rückenschmerzen, Verlust der Libido, trockene Haut, Gewichtszunahme, Hormonstörungen, Herzstolpern, Antriebsmangel, Nervosität, Müdigkeit, Leistungsmangel, chronische Verstopfung, Osteoporose, chronische Blasenentzündung, erhöhter Harndrang.

Ursachen aus Sicht der TCM: Zunehmender Nieren-Yin-Mangel und dadurch bedingter Fülle-Zustand der Leber in Verbindung mit der Stagnation des Leber-Qi und einer Disharmonie von Yin und Yang. Beschwerden im Klimakterium betreffen also zu einem wichtigen Teil den Funktionsbereich „Niere“ sowie die Essenz. Mit zunehmendem Alter und abnehmender Zahl der Eizellen im Ovar nimmt auch die Produktion von Östrogen und Progesteron ab (sagt die Schulmedizin) bzw. vermindert sich die Kraft der Essenz (sagt die TCM). Die Behandlung fördert die Stärkung der „Niere“ und den Schutz und Erhalt der Essenz.

Behandlungsprinzip: Stagnation lösen, Nieren stärken, Harmonisierung von Yin und Yang

Akupunkturpunkte: KG 17, KG 12, KG 6, KG 4, Bl 14, Bl 17, Bl 18, Bl 20, Bl 23, Tai Yang, Bl 2, Le 20, LG 20, Gb 20, Gb 21

Behandlung mit Tuina in Rückenlage

- Hilfsmittel: Puder oder Massageöl
- An Rou Fa → KG 17, KG 12, KG 6, KG 4 – 2 Minuten pro Punkt
- Ji Fa (Vogelpicktechnik) → KG 17, KG 12, KG 6, KG 4
- Mo Fa – Kreisen auf dem gesamten Abdomen → im Verlauf des Kolons
- Fen Tui Fa mit beiden Händen
- Xie Tui Fa mit beiden Hände
- Gua Fa der Rippenbögen
- Yin Yang Mo Fa – Yin-Yang-Zeichen auf dem Bauch streichen
- oder Tai Chi Mo Fa

Behandlung mit Tuina in Bauchlage

- An Rou Fa Bl 14, Bl 17, Bl 18, Bl 20, Bl 23
- Tui Fa → LG gesamter Rücken
- Tui Fa → Blasen-Leitbahn am Rücken bis Wärme entsteht

Behandlung mit Tuina im Sitzen

- An Rou Fa Gb 20
- Rou Fa Gb 21
- An Rou Fa Bl 2
- An Fa Tai Yang
- San Fu Fa

Behandlungsdauer: regelmäßig 1-mal pro Woche bis zur Beschwerdebesserung

Ergänzende Behandlung: Akupunktur, Ohrakupunktur, Kräuterrezepturen

9.6 HNO-Erkrankungen

9.6.1 Allergische Rhinitis

Allergische Entzündungen der Nasenschleimhaut werden in saisonalen Jahreszeiten durch Pflanzenpollen hervorgerufen. Jahreszeitunabhängig sind Allergene wie z. B. Hausstaub, Bettfedern oder Arbeitsplatzallergene.

Ursache: Allergene (Pollen, Gräser, Sporen, Hausstaub)

Symptome:

- Abgeschlagenheit
- Beeinträchtigung des Allgemeinbefindens
- Konjunktivitis
- Niesen
- Symptome des Schnupfens

Diagnose aus Sicht der TCM: Schwäche des Wei Qi, Eindringen von Wind, Kälte oder Hitze. Der Wind blockiert die Nase, was sich als verstopfte Nase und durch Niesen bemerkbar macht. Ist Hitze mit im Spiel, kommt es zu Jucken und Brennen sowie zu Rötung in Augen, Nase und Hals.

Behandlungsprinzip: Nase öffnen, Wind-Kälte oder Hitze vertreiben, Wei Qi stärken

Akupunkturpunkte: Gb 20, Gb 21, Di 20, Bl 2

Behandlung mit Tuina in Rückenlage

- Der Therapeut steht oder sitzt am Kopfende.
- Tui Fa, 12-mal Hände im Gesicht → gradlinig schieben
- Fen Tui Fa → Stirn
- Nie Na Fa der Augenbrauen, mit Daumen und Zeigefinger eine Hautrolle ziehen, die ganze Augenbraue durcharbeiten – 3-mal wiederholen
- Fu Fa → Augenbrauen nasal nach temporal ausstreichen – 3-mal wiederholen
- Bl 2 mit den Daumen kneten – 36-mal wiederholen
- An Rou Fa an Akupunkturpunkt Yin Tang
- An Rou Fa an Akupunkturpunkt Tai Yang
- Ca Fa, gegenläufig die Nasolabialfalte reiben mit dem Zeigefinger
- An Rou Fa Di 20 – 36-mal wiederholen
- Ohrspitzen mit Daumen und Zeigefinger greifen und sanft nach lateral ziehen – 3-mal wiederholen
- Ji Dian Fa Schädeldach klopfen – 12-mal wiederholen
- Na Fa – Kopfhaut greifen von → frontal über basal nach okzipital – 3-mal wiederholen, immer frontal beginnen
- Gua Fa, Finger spreizen, von frontal nach okzipital und frontal nach temporal über die Kopfhaut, „Haare kämmen" – 3-mal wiederholen
- Nackenmuskulatur Na Fa im Zangengriff von → Gb 20 bis zum Prominens – 12-mal wiederholen

- zu den Armen wechseln
- Tui Fa gesamter Arm
- Nie Na Fa gesamter Arm
- An Rou Fa Di 4, Di 11
- Arm wechseln

Behandlungsdauer: 20–30 Minuten, 2–3-mal pro Woche, 10 Behandlungen

Ergänzende Behandlung: Eine Behandlung mit chinesischen Kräutern und Akupunktur in der allergiefreien Zeit hat sich bewährt.

Selbstbehandlung
Der Patient sollte sich täglich mit An Rou Fa Di 20 und An Rou Fa am Punkt Yin Tang nach Anleitung des Therapeuten behandeln.

9.6.2 Grippaler Infekt

Ein grippaler Infekt ist ein Sammelbegriff für diverse Erkrankungen der oberen Atemwege, die häufig von Fieber begleitet werden.

Symptomatik: Der Patient fröstelt, durch angeschwollene Nasenschleimhäute kann das Atmen durch die Nase erschwert sein, ein Druckgefühl bzw. Schmerzen in den Ohren sind möglich. Zu Beginn der Erkrankung fühlt der Patient sich oft müde und Husten kann hinzukommen. Es können Kopfschmerzen und Schmerzen in den Extremitäten auftreten. Im Anfangsstadium dieses Symptomenkomplexes hat sich eine Behandlung mit Tuina bewährt.

Ursache aus Sicht der TCM: Wind-Kälte ist in den Körper eingedrungen.

Diagnose aus der Sicht der TCM: Erkrankung durch Wind-Kälte

Behandlungsprinzip: Wind ausleiten, Kälte vertreiben, Oberfläche befreien, Lunge stärken

Akupunkturpunkte: Lu 7, Di 4, LG 14, Gb 20

Behandlung mit Tuina in Rückenlage
- An Rou Fa Gb 20
- Fu Fa Stirn
- Fen Tui Fa Stirn – sanft
- Dou Fa untere Extremität – sanft

Behandlung mit Tuina im Sitzen
- Gua Fa gesamte Leitbahn Blase an Rücken von kranial nach kaudal
- Rou Fa LG 14 oder Ning Fa – 5 Minuten
- An Rou Fa Lu 7
- An Rou Fa Di 4
- Cou Fa der oberen Extremität – sanft

Behandlungsdauer: Die gesamte Behandlung sollte nicht länger als 20 Minuten dauern.

Begleitende Therapie: Schröpfen oder Schröpfmassage, Kräuterrezepturen

9.6.3 Asthma bronchiale

Asthma bronchiale ist eine entzündliche Erkrankung der Atemwege mit **anfallsweiser Atemnot** infolge **Atemwegsverengung** (Bronchialobstruktion) und Zunahme der Empfindlichkeit der Atemwege auf viele Reize (bronchiale Hyperreaktivität).

Ursachen: genetische Anlage und exogene Auslöser (Allergene, Infekte)

Ursache aus Sicht der TCM: Schwäche des Lungen-Qi

Behandlungsprinzip: Lungen-Qi stärken

Akupunkturpunkte: Bl 13, Bl 43, KG 17, Lu 1, Lu 9

Behandlung mit Tuina in Bauchlage
- Tui Fa am Rücken entlang der Blasen-Leitbahn
- Rou Fa entlang der Blasen-Leitbahn
- An Fa Bl 13, Bl 43
- Rou Fa Bl 13, Bl 43
- Tui Fa entlang der Lungen-Leitbahn
- Mo Fa entlang der Lungen-Leitbahn
- Ca Fa entlang der Lungen-Leitbahn

Behandlung mit Tuina im Sitzen

- Gua Fa der Interkostalräume
- Rou Fa Lu 1
- Rou Fa Lu 9

Behandlungsdauer: 20 Minuten, 2–3 pro Woche, 10 Behandlungen

9.7 Innere Erkrankungen

9.7.1 Obstipation

Die Obstipation ist eine **akute** oder **chronische Stuhlverstopfung** des Darms. Sie ist gekennzeichnet durch

- eine zu lange Verweildauer des Stuhls im Darm,
- eine zu harte Konsistenz des Stuhls,
- geringes Stuhlvolumen und
- Probleme beim Stuhlgang.

Ursachen:

- kurzfristige Ernährungsumstellungen (z. B. auf Reisen oder im Rahmen einer Diät)
- langfristige ballaststoffarme Ernährung und zu geringe Flüssigkeitsaufnahme
- Zeitverschiebung
- Stuhlunterdrückung, um den Gang auf fremde Toiletten zu vermeiden
- vorübergehende Bettlägerigkeit nach einer Operation
- anhaltender Bewegungsmangel
- Hormonschwankungen während der Schwangerschaft oder in den Wechseljahren
- regelmäßige Einnahme von Medikamenten (z. B. Schmerzmittel, Blutdrucksenker, Beruhigungsmittel, Eisenpräparate)
- akute Erkrankungen (z. B. ein Darmverschluss)
- chronische Darmkrankheiten (z. B. Reizdarmsyndrom, Darmverengungen)
- weitere Erkrankungen wie z. B. Morbus Parkinson (Schilddrüsenunterfunktion sind auszuschließen)

Akupunkturpunkte: Di 4, Le 3

Allgemeine Behandlung mit Tuina in Rückenlage

- Zhen Fa mit übereinandergelegten Händen unterhalb des Bauchnabels
- langsam in die Tiefe gehen und wieder an die Oberfläche gehen
- Dauer: 10 Minuten
- Mo Fa im Dickdarmverlauf
- Pai Fa der unteren Extremitäten von distal nach proximal
- mit dem linken Bein beginnen
- An Rou Fa Di 4
- An Rou Fa Le 3

Obstipation Typ Fülle

Fülle-Symptome:

- Mundtrockenheit
- Mundgeruch
- Polydipsie
- Übelkeit
- konzentrierter Urin
- trockener Stuhl
- rotes Gesicht, rote Lippen

Zunge: rote Zungenfarbe, brauner trockener Belag

Puls: kräftig, rollend

Behandlungsprinzip: Hitze kühlen, Dickdarm befeuchten, Sedieren

Akupunkturpunkte: Di 4, Ma 25, Ma 36, Gb 34, Bl 57, Ni 6

Behandlung mit Tuina in Rückenlage

- An Rou Fa Di 4
- An Rou Fa Ma 25
- An Rou Fa Ma 36
- An Rou Fa Gb 34
- Rou Fa des Bauchnabels tief
- Tui Fa schrägläufig im Unterbauchbereich

Selbstbehandlung
Der Patient sollte viel trinken sowie Obst und Gemüse zu sich nehmen, z. B. Wassermelonen, Orangen oder Birnen, Gurken, Tomaten oder Mungbohnen, und morgens nüchtern einen Teelöffel Honig oder Sesamöl einnehmen.
Der Patient sollte täglich eine **Selbstmassage** am Bauch nach Anleitung des Therapeuten durchführen: 36-mal kreisend im Uhrzeigersinn massieren.

Obstipation Typ Qi- und Blut-Schwäche

Eine Schwächung von Qi und Blut durch lange Krankheit, Geburt oder durch Fehlernährung kann die Ursache einer Obstipation sein.

Symptome:
- Blässe
- kalte Hände und Füße
- Kurzatmigkeit
- schnelles Ermüden
- Vergesslichkeit

Zunge: blass, dünner Belag

Puls: schwach

Behandlungsprinzip: Tonisieren, Qi und Xue stützen

Akupunkturpunkte: Ma 25, Ma 36, Bl 20, Bl 25, Ba liao Bl 31 bis Bl 34, KG 4, KG 6, Ni 1

Behandlung mit Tuina in Bauchlage
- Tui Fa auf der Blasen-Leitbahn von kranial nach kaudal
- Gun Fa auf der Blasen-Leitbahn
- Rou Fa Bl 20
- Rou Fa Bl 25
- Ca Fa mit den Handkanten über Ba liao

Behandlung mit Tuina in Rückenlage
- Yin Yang Mo Fa Abdomen
- An Rou Fa Ma 25
- An Rou Fa KG 4, KG 6
- Rou Fa M 36
- An Rou Fa Ni 1

Behandlungsdauer: 30 Minuten, 2-mal pro Woche, 10 Behandlungen

Obstipation durch Kälte

Häufig sind Menschen im hohen Alter (Yang-Schwäche) oder nach einer langen Krankheit betroffen.

Symptome:
- Kälteempfindlichkeit
- kalte Extremitäten
- kalte Lumbalregion
- blasse Gesichtsfarbe
- klarer Urin

Zunge: blass, weißer Belag

Puls: tief, langsam

Behandlungsprinzip: Wärmen, Qi bewegen, Stuhl bewegen, Tonisieren

Akupunkturpunkte: Ma 25, Ma 36, Nie 3

Behandlung mit Tuina in Bauchlage
- Gun Fa Regio lumbalis/Regio sacralis
- Ca Fa Regio lumbalis/Regio sacralis

Behandlung mit Tuina in Rückenlage
- Tui Fa der Beine
- Rou Fa Ma 36
- Rou Fa Ma 25
- Rou Fa gesamtes Abdomen im Verlauf des Dickdarmes
- Tai Chi Mo Fa Abdomen
- An Fa Ni 3

Behandlungsdauer: 25 Minuten, 3-mal pro Woche, bis zur Besserung der Beschwerden

Ergänzende Behandlung: Bewegung, ausreichende Flüssigkeitszufuhr

9.7.2 Diarrhö

Es handelt sich bei der Diarrhö nicht um eine Krankheit im eigentlichen Sinne, sondern um ein **Symptom**, welches Ursachen habe kann.

Der Stuhl hat einen hohen Wasseranteil (> 75 %), sodass die Konsistenz meist flüssig oder breiig ist, und wird mehrfach abgesetzt. Durchfälle, die maximal zwei Wochen anhalten, werden als **akute Diarrhö** bezeichnet, hält die Diarrhö zwischen zwei und vier Wochen an, so spricht man von einer **persistierenden Diarrhö**. Besteht der Durchfall länger als vier Wochen, so spricht man von einer **chronischen Diarrhö**.

Vor der Behandlung mit Tuina sollte die Ursache abgeklärt werden. Ist eine Infektionserkrankung die Ursache, sollte eine Behandlung mit Tuina nicht erfolgen.

Diarrhö Typ Milz-Schwäche

Symptome:
- breiiger Stuhlgang mit unverdauten Speiseresten
- Blähungen, Völlegefühl
- Appetitlosigkeit
- Müdigkeit

Zunge: blasse Zunge, heller dünner Zungenbelag

Puls: dünn, schwach

Behandlungsprinzip: Milz-Yang anregen, Tonisieren, Harmonisieren

Akupunkturpunkte: Ma 25, Ma 36, KG 6, KG 12, Mi 9, Mi 6

Behandlung mit Tuina in Bauchlage
- Tui Fa mit der Handfläche, Rücken von kranial nach kaudal
- Mo Fa mit der Handfläche von kranial nach kaudal

Behandlung mit Tuina in Rückenlage
- Mo Fa am Abdomen
- Tui Fa am Abdomen
- Mo Fa gegen den Darmverlauf – mind. 5 Minuten
- An Rou Fa der Akupunkturpunkte

Behandlungsdauer: 30 Minuten, 2–3-mal pro Woche, bis sich die Beschwerden bessern

Diarrhö Typ Nieren-Yang-Schwäche

Symptome:
- morgendlicher Durchfall
- Darmgeräusche
- Bauchschmerzen
- Kältegefühl, kalte Hände und Füße

Zunge: blasse Zunge, heller Zungenbelag

Puls: tief, kraftlos

Behandlungsprinzip: Nieren-Yang stärken, Milz-Qi harmonisieren

Akupunkturpunkte: Ma 25, Ma 36, Ni 3, KG 4, LG 20, Bl 23, Bl 28, LG 4

Behandlung mit Tuina in Bauchlage
- Tui Fa gesamter Rücken von kranial nach kaudal
- Mo Fa Regio lumbalis
- An Fa Regio lumbalis
- An Rou Fa Bl 23
- Ca Fa mit der Handfläche Bl 23
- An Rou Fa Bl 28
- Ca Fa mit den Handkanten gesamte Lumbalregion

Behandlung mit Tuina in Rückenlage
- Nie Fa der Bauchmuskulatur
- Mo Fa paraumbilikär
- An Fa Ma 25
- An Fa KG 4
- An Fa Ma 36
- Yin-Yang-Streichungen am Unterschenkel
- An Rou Fa Ni 3

Behandlungsdauer: 30 Minuten, 2–3-mal pro Woche, bis sich die Beschwerden bessern

Ergänzende Behandlung bei allen Formen der Diarrhö: Ernährungsberatung, phytotherapeutische Behandlung

9.7.3 Hypertonie

Die Hypertonie ist durch eine dauerhafte pathologische Erhöhung des arteriellen Blutdrucks gekennzeichnet. In etwa 90 Prozent der Fälle kann mit den heutigen diagnostischen Mitteln keine Ursache gefunden werden. Die Symptome einer Hypertonie sind unspezifisch.

Symptome:
- frühmorgendlich auftretende Kopfschmerzen
- Nasenbluten
- Sehschwierigkeiten
- Schwindel
- Ohrensausen
- Übelkeit
- Müdigkeit

Akutbehandlung mit Tuina im Sitzen
- Der Therapeut sitzt seitlich hinter dem Patienten.
- Eine Hand stützt den Kopf des Patienten.
- Mit der anderen Hand wird der Verlauf des M. sternocleidomastoideus, in der Umgebung des Sinus caroticus beginnend, mit Mittel- und Zeigefinger bis zur Klavikula sanft und gleichmäßig gedrückt – An Fa
- 10–15-mal wiederholen
- **Cave:** nur einseitig behandeln → plötzlich auftretender Blutdruckabfall!

Beachte
Diese Behandlung bewirkt die Regulation des Blutdrucks sowie die Regulation der Herzfrequenz im Akutfall.

Hypertonie durch Leber-Yang-Fülle

Symptome:
- rotes Gesicht, rote Augen
- Unruhe, Reizbarkeit
- Schwindel
- bitterer Geschmack
- Schlafstörungen
- trockener Stuhl

Zunge: rote Zunge mit wenig Belag oder gelblichem Belag

Puls: voll, saitenförmig

Behandlungsprinzip: Leber-Yang-Fülle ableiten

Akupunkturpunkte: Gb 20, Le 3, Gb 40, Di 11

Behandlung mit Tuina in Bauchlage
- Gun Fa gesamter Rücken
- Rou Fa entlang LG ab Th 1 bis zum Sakrum
- Nie Fa gesamter Rücken
- Ji Fa auf dem LG

Behandlung mit Tuina in Rückenlage
- Fen Tui Fa Stirn
- Fen Tui Fa Augenbrauen
- An Rou Fa Gb 20
- Mo Fa, Bauch kreisend massieren
- An Fa Arm, Di 11
- An Fa Beine, Gb 40
- An Rou Fa Le 3

Hypertonie durch Schleim-Nässe-Blockade

Symptome:
- Schweregefühl im Kopf
- Völlegefühl
- Schwindel
- Palpitationen
- Übelkeit

Zunge: blasse Zunge, weißer, schmieriger Belag

Puls: schlüpfrig

Behandlungsprinzip: Feuchtigkeit entfernen, Milz stärken, Schleim auflösen

Akupunkturpunkte: Bl 20, Ma 36, Ma 40, Ma 8, LG 21, Yin Tang, Mi 6

Behandlung mit Tuina in Bauchlage
- Mo Fa gesamter Rücken
- Gun Fa gesamter Rücken – 5 Minuten
- An Rou Fa Bl 20 – 5 Minuten

Behandlung mit Tuina in Rückenlage
- Fen Tui Fa Stirn
- Fu Fa Stirn

- An Rou Fa LG 21
- An Rou Fa Ma 8
- An Rou Fa Yin Tang
- Mo Fa im Uhrzeigersinn am Abdomen
- Tui Fa untere Extremität im Verlauf der Milz-Leitbahn beidseitig
- An Rou Fa Ma 36, Ma 40, Mi 6

Behandlungsdauer: 15–20 Minuten, 2–3-mal pro Woche, 10 Behandlungen

Ergänzende Behandlung: Erlernen von Entspannungstechniken, Qi Gong, Tai Chi, Bewegung

Beachte
Die Behandlung der Hypertonie mit Tuina ist eine Begleittherapie!

9.7.4 Hypotonie

Orthostatische Hypotonie

Die orthostatische Hypotonie bedeutet eine gestörte Blutdruckregulation. Der systolische RR-Wert liegt unter 100 mm/Hg. Kennzeichnend ist die Beschwerdefreiheit im Liegen. Nur bei Lagewechsel oder in aufrechter Körperhaltung setzen die Symptome ein.

Die gestörte Blutdruckregulation führt zu einem Abfall des systolischen Blutdrucks um mindestens 20 mm/Hg im Stehen innerhalb von drei Minuten nach dem Aufstehen. Das venöse Blut versackt in den Beinen.

Symptome:
- Schwindel
- Benommenheit
- Schwarzwerden oder Flimmern vor den Augen
- Kopfschmerzen
- evtl. Synkope

Nachfolgende Symptome:
- Tachykardie
- Blässe
- kalte Extremitäten
- Schweißausbruch

Akupunkturpunkte: LG 26, Dü 1, Ni 1

Akutbehandlung mit Tuina
- An Rou Fa LG 26, Dü 1, Ni 1
- Ni Fa LG 26

Behandlungsdauer: bis der Kreislauf wieder stabil ist

Hypotonie durch Qi- und Blut-Mangel

Symptome:
- Schwindel
- Herzrasen
- Müdigkeit
- blasses Gesicht
- Schlafstörungen

Zunge: blasse Zunge, weißer Zungenbelag

Puls: schwach, dünn

Behandlungsprinzip: Qi und Xue stärken und nähren

Akupunkturpunkte: Ma 36, Mi 6, KS 6, He 7, Yin Tang

Behandlung mit Tuina in Rückenlage
- Yin-Yang-Streichungen der unteren Extremitäten – 5 Minuten
- An Rou Fa Ma 36
- An Rou Fa Mi 6
- Tui Fa der oberen Extremitäten
- An Rou Fa He 7
- An Rou Fa Pe 6
- Fen Tui Fa Stirn von nasal nach temporal
- Rou Fa Yin Tang
- Fu Fa Stirn

Behandlungsdauer: 20–30 Minuten, 20–30 Minuten, bis zur Besserung der Beschwerden

Hypotonie Typ Leber- und Nieren-Yin-Schwäche

Symptome:
- Augenflimmern
- Schwindel
- Nachtschweiß

- Schwäche in den Knien und im unteren Rücken
- Schlaflosigkeit

Zunge: trockene Zunge, rote Zungenfarbe, wenig Zungenbelag

Puls: dünn, schnell

Behandlungsprinzip: Leber- und Nieren-Yin nähren

Akupunkturpunkte: Bl 18, Bl 23, KG 4, Ni 3, Mi 6, Ma 36

Behandlung mit Tuina in Rückenlage

- Tui Fa der unteren Extremitäten im Leitbahnverlauf
- An Fa Ma 36
- An Fa Mi 6
- Mo Fa gesamtes Abdomen im Uhrzeigersinn
- An Rou Fa KG 4

Behandlung mit Tuina in Bauchlage

- Gun Fa gesamter Rücken
- An Fa Bl 18 und Bl 23
- Ca Fa mit den Handkanten im LWS-Kreuzbeinareal
- An Rou Fa Ni 3

Behandlungsdauer: 30 Minuten, 2-mal pro Woche, bis zur Besserung der Beschwerden

Ergänzende Behandlung: Qi Gong, Tai Chi, Bewegung, Sport

9.7.5 Adipositas

Die Adipositas ist eine Symptomatik, die durch starkes Übergewicht und eine über das normale Maß hinausgehende **Vermehrung des Körperfetts** gekennzeichnet ist. Ob Erkrankungen des Hormonsystems oder andere Erkrankungen vorliegen, ist abzuklären. Die Ursache ist häufig die Übersteigung der Energiezufuhr durch zu kalorienhaltige Nahrung. Ein Missverhältnis von Energieverbrauch und Energiezufuhr entsteht.

Ursachen aus Sicht der TCM: Milz-Qi-Mangel mit Feuchtigkeits- und Schleimretention

Symptomatik:

- Müdigkeit
- wenig Appetit
- Blähungen
- Kurzatmigkeit
- Durchfall
- Schläfrigkeit
- spontanes Schwitzen
- Schweregefühl im Körper
- geschwollene Beine ohne Ödembildung
- Taubheitsgefühl in den Extremitäten
- schwache Menstruation

Körpertyp und Erscheinung: aufgedunsenes Gesicht, schnell blaue Flecken, allgemein weiches Gewebe, blasse Haut, die Fettdepots sind gleichmäßig über den ganzen Körper verteilt.

Häufig entsteht zusätzlich eine Stagnation des Leber-Qi.

Zunge: blass, geschwollen, mit dünnem, weißem Belag, Zahneindrücke

Puls: tief und dünn

Behandlungsprinzip: Qi und Yang tonisieren, Feuchtigkeit ausleiten, harmonisieren, gegebenenfalls das Leber-Qi regulieren

Akupunkturpunkte: Mi 6, Mi 9, Ma 6, Ma 29, Ma 37, Ma 39, Ma 25, Gb 30, Gb 34, Bl 13, Bl 20, Bl 21, Bl 23, Bl 39, Bl 40, KG 4, KG 6 – appetitzügelnd: Ma 44, Ma 36

Für den Patienten ist eine individuelle Auswahl der Punkte zu treffen.

Behandlung mit Tuina in Bauchlage

- Tui Fa Rücken von C 7 bis Regio glutaea
- Gun Fa Rücken C 7 bis Regio glutaea
- An Rou Fa → Bl 13, Bl 20, Bl 21
- Nie Na Fa in kleinen Hautrollen → gesamter Rücken
- An Rou Fa Gb 30
- Nie Na Fa untere Extremität
- An Rou Fa Bl 40

Behandlungszeit dieser Regionen: 20 Minuten

Behandlung mit Tuina in Rückenlage

- Nie Na Fa der oberen Extremität
- Massage der Abdominalregion
- Yin Yang Mo Fa – 36-mal im Uhrzeigersinn
- Na Fa der gesamten Abdominalregion
- Na Fa der Region unterhalb der Bauchnabels, Hautfalte schütteln
- An Rou Fa der ausgewählten Akupunkturpunkte der ventralen Seite
- Nie Na Fa der unteren Extremität
- An Rou Fa Ma 36, Ma 40, Mi 6, Mi 9

Behandlungszeit dieser Regionen: mindestens 20 Minuten

Behandlungsdauer: 2–3-mal pro Woche, bis das Wunschgewicht erreicht ist

Ergänzende Behandlung: Ohrakupunktur, Ernährungsberatung, Ernährungsumstellung, Bewegung und Sport, Kräuterrezepturen

9.7.6 Erektile Dysfunktion

Die **Ursachen für eine Impotenz** sind vielfältig. Psychische Faktoren, die eine Erektionsstörung hervorrufen können, sind zum Beispiel Stress, psychische und sexuelle Versagensängste. Weitere Auslöser für eine Impotenz sind

- innere Erkrankungen,
- Hormonstörungen,
- Nervenschädigungen oder
- Nebenwirkungen von Medikamenten

Körperliche Risikofaktoren, die eine erektile Dysfunktion begünstigen können, sind

- Diabetes mellitus,
- Erkrankungen des Herz-Kreislauf-Systems,
- Übergewicht und
- übermäßiger Alkohol- und Nikotinkonsum.

Diagnose aus Sicht der TCM: Nieren-Yang-Schwäche

Behandlungsstrategie: Niere stärken, Yang stärken, Geist harmonisieren

Akupunkturpunkte: Bl 23, Mi 6, KG 8, KG 6, KG 4, LG 4, LG 3, Ma 29, Ma 30, Mi 6

Behandlung mit Tuina in Rückenlage

- An Rou Fa KG 6, KG 4, Ma 29, Ma 30 – je 2 Minuten
- Mo Fa mit der Handfläche KG 4 bis KG 7
- Ca Fa KG 6, KG 4
- Zhen Fa mit der Hand unterhalb des Bauchnabels

Behandlung mit Tuina in Bauchlage

- Tui Fa auf dem inneren und äußeren Ast der Blasen-Leitbahn am Rücken
- An Rou Fa Bl 15, Bl 20, Bl 23, LG 4, Mi 6
- Mo Fa LG 4 bis LG 7
- Nie Na Fa der unteren Extremitäten für 5 Minuten

Behandlungsdauer: 30 Minuten, 2-mal pro Woche, bis zu 15 Behandlungen

9.7.7 Konzentrationsschwäche

Unter einer Konzentrationsschwäche oder Konzentrationsstörung versteht man die verringerte Fähigkeit eines Menschen, sich über einen längeren Zeitraum mit einer bestimmten Aufgabe zu befassen. Die Betroffenen lassen sich leicht durch äußere Reize ablenken und ihre Gedanken schweifen schnell ab. Eine Konzentrationsschwäche kann vorübergehend auftreten, etwa wenn Schlaf- und Bewegungsmangel oder Stress der Auslöser sind.

Mögliche Ursachen:

- Psychische Überlastung: Berufliche und/oder private Überforderung, starker Stress und Zeitdruck bis hin zum Burnout sind mögliche Ursachen für Konzentrationsstörungen.
- Schlafmangel/Schlafstörungen: Wer zu wenig schläft, hat tagsüber mit Konzentrationsschwächen zu kämpfen.
- Fehl- und Mangelernährung
- Bewegungsmangel

Ursachen aus Sicht der TCM: Disharmonie von Herz, Milz

Behandlungsprinzip: Herz, Milz harmonisieren und tonisieren

Akupunkturpunkte: LG 20, Extrapunkte Yin Tang, Tai Yang, Extrapunkt Shishencong (4 Bewusstseinspunkte, 1 Cun von LG 20 in Kreuzformation), He 7, Pe 6, Bl 20, Bl 21

Behandlung mit Tuina in Rückenlage

- Ma Fa Stirn
- Mo Fa Stirn bis zur temporalen Kopfseite
- Rou Fa mit dem Mittelfinger LG 20
- Rou Fa mit den Mittelfingern und Zeigefingern Shishencong (4 Bewusstseinspunkte)
- Rou Fa mit dem Mittelfinger Yin-Tang
- Rou Fa mit dem Daumen Tai-Yang
- An Fa He 7
- An Fa Pe 6

Behandlung mit Tuina im Sitzen

- Sao San Fu Fa

Behandlungsdauer: 45 Minuten, 2-mal pro Woche, 10 Behandlungen

Ergänzende Behandlung: Erlernen von Entspannungstechniken, Qi Gong, Tai Chi, Bewegung

> **Cave**
> **Eine schwerwiegende Erkrankung ist vor der Behandlung mit Tuina auszuschließen.**

9.7.8 Schlafstörungen

Unter den Begriff „Schlafstörungen" können viele Symptome zusammengefasst werden. Eine genaue Diagnose der Schlafstörung ist unerlässlich.

Symptome:

- häufige Einschlafstörungen
- Durchschlafstörungen
- häufiges Erwachen
- Unruhe

Ursachen:

- Schnarchen
- Stress
- Überanstrengung
- Blut-Mangel, Leber-Feuer
- kurzzeitige Störungen des Schlafes durch klimatische Faktoren, reichhaltige Nahrungsaufnahme, Genussmittelkonsum vor dem Schlafen

Behandlungsprinzip: Harmonisieren

Akupunkturpunkte: Yin Tang, Tai Yang, Gb 13, Gb 20

Behandlung mit Tuina in Rückenlage

- An Rou Fa Yin Tang → Haaransatz in einer Linie – 15-mal wiederholen
- An Fa mit den Daumen gleichzeitig von Yin Tang über den Augenbrauen nach temporal → Tai Yang – 15-mal wiederholen
- Rou Fa, den Daumen gleichzeitig von Yin Tang über den Augenbrauen nach temporal → Tai Yang – 15-mal wiederholen
- An Rou Fa mit den Daumen auf Tai Yang – 20-mal wiederholen
- An Rou Fa Gb 13 – 20-mal wiederholen
- Wechsel zu Gb 20
- An Rou Fa an Gb 20 mit den Daumen gleichzeitig – 20-mal wiederholen
- Rou Fa der gesamten Gesichtsmuskulatur mit dem Daumen bis die Muskulatur entspannt
- An Fa auf der Sagittallinie des Schädels vom Haaransatz bis zum Nacken 20-mal wiederholen
- „Kämmen der Haare" mit der Tigerkralle – 10-mal wiederholen
- Den Patienten nachruhen lassen. Er sollte nach der Behandlung keine anstrengenden Tätigkeiten mehr ausführen.

Dauer der Behandlung: 20 Minuten, kann als Modul in eine Ganzkörperbehandlung eingebaut werden. 2–3-mal pro Woche, bis ein normaler Schlafrhythmus erreicht ist.

Ergänzende Behandlung: Akupunktur, phytotherapeutische Behandlung, Qi Gong, Tai Chi, Yoga

> **! Beachte**
> **Die Erfahrung der Praxis zeigt, dass eine alleinige Behandlung mit Tuina nicht immer zum gewünschten Behandlungserfolg führt. Eine ergänzende Behandlung der Schlafstörungen mit Akupunktur und einer individuellen Kräuterrezeptur ist angezeigt.**

9.8
Traumatologie

9.8.1 Traumata

Bei einem Trauma werden Gewebestrukturen des Körpers durch äußere, mechanische Einwirkungen verletzt. **Frakturen**, **Kontusionen** und **Distorsionen** können die Folge sein. Aus Sicht der TCM kommt es zur Blockierung von Qi- und Blut-Fluss. Das Gewebe, die Sehnen, Knochen, Muskeln, Bänder, Blut und Lymphgefäße können geschädigt werden. Es entsteht Schmerz, der ein Anzeichen für eine Qi-und Blut-Stagnation darstellt. Häufig bildet sich ein Hämatom, aus Sicht der TCM eine Form der Blut-Stase, und eine Schwellung. Daraus resultierend kann das Gewebe überwärmen und es entsteht eine entzündliche Reaktion.

In der Tuina-Behandlung wird im Gegensatz zur westlichen Medizin eine Verletzung nur sehr kurz mit Kälte behandelt. Kälte empfiehlt sich nur unmittelbar nach einer Verletzung. Aus Sicht der TCM handelt es sich bei den Auswirkungen einer Verletzung um eine Qi- und Blut-Stagnation. Das verletze Areal wird mit **Moxa** und Kräutern behandelt, um die Schwellung abzubauen, das Blut zu bewegen und die Beweglichkeit wieder herzustellen. Man verwendet zur Behandlung eine Moxazigarre, d. h. Moxakraut (Beifuß – Artemisia vulgaris) in Zigarrenform. Die Moxazigarre wird erhitzt, bis eine Glut ensteht. Der Therapeut kreist mit dem glimmenden Kraut hautnah im Bereich der verletzten Stelle ca. 10 Minuten.

Cave
Es besteht die Gefahr, die Haut zu verbrennen. Bitte auf ausreichenden Abstand zwischen Haut und Moxazigarre achten!

Allgemeines

Die Behandlung mit Tuina zielt darauf ab, den Heilungsprozess zu unterstützen und zu beschleunigen, Schmerzen zu lindern, die Mobilität des Patienten wieder herzustellen und eventuelle Folgeerkrankungen zu verhindern. Frakturen werden in der Regel erst **sekundär** mit Tuina behandelt.

Akutphase

Dauer: eine Woche, je nach Schwere der Verletzung

Symptome:
- Hämatombildung
- Schmerz
- Schwellung
- Rötung
- Bewegungseinschränkung

Behandlungsprinzip:
- Qi und Blut bewegen
- Schmerz lindern
- Blutung stoppen
- Blut kühlen
- Schwellung verringern

Therapie
- Behandlung mit Kräutern
  - extern als Kräuterauflagen, Paste oder Kräuteröl (Kap. 10)
  - intern als Dekokt
- Tui Fa, Mo Fa, An Fa – bis zu 30 Minuten

Beachte
Tuina vorsichtig und sanft im Bereich der Verletzung (Tui Fa, Mo Fa, An Fa) anwenden.

Reparationsphase

Dauer: je nach Trauma 2–4 Wochen

In der Heilungsphase beginnt der Körper mit der Reparation. Hämatome werden abgebaut, Schwellungen und Schmerzen verringern sich.

Behandlungsprinzip:
- Qi und Blut bewegen
- Stasen lösen
- Muskeln und Sehnen bewegen
- Leitbahnen öffnen

Therapie
- Tuina im Bereich der Verletzung mit folgenden Techniken:
  - Tui Fa, Mo Fa, Rou Fa, An Fa, Nie Fa, Na Fa
- Kräutertherapie

Regenerationsphase

Dauer: je nach Verletzung 4–6 Wochen

Schmerz und Schwellung sind weitgehend verschwunden. Latent ist noch ein Schmerz vorhanden, und bei Feuchte und Kälte nimmt der Schmerz wieder zu. Das umliegende Gewebe ist eventuell verhärtet und das Gelenk steif oder bewegungseingeschränkt.

Behandlungsprinzip:
- Qi bewegen
- Kälte und Feuchtigkeit ausleiten
- Stasen zerstreuen
- Gewebe weich machen
- Sehnen und Muskeln entspannen

Therapie
- täglich kräftige, wärmende Tuina-Techniken (auch in Selbstbehandlung nach Anleitung es Therapeuten):
  - Tui Fa, Rou Fa, Mo Fa, Gun Fa, Ca Fa, Yao Fa
- wärmende Kräuterauflagen
- Sauna

9.8.2 Verletzung von Gelenken

Der Fluss von Qi und Blut hängt im Bereich der Gelenke von ihrer Beweglichkeit ab. Ist diese durch ein Trauma gestört, ist der freie Fluss im Gelenk und der Gewebeumgebung eingeschränkt und führt zu Schmerzen und Missempfindungen, weiter fortgeschritten auch zur Mangelversorgung des Gewebes und somit auch zur Gewebedegeneration. Pathogene Faktoren können eindringen. Liegt ein akutes Trauma im Bereich eines Gelenkes vor, sollten die **Techniken sanft durchgeführt** werden. Bei offenen Wunden, Bandrupturen und Brüchen ist die Tuina-Behandlung **kontraindiziert**.

Gelenkprellung

Ursache: stumpfes Trauma

Symptome:
- **akut**: Schwellung mit Hämatombildung, Schmerz, Bewegungseinschränkungen
- **chronifiziert** können sich Entzündungen der Schleimbeutel, der Knochenhaut oder Kapselentzündungen entwickeln

Diagnose: Anamnese, Inspektion, Palpation des Gelenks, bildgebende Verfahren

Behandlungsprinzip: Gelenk mobilisieren, Leitbahnen durchgängig machen, Stase auflösen/verteilen

Behandlung mit Tuina
- direkt nach dem Trauma kühlen – bis zu 2 Stunden
- ruhig stellen / Verband anlegen
- Lagerung des Gelenkes
- Stützverband anlegen
- Tui Fa, Mo Fa – ganz sanfte Technik um die verletzte Stelle
- nach ca. 24 Stunden Tui Fa, Mo Fa, zusätzlich Na Fa, Rou Fa, Gun Fa – die Techniken etwas stärker ausführen
- bei starkem Hämatom bitte eher sanfter arbeiten
- Auftragen von Traumatinkturen

Behandlungsdauer: bis die Verletzung ausgeheilt ist

Distorsion

Ursache: Ein Gelenk wird verdreht oder gezerrt. Diese Art der Verletzung tritt häufig beim Sport oder Wettkampf auf. Das Gewebe wird nicht genügend aufgewärmt, Techniken werden unkorrekt ausgeführt oder das Gewebe ist übermüdet. Sehnen und Bänder werden überdehnt, es kann zu kompletten Bänderabrissen mit Knochenhautverletzungen kommen. Häufig kommen Außenbandverletzungen am Fußknöchel vor.

Symptome:
- Schmerz
- Schwellung
- Hämatombildung
- Bewegungseinschränkung

Diagnose: Inspektion, bildgebende Verfahren

> **Cave**
> **Frakturen sind auszuschließen.**

Akutbehandlung: abschwellende Maßnahmen: Essigsaure Tonerde, Eis, Wasser

Kniegelenk
Symptome:
- Schmerzen
- Schwellung im Kniegelenk durch Verletzung beim Sport, häufig sind Innen- und Außenbandverletzungen

Behandlungsprinzip: Schmerzlinderung, Sehnen- und Muskelspannung lösen, abschwellen, Leitbahn öffnen, Stagnation lösen

Akupunkturpunkte: Knieaugen, Mi 6, Mi 9, Mi 10, Gb 34, Ma 36

Behandlung mit Tuina im Sitzen oder in Rückenlage
- An Fa mit dem Finger, verletzte Stelle leicht pressen
- Knie strecken
- Tui Fa auf der TML Milz
- An Rou Fa Mi 9 bis Mi 6
- An Fa Mi 9
- Rou Fa der Knieaugen
- Rou Fa um die Patella
- vorsichtige Mobilisation des Kniegelenks

Handgelenk
Symptome:
- Schwellung
- Schmerzen
- Hämatombildung durch Verletzung im Handgelenk

Behandlungsprinzip: Schmerzlinderung, Schwellung abbauen, Qi- und Xue-Fluss wieder herstellen

Akupunkturpunkte: 3E 5, 3E 4, Pe 3 bis Pe 8, Di 11

Behandlung mit Tuina im Sitzen
- An Fa, verletzte Stelle leicht pressen
- He Tui Fa, Zusammenschieben über dem Handgelenk
- Tui Fa Innenseite und Außenseite der Hand nach proximal
- Tui Fa ab Pe 3 Richtung Hand schieben
- An Rou Fa der Akupunkturpunkte
- Ba Shen Fa Handgelenk dehnen

Fußgelenk
Symptome:
- Schwellung
- Schmerzen
- Hämatombildung durch Verletzung im Fußgelenk

Behandlungsprinzip: Schmerzlinderung, Schwellung abbauen, Qi- und Xue-Fluss wieder herstellen

Akupunkturpunkte: Ashi-Punkte, Ni 3, Ma 41, Ni 6, Mi 5, Bl 60, Bl 62, Gb 40, Fernpunkt Dü 3

Behandlung mit Tuina im Liegen
- An Fa, verletzte Stelle leicht pressen
- He Tui Fa, Zusammenschieben über dem Fußgelenk
- Tui Fa Innenseite und Außenseite des Fußes nach proximal bis Gb 35 und Mi 7
- An Rou Fa der Akupunkturpunkte
- Ba Shen Fa Fußgelenke dehnen

9.8.3 Narbenbehandlung

Narben können den Fluss von Qi und Blut und auch den Lymphfluss beeinflussen. Das Gewebe wird durch die Behandlung hyperämisiert und die Regeneration und Lockerung von Verklebungen im Bindegewebe unterstützt. Möglichen Keloidbildungen und Narbenfixationen kann so vorgebeugt werden.

Symptome im Bereich der Narbe:
- Schmerzen, druckempfindlich
- Ödeme
- Entzündungen
- Sensibilitätsstörungen
- Wetterfühligkeit
- Allgemeine Symptome im Verlauf der Leitbahnen:
  - Schmerzen
  - Missempfindungen
  - Taubheitsgefühle
  - Hautveränderungen
- Allgemeine Symptome mit unklarer Ursache

Behandlungsprinzip: Leitbahnen öffnen und durchgängig machen, Gewebsstrukturen geschmeidig machen, Qi und Blut bewegen, Gewebeheilung und Regeneration unterstützen, Ausleiten pathogener Faktoren, Qi-Zirkulation anregen, Hyperämisieren

Behandlung mit Tuina

Nach dem Fadenziehen (ab der 2. Woche) erfolgt die direkte Narbenbehandlung.

- Tui Fa, vorsichtige Bewegungen in alle Richtungen zur Narbe
- mit fettiger, nicht parfümierter Creme behandeln

Ab der 4. Woche nach der Operation kann die Massage etwas kräftiger ausgeführt werden.

- Ning Fa – Zupfen
- Nie Na Fa – rollende Hautverschiebung
- Fen Tui Fa – auseinander gerichteter Zug

Techniken, die das Qi und Blut bewegen, sind zur Narbenbehandlung anwendbar.

- Tui Fa
- Mo Fa
- An Fa
- Rou Fa

Mobilisierende Techniken zur Öffnung der Leitbahnen:

- Yao Fa
- Qia Fa
- Gua Fa
- Bo Yun Fa
- Ning Fa

Rezepturen für verschiedene Verletzungsformen

Patentrezeptur Traumapille

Diese Rezeptur kann bei allen Formen einer Verletzung eingesetzt werden. Sie besitzt die Wirkung, Stagnationen und Schwellungen aufzulösen, Qi und Blut in Fluss zu bringen und Schmerzen zu lindern.

Jin Gu Die Da Wan

- Bai Shao (Paeonia Radix) 9,38 %
- Chi Shao (Paeonia Rubra Radix) 9,38 %
- Xue Jie (Calamus Draco) 6,25 %
- Xu Duan (Dipsacus Radix) 6,25 %
- San Leng (Sparganium Rhizoma) 6,25 %
- Zhi Shi (Citrus Auruntium Fructus) 6,25 %
- Dang Gui (Angelica Sinensis Radix) 6,25 %
- Tao Ren (Persica Semen) 6,25 %
- Liu Ji Nu (Artemisia Anomala Herba) 6,25 %
- Su Mu (Sappan Lignum) 6,25 %
- Fang Feng (Siler Radix) 6,25 %
- Jie Geng (Platycodon Radix) 6,25 %
- Hong Hua (Carthamus Flos) 6,25 %
- Jiang Huang (Curcuma Rhizoma) 6,25 %
- San Qi (Pseudoginseng Radix) 3,12 %
- Mo Yao (Myrrha Resina) 3,12 %

Anwendung: Äußerlich als Öl auf die betroffenen Areale auftragen. Innerlich 2-mal 3 g pro Tag einnehmen.

Bone-Healing-Granulat nach Ina Horn

Diese Rezeptur wird eingesetzt bei Läsionen von Knochen, Sehnen und Bändern.

- Radix Achyranthis 8 g
- Myrrha 6 g
- Radix Pseudoginseng 6 g
- Gummi Olibanum 6 g
- Radix Codonopsis 12 g
- Radix Paeoniae lact 8 g
- Amydae sinensis, Carapax 12 g
- Rhizoma Dyrnaria 6 g

Anwendung: 2–3-mal täglich 2 g auf einen Becher abgekochtes Wasser

9.8.4 Morbus Sudeck

Morbus-Sudeck (Sudeck-Dystrophie) ist eine entzündliche Erkrankung des Bindegewebes und tritt meistens als Folge einer Verletzung an Arm, Hand, Schulter, Fuß oder Unterschenkel auf.

Typisch beim Morbus Sudeck sind nach Ablauf des Heilungsprozesses der Verletzung wiederauftretende Schmerzen, Schwellungen, Bewegungsstörungen, Hautveränderungen sowie Temperaturdifferenzen am ehemals verletzten Körperteil. Im schlimmsten Fall kommt es zum totalen Funktionsverlust der betroffenen Extremität.

Frauen in den Wechseljahren sind am häufigsten von der Entwicklung eines Morbus Sudeck betroffen.

Ursachen:

- Extremitätenverletzung nach Unfall (z. B. Knochenbruch, Prellung, Quetschung, Verstauchung, Verbrennung)
- Operationswunde, lokaler Infekt (Abszess)
- verstärkte Physiotherapie nach Ruhigstellung wegen einer Verletzung
- neurologische Erkrankung

! Beachte

Psychische Faktoren, die bereits vor dem Unfallereignis bestanden (z. B. ein Todesfall, Ehe-, Berufs- oder sonstige Krisen, Depressionen, Ängstlichkeit), scheinen die Entstehung eines Morbus Sudeck zu begünstigen. Ein spontanes Auftreten des Morbus Sudeck ohne erkennbare Ursache ist selten. Grundsätzlich unterscheidet man drei Stadien der Erkrankung:
Stadium I: Entzündung mit Schwellung, Überwärmung, Rötung
Stadium II: Durchblutungs-/Ernährungsstörung mit Abkühlung
Stadium III: Atrophie

Symptomatik:

- **Schmerz:** Ruhe- oder Nachtschmerzen, Bewegungsschmerzen
- **Hautveränderungen:** Schwellung der Haut (sie wird prall, glänzend, teigig), bläulich-rote Verfärbungen, vermehrtes Schwitzen, oberflächliche Venen sind verstärkt erkennbar.
- **Temperaturdifferenz:** Zunächst Überwärmung (gegenüber einem gesunden Körperteil), danach ist der Körperteil kühler.
- **Schwellungen:** Die Gelenke sind geschwollen und die Beweglichkeit eingeschränkt.

Symptomatik im fortgeschrittenen Verlauf:

- **Muskelatrophie:** Muskelschwund, das Gewebe wird nach anfänglicher Schwellung dünn.
- **Hautatrophie:** Die Haut wirkt glatt, glänzend, ist schlecht verschiebbar; besonders an Hand- und Fußrücken ist verstärkter Haarwuchs festzustellen.
- **Gelenkversteifungen:** Gelenkkapseln und Bänder schrumpfen, die Gelenke werden zunehmend steif.
- **Temperaturverschiebung:** Durch die Minderdurchblutung kommt es zu lokaler Unterkühlung.
- **Knochenschwund/Osteoporose:** Ist nur im Röntgenbild sichtbar.

Behandlung der Schulter – Stadium I

Diagnose aus Sicht der TCM: lokale Stagnation von Qi und Blut, Hitze-Feuchtigkeit

Behandlungsprinzip: Stagnation lösen, Hitze-Feuchtigkeit ausleiten

Akupunkturpunkte: Di 5, Di 11, 3E 4, Dü 8, Dü 5

Behandlung mit Tuina. Ein kontralateraler Behandlungsbeginn ist oft angezeigt.

- An Fa der Akupunkturpunkte
- Tui Fa mit der Handfläche (Arm, Schulter von distal nach proximal)
- Mo Fa mit der Handfläche (Arm, Schulter von distal nach proximal)
- Gun Fa Schulter
- Yi Zhi Chan an ausgewählten Punkten
- Dou Fa Schultergelenk

Behandlungsdauer: 30 Minuten täglich

Behandlung der Schulter – Stadium II

Diagnose aus Sicht der TCM: Qi- und Blut-Mangel, Übergang von Fülle zu Leere, Kälte, Stagnation

Behandlungsprinzip: Qi und Blut bewegen, Tonisieren, Wärmen

Akupunkturpunkte: Mi 6, Ma 36, Gb 40, Di 5, 3E 4, Dü 8

Behandlung mit Tuina

- Tui Fa mit der Handfläche (Arme, Schulter)
- Mo Fa (Arm, Schulter)
- An Fa Akupunkturpunkte
- Ning Fa
- Tan Zhi Fa
- Ca Fa
- Dou Fa Arm

- Cou Fa Arm
- Ba Shen Fa Schultergelenk

Behandlungsdauer: 45 Minuten, 2–3-mal pro Woche

Behandlung der Schulter – Stadium III

Diagnose aus Sicht der TCM: Leere-Mangel-Syndrom, Mangel an Qi und Blut

Behandlungsprinzip: Tonisieren

Akupunkturpunkte: Bl 18, Bl 23, Ma 36, Di 10 und lokale Punkte

Behandlung mit Tuina

- Tui Fa
- Mo Fa
- Tan Zhi Fa um die Schulter
- Ning Fa gesamter Arm, Schulter
- Ca Fa gesamter Arm, Schulter
- Cou Fa Schultergelenk
- Yao Fa Schultergelenk
- Ba Shen Fa Schultergelenk

Behandlungsdauer: bis zu 45 Minuten, 2–3-mal pro Woche

Behandlung der Hand – Stadium I

Diagnose aus Sicht der TCM: lokale Stagnation von Qi und Blut, Hitze-Feuchtigkeit

Behandlungsprinzip: Stagnation lösen, Hitze-Feuchtigkeit ausleiten

Akupunkturpunkte: Di 4, Dü 3, 3E 5, Mi 9, Ma 40, Le 3, Lu 7, Gb 34

Behandlung mit Tuina

- Tui Fa über dem Handgelenk
- Mo Fa über dem Handgelenk
- Tui Fa gesamter Arm und Schulter
- Gun Fa gesamter Arm und Schulter
- Rou Fa Lokalpunkte
- Ning Fa gesamter Arm
- An Rou Fa Ma 40, Gb 34

Behandlungsdauer: bis zu 30 Minuten, 2–3-mal pro Woche

Behandlung der Hand – Stadium II

Diagnose aus Sicht der TCM: Qi- und Blut-Mangel, Übergang von Fülle zu Leere, Kälte, Stagnation

Behandlungsprinzip: Qi und Blut bewegen, Tonisieren, Wärmen

Akupunkturpunkte (Auswahl): Gb 20, Gb 21, Di 4, 3E 4, 3E 5, Pe 6, Lu 7, Ashi-Punkte

Behandlung mit Tuina

- Tui Fa über dem Handgelenk
- Mo Fa über dem Handgelenk
- Tui Fa gesamter Arm und Schulter
- Rou Fa Gb 20, Gb 21
- Nie Na Fa Fa Hand – Unterarm-Oberarm
- An Rou Fa Lokalpunkte
- Nian Fa Finger
- Yao Fa Handgelenk
- Ba Shen Fa Handgelenk
- Ca Fa Handgelenke

Behandlungsdauer: bis zu 30 Minuten, 2–3-mal pro Woche

Behandlung der Hand – Stadium III

Diagnose aus Sicht der TCM: Leere-Mangel-Syndrom, Mangel an Qi und Blut

Behandlungsprinzip: Tonisieren

Akupunkturpunkte: Lokalpunkte, Bl 23, Bl 18, Le 3, Gb 34

Behandlung mit Tuina

- An Rou Fa der Akupunkturpunkte (Patient entsprechend lagern)
- Tui Fa über dem Handgelenk
- Mo Fa über dem Handgelenk
- Ning Fa Hand, Unterarm
- Yao Fa Handgelenk

- Nian Fa Finger
- Ba Shen Fa Handgelenk

Behandlungsdauer: bis zu 30 Minuten, 2–3-mal pro Woche

Praxistipp

Die Übernahme von Selbstverantwortung des an **Morbus Sudeck** erkrankten Patienten ist sehr wichtig. Zur ergänzenden Behandlung wird hier die aktive Teilnahme an weiteren Maßnahmen dringend empfohlen:

- Krankengymnastik
- Ergotherapie zur Erhaltung der Beweglichkeit
- Erlernen von Entspannungstechniken
- psychosoziale Betreuung

10 Rezepte für Öle und Kräuterzubereitungen

Im folgenden Kapitel wird eine kleine Auswahl von Rezepturen, die sich in der Praxis als Ergänzung zur Tuina-Behandlung bewährt haben, vorgestellt.

Ob eine Verwendung von Ölen und anderen Kräuterzubereitungen im Behandlungsfall erforderlich ist, muss der Therapeut individuell entscheiden. Auf mögliche Unverträglichkeiten beim Patienten muss geachtet werden. Im Einzelnen werden Öle, Puder, Säfte, Tinkturen, Puder, Alkoholrezepturen sowie Kräuterpflaster und -auflagen eingesetzt.

Die jeweiligen Rezepturen finden Verwendung, um Hautreizungen zu vermeiden und die Haut gleitfähiger zu machen, zum anderen dienen sie zur lokalen Anwendung, um Körperareale und Akupunkturpunkte gezielt zu beeinflussen und die Tuina-Behandlung zu unterstützen.

Die Auswahl des Mittels richtet sich nach dem jeweiligen Krankheitsbild, wobei eine genaue Kenntnis der pharmakologischen Wirkung unbedingte Voraussetzung ist.

Wichtig ist es, für das jeweilige Anwendungsgebiet die richtige Dosierung der Öle vorzunehmen. Das ätherische Öl wird in eine dunkle Flasche getropft und man gibt das Trägeröl dazu. Dann verschließt man die Flasche und schüttelt alles gut durch.

- Für **Gesichtsöle** werden 50 ml Trägeröl und maximal 10 Tropfen ätherisches Öl verwendet.
- Für Körper-**Massageöle** werden 100 ml Trägeröl und maximal 30 Tropfen ätherisches Öl verwendet.

Beachte

Bei der Behandlung von Kälte-Syndromen finden wärmende Rezepturen ihren Einsatz, bei einem Wärme-Syndrom entsprechend kühlende. Blut-bewegende Mittel werden eingesetzt, um eine Blut-Stase zu behandeln. Zur Intensivierung des Behandlungseffektes sollten die verwendeten Mittel nach der Behandlung auf der Haut verbleiben.

10.1 Öle/Trägeröle

Sesamöl: Sesamöl wird in der Praxis bevorzugt verwendet. Das gereifte helle Öl hat einen wärmenden Charakter und durch die leichte Süße eine milzstärkende Wirkung. Es kann auch ohne Zusätze zur Behandlung verwendet werden. Sesamöl ist auch ein **Trägeröl** für die Herstellung von Kräuterölen. Hierzu werden dem Öl pulverisierte Kräuter zugesetzt. Diese Mischung sollte ca. 4 Wochen lang ziehen. Die Kräuter werden eingesetzt, um die lokale Wirkung der Tuina zu verstärken, ein Organ zu stützen oder Verletzungen äußerlich zu behandeln.

Johanniskrautöl (Rotöl) oder die daraus gerührte Rotölsalbe wird **äußerlich** aufgetragen und findet Anwendung als Kompresse oder Massageöl-Salbe bei Verletzungen, Schmerzen im Bereich der HWS, BWS, LWS, bei Rheuma und Muskelverspannungen.

Nachtkerzenöl ist ein fettes Öl und wird aus dem Samen der gelben Blüten der Nachtkerze gewonnen. Es eignet sich gut für die Herstellung von Gesichtsmassage-Ölen. Nachtkerzenöl sollte kühl aufbewahrt werden, da es sehr schnell ranzig wird.

Olivenöl gehört zu den klassischen **Basisölen** oder **Trägerölen** für eine Massageanwendung.

Pfefferminzöl: Die Wirkung des Pfefferminzöls ist kühlend, Wind zerstreuend und Hitze klärend. Bevorzugt kann dieses Öl bei Stirnkopfschmerz und Rhinitis eingesetzt werden.

10.1.1 Rezeptur für eine Trägerölmischung

Diese Mischung kann **ohne Zusatz** zur Tuina-Behandlung verwendet werden. Eine Mischung mit ätherischem Öl ist möglich. Mischungsverhältnis: 100 ml Öl und 30 Tropfen ätherisches Öl. So kann man schnell eine **individuelle Rezeptur** für den Patienten herstellen.

Bei der Wahl der ätherischen Öle ist stets darauf zu achten, dass diese **Apothekerqualität** haben und aus **natürlichen Rohstoffen** hergestellt sind.

Grundrezept

- 70 g Kokosöl
- 20 ml Sesamöl
- 10 ml Olivenöl

Die Öle leicht erwärmen, mischen und bei Bedarf das **ätherische Öl** dazugeben. In einen Tiegel füllen.

10.1.2 Öl-Rezepturen zur Anwendung in der Tuina

Rezeptur mit Zimtöl

- 100 ml Sesamöl
- 10 Tropfen ätherisches Zimtöl

Die Zutaten mischen. Das Öl ist sofort verwendbar.

Wirkung: Das Zimtöl wird häufig eingesetzt bei Kälte-Erkrankungen und Blut-Stagnationen. Es hat wärmende, Kälte zerstreuende und stärkende Eigenschaften. Zimtöl ist gut anwendbar zur Behandlung von kalten Füßen.

Rezeptur mit Ingweröl

- 50 g Kokosfett
- 50 ml Sesamöl
- 30 Tropfen Ingweröl

Die Zutaten mischen. Das Öl ist sofort verwendbar.

Wirkung: Dieses Öl regt die Blutzirkulation an, befreit von Wind-Kälte-Faktoren und hat wärmende Eigenschaften.

Majoran-Calendula-Öl

30 Tropfen Majoran-Öl in 100 ml Calendula-Öl (rötlich-gelber, fetter Ölauszug aus den Blüten der Ringelblume – *Calendula officinalis*) geben und vermischen.

Diese Mischung ist einsetzbar bei Gelenkbeschwerden, Distorsionen, Prellungen, Hämatombildung.

Wirkung: Das Öl wirkt Qi- und Blut-bewegend.

Rezeptur Massageöl bei Obstipation

Dieses Öl hat sich bei der Bauchmassage gut bewährt. Es werden folgende Zutaten benötigt:

- 50 ml Sesamöl als Basisöl

Ätherische Öle:

- 10 Tropfen Basilikumöl
- 5 Tropfen Pfefferminzöl
- 5 Tropfen Mandarinenöl
- 3 Tropfen Ingweröl
- 5 Tropfen Estragonöl

Die einzelnen Zutaten miteinander mischen. Das Öl ist sofort verwendbar.

Rezeptur für eine Salbe zur Fußmassage

Für das nachfolgende Rezept für etwa 60 g Salbe benötigt man folgende Zutaten:

- 50 g Kokosfett
- 10 ml Sesamöl

Ätherische Öle und Zugaben:

- 10 Tropfen Pfefferminzöl
- 3 Tropfen Nelkenöl
- 3 Tropfen Zimtöl
- 3 Tropfen Cajeputöl
- 2,5 g Menthol (Kristallin)
- 5 g Kampfer

Das Kokosfett leicht erwärmen, die einzelnen Zutaten dazugeben, mischen und in einem Tiegel abkühlen lassen.

Beachte

- **Die Salbe sparsam verwenden.**
- **Nicht in die Augen reiben.**
- **Nicht bei Schwangeren anwenden.**

Patentmedizin Shaolin-Öl

Hauptanwendungsgebiete des Shaolin-Öls aus der Sicht der TCM sind:

- Muskel-, Sehnen-, Bänder- und Knochenverletzungen (Prellungen, Hämatombildung, Frakturen, Bänder- oder Sehnendehnungen, Epikondylitis, Karpaltunnelsyndrom)
- Ischialgie mit ausstrahlenden Schmerzen in die Gliedmaßen, Bandscheibenvorfall
- Schmerzen der Halswirbelsäule mit Verspannung von Nacken- und Rückenmuskeln
- rheumatische Schmerzen von Gelenken und Muskeln, akut oder chronisch
- Kopfschmerzen bei Erkältung oder Migräne, neuralgische Schmerzen
- Muskel- und Gelenkschmerzen infolge von Überlastung (Sport, übermäßige körperliche Belastung) – hier wird das Öl zur Komplettmassage verwendet.

Cave

Nicht bei offenen Verletzungen anwenden!

Wirkung: Diese Rezeptur löst Blockaden von Leitbahnen, vermindert Schwellungen; die Durchblutung wird gefördert, Schmerzen gestillt.

Mentholkampferöl

Dieses Öl wird eingesetzt bei Schwellungen und Juckreiz. Die Wirkung ist schmerzlindernd, z. B. bei Kopfschmerzen, sowie lindernd bei Juckreiz nach Insektenstichen.

Glyzerin

Die Einsatzmöglichkeiten von Glyzerin liegen insbesondere im Bereich Milz-Magen-Schwäche und bei trockener Haut, es wirkt befeuchtend bei Trockenheit.

10.2 Säfte

Saftzubereitungen werden aus frischen Wurzeln, Zwiebeln oder Kräutern gewonnen. Die Pflanzenteile werden zerdrückt oder gerieben. Der Saft wird anschließend abgepresst und auf die Haut aufgetragen.

10.2.1 Ingwersaft

Ingwer kann innerlich und äußerlich verwendet werden. Seine Wirkung ist schweißtreibend, entgiftend, er regt die Blutzirkulation an, tonisiert die Lunge, befreit von Wind-Kälte-Faktoren. Im Bereich Tuina wird der Ingwer **äußerlich** verwendet.

Der Ingwer wird gerieben und durch ein Tuch gepresst. **Ingwersaft** lokal oder direkt auf Akupunkturpunkte, z. B. Gb 20 oder LG 14 einreiben.

10.2.2 Weitere Säfte zur lokalen Anwendung

Knoblauchsaft, Pfefferminzsaft und Zwiebelsaft werden ebenfalls lokal eingesetzt.

Knoblauchsaft wirkt wärmend und entgiftend. Verwendung findet er insbesondere im Bereich von Erkältungskrankheiten und krampfartigem Husten, zudem wirkt er magenstärkend.

Pfefferminzsaft: Die Wirkung des **Pfefferminzsaftes** ist kühlend, Wind-zerstreuend und Hitzeklärend. Bevorzugt kann er bei Stirnkopfschmerz und Rhinitis eingesetzt werden.

Zwiebelsaft (chinesische Zwiebel) hat eine wärmende Wirkung, fördert das Schwitzen, wirkt bei Erkältungen, Kopfschmerzen, Insektenstichen und Schwellungen.

10.3 Puder

Talkum kann ohne Zusätze verwendet werden und findet Einsatz bei Patienten, die zu extremer Schweißbildung neigen. In der Praxis hat sich auch der Einsatz von Kinderpuder bewährt.

Chinesischer Kräuterpuder: Kräuter werden dem Krankheitsbild entsprechend ausgewählt, fein gemahlen und mit dem Puder vermischt. Es wird eingesetzt, um die Haut zu schützen, und es ist juckreizlindernd.

10.4 Alkoholische Zubereitungen

Chinesische Kräuter werden für 2–3 Wochen in hochprozentigem Alkohol angesetzt. Sie finden hauptsächlich Verwendung bei stumpfen Verletzungen, um Schmerzen zu lindern, um einen abschwellenden Effekt zu erzielen, die Blutzirkulation anzuregen und den Qi-Fluss zu fördern.

10.5 Kräuterpflaster

10.5.1 Patentrezeptur „Die Da Zhen Tong Gao“ (Brown-Pflaster)

Dieses **Schmerzpflaster** wirkt Yang-stärkend und Qi-bewegend und ist einsetzbar mit Langzeitwirkung über Nacht (max. 10 Stunden).

Anwendungsmöglichkeiten:

- nach Unterkühlung
- bei chronischem Yang-Mangel, Zuführung von Wärme über Ni 1 über Nacht. Anlage an jedem Gelenk oder über Narben möglich.

Anwendungsgebiete aus Sicht der westlichen Medizin:

- Schulter-Arm-Syndrom
- Rücken- und Kreuzschmerzen
- Nackenverspannungen
- Gelenkentzündungen
- Verstauchungen

Beachte

- **Vor Gebrauch des Pflasters die Gebrauchsanweisung lesen.**
- **Das Pflaster kühl und trocken lagern.**
- **Vor Kindern schützen.**

Anwendung: Das Pflaster passend zuschneiden und auf den vorgesehenen Bereich applizieren.

Kontraindikationen:

- Nicht während der Schwangerschaft verwenden.
- Nicht auf offenen Wunden anwenden.
- Nicht weiter anwenden, wenn sich allergische Hautreaktionen zeigen.

10.5.2 Patentrezeptur Yunnan Baiyao

Yunnan Baiyao (Hauptarznei San Qi) optimiert den Qi-Fluss im Bewegungsapparat und in den Leitbahnen. Energetische Stauungszustände in Muskeln, Gelenken, Sehnen, Bändern und Meridianen werden aufgelöst und das Qi wieder in einen harmonischen Fluss gebracht. Yunnan Baiyao kann sowohl für akute wie auch für chronische energetische Blockaden verwendet werden.

Die Patentrezeptur gibt es in verschiedenen Applikationsformen, als Aerosol, Pflaster oder Pulver. In der Praxis hat sich die Verwendung des Pflasters und des Aerosols bewährt.

Anwendung: Das Pflaster auf die betroffene Stelle aufkleben und 8–12 Stunden einwirken lassen. Danach das Pflaster wieder entfernen. Erneute Anwendung frühestens nach einem Tag Wartefrist. Die Verwendung des Pflasters während der Nacht, kombiniert mit der Anwendung des Yunnan Baiyao Aerosols während des Tages, stellt eine wirkungsvolle Kombination dar.

Cave

Die Rezeptur nur äußerlich anwenden!
Nicht verwenden

- **bei verletzter Hautoberfläche,**
- **bei Säuglingen,**
- **während der Schwangerschaft,**
- **bei erhöhter Blutungsneigung,**
- **bei bekannter Überempfindlichkeit gegenüber einem der Inhaltsstoffe (diese sind auf dem Originalpräparat nachzulesen).**

10.6 Symphytum officinalis (Beinwell)

Symphytum officinalis ist eine europäische Heilpflanze mit entzündungshemmenden, schmerzlindernden und vor allem wundheilenden Eigenschaften. Symphytum ist ein Mittel der Wahl der heimischen naturheilkundlichen Medizin.

Entzündliche Erkrankungen des Bewegungsapparates, Knochen- und Gelenkerkrankungen wie Arthritis, Sehnenentzündungen gehören zu den Hauptindikationen. Symphytum wirkt heilungsfördernd bei bereits länger zurückliegenden Verletzungen, die Schmerzen bereiten und nur schlecht verheilen.

Symphytum wird **äußerlich** als **Tinktur** oder in **Salben** verwendet.

10.7 Ergänzende bewährte Kräuterrezeptur

Diese Rezeptur hat sich bei Schmerzen durch Wind-Kälte in Gelenken, Kapseln und Sehnen, die mit Blut-Stagnation in den Leitbahnen und Luo Mai einhergehen, bewährt.

Rezeptur:

- Dan Shen (Salviae Miltiorrhizae Radix et Rhizoma) 12 g
- Chi Shao Yao (Paeoniae Radix Rubra) 9 g
- Dang Gui Wei (Angelicae Sinensis Extremitas Radicis) 9 g
- Ru Xiang (Olibanum) 5 g
- Mo Yao (Myrrha) 5 g
- Gui Zhi (Cinnamomi Ramulus) 5 g
- Xue Jie (Daemonoropis Resina) 3 g
- Di Long (Pheretima) 3 g
- Jiang Huang (Curcumae Longae Rhizoma) 6 g
- Hai Tong Pi (Erythrinae Cortex) 9 g

Diese Rezeptur wird als **Dekokt** verabreicht, die Tagesdosis ist individuell an den Patienten anzupassen.

Teil 4
Berufskunde

11 Therapie mit Tuina 218

11 Therapie mit Tuina

Für die Ausübung der Tuina-Therapie bedarf es einer notwendigen medizinischen Fachqualifikation. Begründet wird dies dadurch, dass die therapeutischen Verfahren Akupunktur, Akupressur, Pulsdiagnostik, Zungendiagnostik, Tuina-Massage, Reflexzonen-Massage und Moxibustion ungeachtet der Frage ihrer therapeutischen Wirksamkeit darauf gerichtet sind, Krankheiten, Leiden oder Körperschäden bei Menschen zu heilen oder zu lindern. Für die Anwendung dieser therapeutischen Verfahren sind ärztliche Kenntnisse erforderlich.

In Deutschland ist die therapeutische Behandlung mit Tuina nur Ärzten und Heilpraktikern erlaubt. Wer kein Arzt ist und Behandlungen im Bereich der TCM durchführt, benötigt hierzu eine Erlaubnis nach dem Heilpraktikergesetz. Eine Vielzahl von Gerichten kommt zu dem Schluss, dass es zur Ausübung von Akupunktur, Akupressur, Pulsdiagnostik, Zungendiagnostik, Tuina-Massage, Reflexzonen-Massage und Moxibustion als therapeutischen Verfahren der TCM einer Erlaubnis zur Ausübung der Heilkunde, ohne als Arzt bestallt zu sein, nach § 1 HeilprG (Heilpraktikererlaubnis) bedarf.

Die genauen aktuellen rechtlichen Bestimmungen zur Ausübung von Tuina in Österreich, der Schweiz und Deutschland können bei den jeweiligen Berufsverbänden erfragt werden. Die Adressen finden sich im Anhang (Kap. 15).

11.1 Abrechnung

Die Abrechnung der Tuina-Therapie erfolgt durch die entsprechenden Ziffern in der Gebührenordnung für Ärzte (GOÄ) oder der Gebührenordnung für Heilpraktiker (GeBüH). Tuina ist als einzelne Gebührenziffer dort nicht vorgesehen.

Die Abrechnung kann analog über die Ziffern für Massagen, chiropraktische Eingriffe und Osteopathie erfolgen.

11.2 Patientendatenbogen

Wenn der Therapeut einen Patienten zur Behandlung aufnimmt, muss ein Aufnahmebogen erstellt werden. Was in einem Patientendatenbogen enthalten sein soll, ist nachfolgend aufgeführt.

Persönliche Daten

- Name/Vorname
- Geburtsdatum
- Straße
- PLZ/Ort
- Telefon
- E-Mail-Adresse

Wie ist der Patient versichert?

- Private Krankenversicherung
- Beihilfe
- Private Zusatzversicherung
- Name der Krankenkasse
- Ist der Patient Selbstzahler?
- Zahlt er bar oder per Rechnung?

Hinweise

Folgendes Beispiel zeigt, auf welche Dinge der Patient unbedingt hingewiesen werden muss:

- Die gesetzlichen Krankenkassen erstatten die Heilpraktikerkosten leider nicht.
- Die privaten Kassen/Beihilfe erstatten die Kosten nach Ihrem abgeschlossenen Tarif. Dies bedeutet, dass die Rechnung möglicherweise nicht im vollen Umfang erstattet wird. Bei Unklarheiten bezüglich der Kostenerstattung informieren Sie sich bitte bei Ihrer Krankenkasse.
- Die Gebührenordnung für Heilpraktiker (GeBüH) ist lediglich eine statistische Erhebung aus dem Jahr 1985 und somit keine bindende Preisvorschrift.
- Kräuter- und Medikamentenkosten sind in der Behandlungsgebühr nicht enthalten. Diese werden möglicherweise nicht von Ihrer Krankenkasse erstattet.
- Über die entstehenden Behandlungskosten informiere ich Sie gerne vor Behandlungsbeginn.
- Bitte haben Sie Verständnis, das eine Absage Ihres Termins mindestens 24 Stunden vorher erfolgen sollte, da ich andernfalls den Termin berechnen muss.

Am Ende des Patientendatenbogens stehen **Datum** und **Unterschrift**.

Teil 5
Anhang

12 Übersicht der Leitsymptome 220

13 Tuina-Techniken in alphabetischer Reihenfolge 223

14 Literatur 224

15 Adressen 225

12 Übersicht der Leitsymptome

Nieren-Yin-Mangel. Nachtschweiß, wenig dunkler Urin, Abneigung gegen Hitze, warme Füße, Hitze der Fünf Flächen, gerötete Wangen, leichter Schwindel, Vergesslichkeit, sexuell übererregbar, Unruhe, Kreuzschmerzen besser durch Kälte, sexuelle Störungen, Tinnitus, Schwerhörigkeit, gerötete oder rissige Zunge

Nieren-Yang-Mangel. Reichlicher, klarer Urin, kalte Füße, sexuelle Unlust, Abneigung gegen Kälte, mangelnde Willenskraft, Antriebsschwäche, Beinödeme, Durchfall am Morgen, Kreuzschmerzen besser durch Wärme, Ängstlichkeit

Nieren-Essenz-Mangel. Angeborene Fehlbildungen, später Fontanellenschluss, unvollständiger Fontanellenschluss, langsame physische oder psychische Entwicklung, schwache Knochen, schlechte Zähne, schlechtes Gedächtnis, frühzeitige Senilität, Unfruchtbarkeit, frühzeitiges Ergrauen der Haare, Haarausfall

Die Niere hält das Qi nicht. Symptome des Nieren-Yang-Mangels, zusätzlich: erschwerte Einatmung, Inkontinenz bei Hustenattacken, Belastungsdyspnoe, Gesichtsödeme

Blasen-Qi-Mangel. Harnträufeln, Inkontinenz, häufiges Wasserlassen, Bettnässen, Durchbrechgefühl im Kreuz, klarer, reichlicher Urin

Feuchtigkeit-Kälte der Blase. Starker Harndrang, reichlich blasser, trüber Urin, Schweregefühl im unteren Abdomen, Ödeme in der unteren Extremität mit Schweregefühl, schwierige Miktion, weißer, klebriger Belag an der Zungenwurzel, Abneigung gegen Kälte

Feuchtigkeit-Hitze der Blase. Starker Harndrang, Brennen beim Wasserlassen, schwierige Miktion, wenig trüber Urin, Hämaturie, Sand im Urin, akute Prostatitis, akute Zystitis

Milz-Qi-Mangel. Appetitlosigkeit, Völlegefühl nach dem Essen, Müdigkeit nach dem Essen, weicher, geruchloser Stuhl bis Diarrhö, Ödeme, übermäßiges Grübeln, Zahnabdrücke an der Zunge

Milz-Yang-Mangel. Symptome des Milz-Qi-Mangels; zusätzlich: unverdaute Nahrungsreste im Stuhl, Kältegefühl, Frösteln, kalte Extremitäten

Absinkendes Milz-Qi. Symptome des Milz-Qi-Mangels und Milz-Yang-Mangels; zusätzlich: Organsenkungen (Uterus, Blase, Rektum, Magen), nach unten drängendes Gefühl, Hämorrhoiden, Varizen

Die Milz hält das Blut nicht. Purpura, Meläna, Petechien, Hämaturie, Menorrhagie, Metrorrhagie (alle Symptome nur in Verbindung mit Symptomen des Milz-Qi- bzw. Milz-Yang-Mangels)

Feuchtigkeit-Kälte der Milz. Symptome des Milz-Qi-Mangels und Milz-Yang-Mangels; zusätzlich Geschmacksverlust, Schweregefühl im Kopf, Schweregefühl in den Extremitäten, Mattigkeit, Ödeme, verklebte Augen, Fluor albus, flockiger Urin

Feuchtigkeit-Hitze der Milz. Schweregefühl, weicher, übelriechender Stuhl oder Obstipation, Schmerzen im Abdomen, Durst ohne Verlangen zu trinken, dicker, gelblicher Zungenbelag, Reifengefühl, Ulcus ventriculi und duodeni, Schweregefühl im Kopf, helmartige Kopfschmerzen

Magen-Qi-Mangel. Müdigkeit, Appetitlosigkeit, wenig Durst, Geschmacksverlust, weicher Stuhl, unangenehmes Gefühl im Epigastrium (besser durch Berührung), leerer Puls an der Magen-Position

Magen-Yin-Mangel. Hunger ohne richtigen Appetit, Durst, ohne Verlangen zu trinken, trockener Mund, Obstipation, Schmerzen im Epigastrium, vertikaler Zungenriss ohne Belag

Gegenläufiges Magen-Qi. Übelkeit, Erbrechen, Aufstoßen, Schluckauf, Sodbrennen

Magen-Kälte. Bauchschmerzen, die sich durch Wärme bessern, Vorliebe für warme Getränke und Speisen, kein Durst, Erbrechen klarer Flüssigkeiten

Magen-Hitze. Durst, mit Verlangen nach kalten Getränken, übler Mundgeruch, brennende Schmerzen im Epigastrium, übermäßiger Appetit, leicht blutendes Zahnfleisch

Nahrungsstau im Magen. Erbrechen nach dem Essen, Schmerzen im Epigastrium, durch Nahrungsaufnahme schlechter, Appetitlosigkeit, ständiges Völlegefühl

Schleim-Hitze des Magens. Brennende Schmerzen im Epigastrium, Engegefühl im Epigastrium, Steingefühl im Epigastrium, gelber Zungenbelag, Mundgeschwüre

Leber-Qi-Stagnation. Spannungsgefühl im Hypochondrium, übermäßiges Essen aus Frust oder Stress, Reizbarkeit, launische Stimmungswechsel, emotionale Anspannung, PMS, Depression (mit Frustration), prämenstruelle Reizbarkeit, saitenförmiger bis drahtiger Puls, Kloßgefühl in der Kehle (Übergriff der Leber auf den Magen: Übelkeit, Erbrechen, saurer Reflux, Aufstoßen)

Leber-Blut-Mangel. Leichter Schwindel mit langsamem Beginn, schwache Menstruationsblutung mit blass-rotem Blut, Trockenheit der Augen, verschwommenes Sehen, Nachtblindheit, Zittern, Taubheitsgefühle, Parästhesien

Leber-Yin-Mangel. Symptome des Leber-Blut-Mangels; zusätzlich: Hitze der Fünf Flächen, Nachtschweiß, Tinnitus mit langsamem Beginn

Leber-Blut-Stagnation. Knotengefühl im Bauch, Dysmenorrhö, dunkles, klumpiges Menstruationsblut, stechender, örtlich fixierter Schmerz im Hypochondrium, gestaute Zungenvenen an der Zungenunterseite

Aufsteigendes Leber-Yang. Beim Aufsteigenden Leber-Yang tauchen zusätzlich Symptome des Leber-Blut-Mangels oder des Leber-Yin-Mangels auf. – Reizbarkeit, starker Schwindel, Tinnitus mit hochfrequentem Ton, klopfende Kopfschmerzen, Migräne, Konjunktivitis, gerötete Augen, rote Zungenränder

Loderndes Leber-Feuer. Beim Lodernden Leber-Feuer tauchen zusätzlich Symptome der Leber-Qi-Stagnation auf. – Reizbarkeit, starker Schwindel, Tinnitus mit hochfrequentem Ton, klopfende Kopfschmerzen, Migräne, Konjunktivitis, gerötete Augen, rote Zungenränder

Leber-Wind. Grundlage von Leber-Wind kann Aufsteigendes Leber-Yang, Leber-Blut-Mangel oder Hitze sein. Die Symptome variieren je nach Grundlage. – Zittern, Spasmen, Abneigung gegen Wind, plötzlicher Schwindel, abweichende Zunge

Gallenblasen-Qi-Mangel. Entscheidungsschwäche, Mutlosigkeit, fehlende Eigeninitiative, unscharfes Sehen

Feuchte Hitze der Gallenblase und Leber. Schmerzen und Spannungsgefühl im Hypochondrium, Hodenschmerzen, Eifersucht, selbstherrliches Auftreten, Ikterus, Fettunverträglichkeit, Vaginitis, Salpingitis, Cholangitis, Cholezystitis, bitterer Mundgeschmack, Exophthalmus, Skrotalekzem mit nässenden Läsionen

Lungen-Qi-Mangel. Infektanfälligkeit, spontanes Schwitzen am Tage, leise Stimme, Hüsteln, Belastungsdyspnoe, wässriges Sputum, Abneigung gegen Kälte

Lungen-Yin-Mangel. Trockener Husten, trockene Haut, Kitzeln in der Kehle, Räuspern, Nachtschweiß, Hitze der Fünf Flächen, heisere Stimme

Trockenheit der Lunge. Trockener Husten, Kitzeln in der Kehle, Räuspern

Wind-Kälte der Lunge. Akuter Husten mit wässrigem oder weißlichem Sputum, Abneigung gegen Wind und Kälte, Niesen, Frösteln, Schüttelfrost

Wind-Hitze der Lunge. Akuter Husten mit gelblichem Sputum, Abneigung gegen Wind und Hitze, Infekt mit Fieber, Halsschmerzen

Lungen-Qi-Stagnation. Unterdrückte Trauer, Engegefühl im Thorax, Existenzängste, Dyspnoe

Feuchtigkeit-Schleim-Hitze der Lunge. Husten mit gelblichem, zähem Sputum, Engegefühl im Thorax, Abneigung gegen Hitze, Gesichtsödeme mit Hitzegefühl, gelblicher Zungenbelag, Sinusitis mit gelblichem Sekret

Feuchtigkeit-Schleim-Kälte der Lunge. Husten mit weißlichem, zähem Sputum, Engegefühl im Thorax, Abneigung gegen Kälte, Gesichtsödeme mit Kältegefühl, weißlicher Zungenbelag, Sinusitis mit weißlichem Sekret

Kälte des Dickdarms. Akuter Durchfall mit Frösteln, Abneigung gegen Kälte, dumpfe Bauchschmerzen, Borborygmen, geruchloser Stuhl

Hitze des Dickdarms. Obstipation, stinkende Stühle, Brennen des Anus, Fieber

Trockenheit des Dickdarms. Obstipation mit trockenem Stuhl, dünner Körper

Feuchtigkeit-Hitze des Dickdarms. Stinkende Stühle, Colitis ulcerosa, Morbus Crohn, Mykosen, Brennen im Anus, Schleim und Blut im Stuhl

Feuchtigkeit-Kälte des Dickdarms. Weiche, geruchlose Stühle, Mykosen, Abneigung gegen Kälte, dumpfe Bauchschmerzen, Schweregefühl

Herz-Qi-Mangel. Palpitationen mit Müdigkeit, Belastungsdyspnoe, Lustlosigkeit, Verlust an Lebensfreude, spontanes Schwitzen am Tage

Herz-Yang-Mangel. Symptome des Herz-Qi-Mangels, zusätzlich: Engegefühl in der Herzgegend, kalte Hände

Herz-Blut-Mangel. Palpitationen, Einschlafstörungen, schlechtes Kurzzeitgedächtnis, leichte Unruhe, blasse Lippen

Herz-Yin-Mangel. Symptome des Herz-Blut-Mangels; zusätzlich: Durchschlafstörungen, größere Unruhe, Hitzegefühl, Ruhelosigkeit, Nachtschweiß, Hitze der Fünf Flächen

Herz-Qi-Stagnation. Palpitationen mit Engegefühl im Thorax, Depressionen mit Beklemmungen, Unfähigkeit, Gefühle auszudrücken

Herz-Blut-Stagnation. Palpitationen mit starkem Engegefühl im Thorax, stechende Schmerzen in der Herzgegend, zyanotische Nägel, Lippenzyanose

Loderndes Herz-Feuer. Palpitationen mit Hitzegefühl, hektische Unruhe und Ruhelosigkeit, Mund-Ulzera, Zungengeschwüre, Stomatitis, schnelles Sprechen, unstillbarer Redefluss, Abneigung gegen Hitze

Schleim-Kälte des Herzens. Palpitationen, Stupor, Aphasie, Selbstgespräche, Autismus, Verwirrtheit, gehemmte Depression, Anstarren der Wände

Schleim-Hitze des Herzens. Palpitationen, psychische Rastlosigkeit, Verwirrtheit, agitierte Depression, Selbstgespräche, Aphasie, zusammenhangloses Reden, Stupor

Kälte des Dünndarms. Borborygmen, Schmerzen im unteren Abdomen, die sich durch Wärme bessern, Diarrhö mit Kältegefühl

Dünndarm-Qi-Stagnation. Spannungsgefühl im unteren Abdomen, zerrende Schmerzen im Abdomen, Darmgeräusche, Blähungen

13 Tuina-Techniken in alphabetischer Reihenfolge

An Fa *Drücken, Pressen*
An Xuan *Drücken und Drehen*
Ba Shen Fa *Extension, Dehnen, Strecken eines Gelenks*
Ban Fa *Traktionstechnik, Drehen, Heben, Kippen, Ziehen*
Ban Yao Fa *Traktion Rotation des unteren Rückens*
Bei Fa *Festhängen, Aufladen des ganzen Körpers*
Bo Yun Fa *Kneten mit dem Unterarm*
Ca Fa *kräftiges Reiben*
Cai Fa *mit den Füßen reponieren*
Cou Fa *Quirlen*
Dao Fa *Klopfen mit dem Knöchel*
Dian An Fa *punktuelles tiefes Drücken*
Dou Fa *Schütteln*
Fen Tui Fa *Auseinanderschieben mit zwei Händen – Teilen mit dem Daumen*
Fu Fa *Streichen*
Gua Fa *Kratzen*
Gun Fa *Rollen*
He Tui Fa *Zusammenschieben*
Ji Dian Fa *punktuelles Klopfen mit den Fingerbeeren, Vogelpicktechnik*
Ji Fa *Rhythmisches Klopfen*
Ma Fa *Wischen*
Mo Fa *kreisendes Reiben oder Streichen*
Na Fa *Greifen, Heben*
Nian Fa *Zwirbeln und Ziehen der kleinen Gelenke, Finger und Zehen*
Nie Fa *Kneifen*
Ning Fa *Drehen, Schrauben einer Hautfalte, Twisting oder Turning*
Pai Fa *Klopfen, Schlagen mit der Hohlhand*
Qia Fa *mit dem Fingernagel drücken – „Fingernadeln"*
Qian Yin *Nach-vorne-Ziehen*
Rou Fa *Kneten*
Sao San Fu Fa *Ausstreichen*
Tai Chi Mo Fa *kreisendes Streichen*
Tan Bo Fa *Zupfen*
Tan Zhi Fa *Schnipsen mit einem Finger*
Tui Fa *Schieben*
Xie Tui Fa *Überkreuztes Auseinanderschieben*
Ya Fa *kräftiges, tiefes Pressen*
Yaji Fa *Quetschen*
Yao Fa *Rotieren, Gelenk-Rotationstechniken*
Yi Zhi Chan *Einfinger-Meditation*
Yin Yang Mo Fa *Yin-Yang-Zeichen auf dem Bauch streichen*
Yi Zhi Tui Fa *Geradeschieben mit einem Finger*
Zhen Fa *Vibration*
Zhong Ya *mittig kräftiges Drücken (Behandlung mit den Füßen)*
Zhuan *Drehen*

14 Literatur

[1] [Anonym]. Script Gua Sha – Schröpfen

[2] Anhui Medical School Hospital. Gute Griffe gegen Krankheit. Edition Schangrila; 1986

[3] Benchmarks for Training in Tuina. Schweiz, WHO; 2010

[4] Buckup K, Buckup J. Klinische Tests an Knochen, Gelenken und Muskeln: Untersuchungen – Zeichen – Phänomene. 5. Aufl. Stuttgart: Thieme; 2012

[5] Changlin Han. Leitfaden Tuina. München: Urban & Fischer; 2002

[6] Chengnan, Sun (Ed). Chinese Bodywork. 1. Aufl. Berkeley/CA: Pacific View Press; 1993

[7] Chinese Tuina (Massage) Nanjing University of TCM / Shanghai University of TCM. Shanghai Publishing House of Shanghai University; 2000

[8] Deadman P, Al Khafaji M, Baker K. Großes Handbuch der Akupunktur. Kötzting: Dr. Erich Wühr Verlag für ganzheitliche Medizin: 2002

[9] Diagnostics of TCM. Nanjing University of TCM. Shanghai Publishing House of Shanghai University; 2000

[10] Ficklscherer A. Orthopädie und Traumatologie. 2. Aufl. München: Elsevier; 2008

[11] Fiedler Anne. Qi Gong. Dortmund: Unterrichtsskript 2013

[12] Jiangshan Li.Tuina/Massage Manipulations. London: Singing Dragon; 2011

[13] Kalbantner K, Tetling C et al. Handbuch der Reflextherapie. Berlin: Springer; 2004

[14] Kubiena G, Meng A et al. Handbuch der Akupunktur. München: Orbis; 2001

[15] Maciocia G. Grundlagen der chinesischen Medizin. 2. Aufl. München: Elsevier; 2008

[16] Maciocia G. Leitbahnen der Akupunktur 1. Aufl. München: Elsevier; 2009

[17] Meng A. Die traditionelle chinesische Massage. Heidelberg: Haug; 1981

[18] Schmidt Muhammad W.G.A. Klassiker des Gelben Kaisers zur Inneren Medizin. Band I: Suwen, Band II: Lingshu, Band III: Nanjing. 1. Aufl. Berlin: viademica; 2003

[19] Science of Tuina. The eleventh five-year-plan. 2. Ed. Bilingual Textbooks of the ministry of health of P.R.C; 2007

[20] Steveling A. Traditionelle chinesische Medizin. Stuttgart: Haug; 2013

[21] Strich R, Rarreck T, Zheng Zhang. TCM in der Sportmedizin. Stuttgart: Haug; 2011

[22] Stux G. Lehrbuch und Atlas Akupunktur. Berlin: Springer; 2007

[23] Sun Weizhong, Kapner A. Praxis der Tuina-Therapie. Stuttgart: Hippokrates; 2007

[24] Tetling C., Kümmel S. Unterrichtsskripte

[25] Wan Doaquan. Tuina Therapy. 1. Aufl. Shandong Science and Technology Press; 1996

[26] Wühr E. Chinesische Syndromdiagnostik. Kötzting: Dr. Erich Wühr Verlag für ganzheitliche Medizin; 1999

[27] Xu Xiangcai. Chinese Tuina Massage. Boston: Publication Center; 2002

[28] Yuan H. Traditionelle chinesische Akupunktur. München: Urban & Fischer; 1999

[29] Yuan H. Traditionelle Zungendiagnostik. Berlin: Ullstein; 1996

15 Adressen

15.1 Deutschland

Arbeitsgemeinschaft für Klassische Akupunktur und Traditionelle Chinesische Medizin e. V. (AGTCM e. V.)

AGTCM e. V. Geschäftsstelle
Rüschenkamp 12
59 558 Lippstadt
Sekretariat (Kontakt und Auskunft)
Wisbacherstr. 1
83 435 Bad Reichenhall
Telefon: 08 651 / 690 919
Fax: 08 651 / 710 694
E-Mail: sekretariat@agtcm.de
Internet: http://www.agtcm.de

(Ausbildungen in der Tuina-Therapie finden an den sechs Kooperationsschulen der AGTCM e. V. statt.)

DÄGfA – Deutsche Ärztegesellschaft für Akupunktur e. V.
Würmtalstraße 54
81 375 München
Telefon: 089 / 71 005–11
Fax 089 / 71 005–25
E-Mail: fz@daegfa.de
Internet: www.daegfa.de

15.2 Schweiz

Schweizerische Berufsorganisation für Traditionelle Chinesische Medizin
Alfred-Lienhard-Str. 1
CH-9 113 Degersheim
Telefon: + 41 (0)71 372 01 11
Fax + 41 (0)71 372 01 19
E-Mail: sekretariat@sbo-tcm.ch

15.3 Österreich

Österreichische Gesellschaft für Akupunktur (ÖGA)
c/o Huglgasse 1–3
A-1150 Wien
Tel. 0043/1/9 81 04 70
Fax 0043/1/9 81 04 57 59
Internet: www.akupunktur.at

Sachverzeichnis

A

Abrechnung 218
Achillessehne 185
Achillodynie 185
Acht Behandlungsprinzipien 29
- Bu Fa – Tonisieren und Stützen 29
- Han Fa – Schweiß treiben, Ausleiten 30
- He Fa – Harmonisieren 30
- Qing Fa – Kühlen, Ableiten, Klären 30
- San Fa – Abführen, Zerstreuen, Auflösen 30
- Tong Fa – Lösen von Qi- und Xue-Blockaden 30
- Wen Fa – Wärmen, Dynamisieren 30
- Xie Fa – Ausleiten, Sedieren, Zerstreuen 30

Adipositas 201
Akupunktur 16
Akupunkturpunkte 25
Alkoholtinktur 214
Anamnese 54
Anamnesebogen 110
Angst 24
Anomalien 59
Areflexie 67
Arme, Grundbehandlung 142
Arthrose 184
- primäre, idiopathische 184
- sekundäre 184

Arthrosis deformans 184
Ashi-Punkte 42
Asthma bronchiale 195
Atemnot, anfallsweise 195
Atemübung 162
Atemwegsverengung 195
Aufklärungspflicht 95
Außenbandverletzung 205
Außerordentliche Gefäße 42, 53

B

Ba Gang 29
Ba Guan – Schröpfen 16
Bänderabriss 205
Bandscheibenprotrusion 110
Bandscheibenschaden 181
Barfuß-Ärzte 13
Bauch
- Grundbehandlung 140
- Massage 164, 212

Becken, Untersuchung 62
Befunderstellung 54
Behandlungsablauf 119
Behandlungsmodule 129
Behandlungsphasen 117
Behandlungsregeln 120
Behandlungsstrategie 110
- Entwicklung 117
- individuelle 54

Behandlungsstrategien 172
Behandlungstechniken, spezielle 97
- BWS-Techniken 98
- HWS-Techniken 97
- LWS-Techniken 100

Behandlungsvorbereitung
- für den Patienten 31
- für den Therapeuten 31

Beifuß 204
Beine, Grundbehandlung 148
Beinlängendifferenz 65, 178
- Regulation 66

Berufskunde 217
Berufsverbände 218
Beweglichkeit, Funktionsprüfung 63
Bewegungsapparat
- Erkrankungen 173
- Erkrankungen nach TCM 173
- Inspektion 59
- Läsionen 39
- Palpation 59
- schulmedizinische Funktionstests 59

Bewegungsmuster, pathologische 178
Bewegungsphysiologie 59
Bi-Syndrom 187
Blockierungen 95
Blut-Stase 128
Böhler-Zeichen 64, 66
Bone-Healing-Granulat 207
Brown-Pflaster 214
Bu – Stützen 29

C

Chi-Position 57
Cun-Position 57

D

Dekokt 19
Diagnose
- durch Gerüche 58
- durch Stimme und Atmung 58

Diagnostik, nach TCM 54
Diarrhoe 198
- Typ Milz-Schwäche 198
- Typ Nieren-Yang-Schwäche 198

Diätetik 188
Distorsion 205
- Fußgelenk 206
- Handgelenk 206
- Kniegelenk 206

Distorsionen 204
Durchblutungsstörungen 178
Durchdringungsgefäß (Chong Mai) 53
Dysfunktion
- craniomandibuläre (CMD) 177
- erektile 202

Dysmenorrhö 192

E

Einzelbehandlung 129
Ellenbogengelenk, Untersuchung 65
Emotionale Faktoren 24
Energiekreislauf 160
Energiezustand 54
Engpass-Syndrom 178
Entzündung, akute 185
Entzündungsreaktionen 178
Epicondylitis humeri 180
Erkrankungen
- Extremität
  - obere 39
  - untere 40
- gynäkologische 40, 192

– innere 196
– neurologische 189
– Rheumatischer Formenkreis 40
Extremität, obere, Behandlungstechnik 105
Extremität, untere, Behandlungstechniken 108
Extremitäten, Inspektion 60

F

Faktoren
– emotionale 173
– klimatische 173
– pathogene 158
Fazialisparese, idiopathische 189
Fibromyalgie 186
Fingergelenke, Mobilisation 107
Frakturen 204
Freude 24
Frozen Shoulder 179
Fülle, energetische 29
Fünf Elemente 42
Funktionsanalyse, allgemeine 120
Funktionskreise 24, 54
Fuß
– Grundbehandlung 153
– Untersuchung 66
Fußgelenke, Behandlungstechnik 106
Fußmassage 164
– Salbe 212

G

Gangbild 178
Gangstörungen, Untersuchung 61
Ganzkörperbehandlung 129
Ganzkörpermassage 156
Ganzkörpertechniken 109
Gebührenordnung 218
Gelenkbeweglichkeit 120
Gelenkblockierung 95
– der BWS 95
– der HWS 95
– der LWS 96
Gelenke, Funktionsprüfung 60
Gelenkprellung 205
Gelenkschmerzen 172
Gesicht
– Grundbehandlung 132
– Massage 163
Gesundheit und Krankheit; Definition nach der TCM 158
Glyzerin 213
Grippaler Infekt 195
Gua Sha – Schaben 16
Gürtelgefäß (Dai Mai) 53

H

Halswirbelsäulensyndrom 174
Hämatom 204
Hand/Finger, Untersuchung 65
Handgelenke
– Behandlungstechnik 106
– Mobilisation 107
Hauptleitbahnen 42
Hautreizungen 211
Heilerlaubnis 16
Heilpraktikererlaubnis 218
HNO-Erkrankungen 194
Hüftgelenk, Untersuchung 65
HWS-Syndrom 175
Hypertonie 199
– durch Leber-Yang-Fülle 199
– durch Schleim-Nässe-Blockade 199
Hypotonie 200
– durch Qi- und Blut-Mangel 200
– orthostatische 200
– Typ Leber- und Nieren-Yin-Schwäche 200

I

IGS-Blockade 103
– funktionelle 183
Iliosakralgelenk (ISG), Mobilisation 103
Impingement-Syndrom 178
Inspektion, nach TCM 54
Ischialgie 181
Ischiolumbalgie 181
ISG (Iliosakralgelenk) 103

K

Kältebehandlung 204
Kapselfibrose 184
Karpaltunnelsyndrom (KTS/CTS) 180
Kinder-Tuina 13
– Entwicklung, geistige und körperliche 13
– Fieber 13
– Gedeihstörungen 13
– Infektanfälligkeit 13
– Schlafstörungen 13
– Verdauungsstörungen 13
Klimakterium, Beschwerden 193
Kniegelenk, Untersuchung 66
Knochenhautverletzung 205
Knorpeluntergang, progressiver 184
Konstitutionsanalyse 115
Konstitutionstypen
– Yang-Typ 121
– Yin-Typ 121
Konstitutionstypen, chinesische 122
– Konstitution Erde – Milz-Pankreas 122
– Konstitution Feuer – Herz 122
– Konstitution Holz 122
– Konstitution Metall 122
– Konstitution Wasser 123
Kontusionen 204
Konzentrationsschwäche 202
Konzeptionsgefäß (Ren Mai) 53
Kopf
– Grundbehandlung 129
– Massage 163
– Untersuchung 67
Kopfbereich, Schmerzen 191–192
Kopfschmerz Typ Milz-Schwäche 192
Kopfschmerz Typ Wind-Kälte 191
Körperareale 129
Körperdehnung 110
Körperharmonie 14
Krankheitsbilder 172
– Innere Medizin 40
– neurologische 40
– orthopädische 39
Kräuter 204
Kräuterpfalster 214
Kräuterrezepturen 19, 189, 215
– individuelle 191
Kräutertinktur 214
Kräuterzubereitungen 211
Kreuzbandschaden, Funktionstest 66

L

Lasègue-Zeichen 64
Leber-Qi-Stagnation 124
Leitbahnen 12, 173
- tendinomuskuläre, Pathologie 43
- tendinomuskuläre (TML) 42
Leitbahnsystem Jing Luo 41
Leitsymptome, Übersicht 220
Lenkergefäß (Du Mai) 53
Lumbago 181
Lumbalgie 181
- akute 181
Lumboischialgie 181
Luo-Gefäße 42
Luo-Netzleitbahn 42

M

Mangel-Störungen 191
Massage, konstitutionelle 123
Massageöle 16
Massagepraxis, westliche 14
Mausarm (RSI) 183
Meister Li Zhi-Chang 161
Meniskusschaden, Funktionstest 66
Meridiane 12
Migräne 190–191
Migräneattacken 190
Migränetrigger 190
Milgram-Test 64
Milz-Qi-Mangel 126
Ming-Dynastie 13
Mobilisationstechniken 91
- allgemeine 94
Morbus Sudeck 207
- Handbehandlung 209
- Schulterbehandlung 208
Moxa 204
Moxakegel 18
Moxakraut 18
Moxalampe 18
Moxazigarren 18
Moxibustion 17
Muskelfunktionsprüfung 62
Muskulatur
- Inspektion 60
- Untersuchung 61
Myogelosen 173

N

Nacken
- Grundbehandlung 134
- Massage 163
Narbenbehandlung 206
Neutral-Null-Methode 118
Nieren-Yang-Mangel 127
Nieren-Yin-Mangel 127

O

Obere Extremität, Massage 163
Obstipation 196, 212
- durch Kälte 197
- Typ Fülle 196
- Typ Qi- und Blut-Schwäche 197
Ohrakupunktur 16
Öle 211
- Basisöl 211
- Gesichtsöle 211
- Grundrezept 212
- Ingweröl-Rezeptur 212
- Johanniskrautöl (Rotöl) 211
- Majoran-Calendula-Öl-Rezeptur 212
- Massageöle 211–212
- Mentholkampferöl 213
- Nachtkerzenöl 211
- Olivenöl 211
- Rezepturen 212
- Sesamöl 211
- Shaolin-Öl-Patentmedizin 213
- Trägeröle 211
- Trägerölmischung 212
- Zimtöl-Rezeptur 212
Ott-Zeichen 63

P

Pathogene Faktoren
- Äußere 22
  - Feuchtigkeit 23
  - Hitze 22
  - Kälte 22
  - Trockenheit 24
  - Wind 22
- Innere 24
- Neutrale 24
Patientendatenbogen 218
Payr-Zeichen 66
Perkussionstechniken 89
Phalen-Test 181
Philosophie, chinesische 20
Phytotherapie, chinesische 19
Prävention 157
Projektionsstellen 173
Puder 213
- Kinderpuder 213
- Kräuterpuder 214
Puls-Qualitätspaare 58
Pulsdiagnose 57, 115
Pulspalpation 57
Pulsposition, Organzuordnung 57

Q

Qi
- Fülle 158
- Pflege 159
- Schwäche 158
- Stagnation 158
- Stauung 191
Qi Gong 14, 39
Qi-Dusche 161
Qi-Gong-Zustand 160
Qi-Mangel, örtlicher 173
Qi-Schwäche 123
Qi-Stagnation 24

R

Reflexe, Untersuchung 67
Reflexzonen-Massage 218
Regionen, subkutane 53
Reiztherapie 16
Rheumatischer Formenkreis 186
Rhinitis 211
- allergische 194
Rotatorenmanschettenruptur 178
RSI (Mausarm) 183
Rücken, Grundbehandlung 145
Rückenmarktumoren 181
Rückenschmerz 172

S

Säfte 213
- Ingwersaft 213
- Knoblauchsaft 213
- Pfefferminzsaft 213
- Zwiebelsaft 213
Säftezustand 54
Salbenrezeptur 212
Schlafstörungen 203
Schleim 23

Schmerzanamnese 173
Schmerzcharakter 172
Schmerzen, nach TCM 172
Schmerzentstehung 172
Schmerzskala 113
Schmerzsyndrom, lumbales 181
Schober-Zeichen 64
Schock 24
Schonhaltung 178
Schreck 24
Schröpfen 16
- blutiges 17
- Sonderformen 17
- trockenes 17
Schubladentest 66
Schubmobilisation 105
Schulter, Läsionen 178
Schulter-Arm-Syndrom 179
Schultergelenk 105
- Ba Shen in Rückenlage 106
- passive Mobilisation 105
- Untersuchung 65
Schulterschmerzen 178
Schüttelübung 159
Schwäche, energetische 29
Sedieren 29
Selbstbehandlung 175, 188, 197
Selbstbehandlung Therapeut 32
- Energiedusche 32
- Qi Gong 39
- Selbstmassage 33
Selbstmassage 190, 197
- Übungen 161
Sonderleitbahnen 42
Sorge 24
Sorgfaltspflicht 40
Spinalnerven, Untersuchung 68
Sportverletzung 205
Sprunggelenk, Untersuchung 66
Stauungszustände, energetische 214
Steinmann-Zeichen 1 und 2 66
Stirnkopfschmerz 211
Störungsmuster 42
Stressabbau 162
Substanzen (Säfte) 21
- Jing 21
- Qi 21
- Shen 21
- Wei Qi 21
- Xue 21
Symphytum officinalis (Beinwell) 215

T

TCM (Traditionelle Chinesische Medizin) 13
TCM-Diagnostik 20, 119
TCM-Theorie 20
Tendovaginitis 188
Thorax
- Grundbehandlung 138
- Massage 164
TML (tendinomuskuläre Leitbahnen 42
Tonisieren 29
Traktionstechniken 94
- allgemeine 96
Trauer 24
Traumapille 207
Traumata 204
Traumatologie 204
Trendelenburg-Zeichen 64
Tuina
- Ausbildung 13
- Therapiestrategie 14
- Wirkung nach TCM 14
- Wirkung nach westlicher Sicht 15
Tuina in China 13
Tuina-Behandlung
- allgemeine Indikationen 39
- Kontraindikationen 40
- Reaktionen 40
Tuina-Massage 13
- Prävention 13
- Selbstbehandlung 13
Tuina-Massage-Techniken 70
Tuina-Techniken 223
- allgemeine 74
- Einführung 69
- Übersicht 70
Tuina-Therapeut 13, 15
- Ausbildung 14
- Fachkompetenz 15
- Methodenkompetenz 15
- Selbstkompetenz 15
- Sozialkompetenz 15
Tuina-Therapie 218
Tumoren, intraabdominelle 181
Tunia-Behandlungsabfolge, individuelle 117

U

Übungsanleitungen 159
Untere ventrale Extremität, Massage 164
Untersuchung, körperliche 60, 118
Untersuchungen, ergänzende 63
Untersuchungsmethoden, spezifische 60

V

Verletzung
- Akutphase 204
- Gelenke 205
- Regenerationsphase 205
- Reparationsphase 204
Vogelpicktechnik 18

W

Westliche Diagnose 119
Wirbelsäule, Untersuchung 62
Wirbelsäulenschäden 181

X

Xie – Ableiten/Ausleiten 29

Y

Yang-Zustand 159
Yin und Yang 20
Yin-Zustand 159
Yunnan Baiyao (Patentrezeptur) 214

Z

Zervikobrachialgie 179
Zorn 24
Zungendiagnose 115
Zungeninspektion 54